Bone Tumors
A Practical Guide to Imaging

骨 肿 瘤
影像学诊断实用指南

〔美〕　吴瑞宏
　　　　玛丽·霍克曼　主　编

　　牛晓辉　王　涛　主　译

天 津 出 版 传 媒 集 团

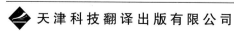

天津科技翻译出版有限公司

著作权合同登记号：图字：02-2013-124

图书在版编目(CIP)数据

骨肿瘤：影像学诊断实用指南/ （美）吴瑞宏,（美）霍克曼 (Hochman，M.G.)主编;牛晓辉等译. —天津:天津科技翻译出版有限公司，2014.5
书名原文：Bone Tumors：A Practical Guide to Imaging
ISBN 978-7-5433-3369-7

Ⅰ.①骨… Ⅱ.①吴… ②霍… ③牛… Ⅲ.①骨肿瘤-影像诊断-指南 Ⅳ.①R738.1-62

中国版本图书馆 CIP 数据核字 (2014) 第 041428 号

授权单位：Springer-Verlag GmbH
出　　版：天津科技翻译出版有限公司
出 版 人：刘 庆
地　　址：天津市南开区白堤路 244 号
邮政编码：300192
电　　话：022-87894896
传　　真：022-87895650
网　　址：www.tsttpc.com
印　　刷：天津市蓟县宏图印务有限公司
发　　行：全国新华书店
版本记录：787×1092　16 开本　23 印张　300 千字　2 页彩图
　　　　　2014 年 5 月第 1 版　2014 年 5 月第 1 次印刷
　　　　　定价：88.00 元

（如发现印装问题，可与出版社调换）

译者名单

主　译　牛晓辉　王　涛

译　者(按姓氏笔画排序)

马　珂　刘巍峰　孙　扬　李　乐

李　远　李　斌　杨发军　杨勇昆

肖　何　张　清　金　韬　赵海涛

徐立辉　徐海荣　高　明　黄　真

中文版序言

　　北京积水潭医院是中国最早创建骨肿瘤专业的医院,回顾其几十年来的专业发展,临床上有着诸多的感慨和心得,值得从事本专业同行们借鉴。骨肿瘤专业在四级学科里属于比较小范围的专科,随着骨科专业化发展的进程,这样的划分可以更加深入细致地研究疾病,并使治疗方法精益求精。与此同时,专科的细化也使得医生对本专业以外、甚至是本专业亚科以外的知识变得生疏。骨肿瘤专科学科建制少、从业人数不多,因此许多骨肿瘤疾病多就诊于普通骨科门诊、急诊,避免误诊误治则需首先了解疾病,这就对众多青年骨科医师提出了要求。

　　在临床医疗开创工作的同时,将诊断策略和治疗理念向全国推广和再教育,乃是积水潭医院核心价值观的体现,五十余载而贯穿如一。积水潭医院作为中国骨肿瘤事业的开创者,高屋建瓴,始终身体力行推动和倡导临床、影像、病理三结合的诊断原则以及规范化治疗。临床思维训练、典型影像学观摩和确凿的病理学证据,成为骨肿瘤专科医师的利器。积水潭医院的同行们洞若观火,从小处着眼,选择本书为契机,拟向青年骨科、放射科、病理科医师提供一套相对实用的方法来了解和评估骨肿瘤,对于专科医生是一种方法的总结,对于相关专业医生也是一次初步的认识。作为一本简约的疾病诊断分析手册,从影像角度审视临床,典型病例印象深刻,对骨肿瘤临床诊疗思维训练大有裨益。

　　古人曰:“不学易不能为将相,不学易不能言大医。”当代医学之“易”,理论知识更是浩如烟海,对于诸多我们很难发现的自然规律以及自然病程中容易隐蔽和忽略的证据,理解它们可能需要付出高昂的代价,虽尽毕生精力而白首难穷。由此看来,医学的再教育实在是重中之重。本书著者惜墨言简意赅,译者臻求信达雅兼顾,不失为广大青年医师再教育的良师益友,如及时好雨,我乐见其成。

田伟

2014 年 2 月

中文版前言

　　中国目前从事骨肿瘤专科的医师不多，可谓小众群体，但是骨科病例的误诊误治一旦发生在骨肿瘤，带来的后果往往是灾难性的。在日常工作中，综合骨科常常依靠简单的影像学甚至仅凭查体就对骨肿瘤病例资料即刻做出诊断，难免出现误诊。究其原因，综合骨科医生缺乏良好的骨肿瘤诊断和治疗的专科训练，而仅依赖于轮转甚至课本上积累的经验，同时在接诊患者时对影像学缺乏足够的认识。误诊和漏诊会造成后续治疗策略的偏差，给患者带来的结果将是不可预期的。这种状况让我们反思，是否能够有一些简易而实用的方式来帮助大家提高对骨肿瘤影像的认识。

　　我们一直践行并倡导骨肿瘤疾病的临床、影像、病理三结合的诊断原则，正确的诊断是规范治疗的首要前提。在我国，由于缺乏有效的多学科协作机制，促使临床骨科医生必须掌握更多的影像学知识来满足疾病诊断的需求。医学进步发展到今天，仅凭一张 X 线平片来诊断骨肿瘤是远远不够的。影像学资料往往是接诊患者看到的第一手材料，综合骨科医生以及基层医生对骨肿瘤影像学的认识亟待提高。迄今为止，国内少有深入浅出对于骨肿瘤基础认知、影像学分析、诊疗原则、典型病例分享的手册。本书来源于临床中常见的病例，看似平淡，却将要点和规律寓于病例中娓娓道来。该书主旨在于通过对骨肿瘤影像学的复习为读者提供一套实用的方法来认识和评估骨肿瘤，对于流行病学、临床特点、鉴别诊断和治疗均有点睛的叙述。刊出的典型影像图片对于加深认识至关重要，也为许多从事相关专业的医学人士提供了一个基准的参考，而不至于谬以千里。积水潭医院骨肿瘤科作为在此专业发展最久的科室，我们真诚希望能和大家分享它带来的知识回馈。众所周之，临床工作中严谨务实是基础，正确诊断是准则，恰当治疗是目标，需要具备规范的临床思维，而如何培养这种思维，是摆在面前的继续教育课题。

　　译者希望本书对骨科医生和影像科医生有所帮助，同时由于临床、影像、病理三结合的紧密关系，该书作为病理科医生的随身手册应该也大有裨益，甚至可以作为内科医生认识骨肿瘤的窗口，从而为多学科协作提供前提和基础。著者言简意赅的阐述使我颇有感触，临床工作是一个需要医务工作者学习、实践、再学习、再实践不断提高的过程，本书脉络清晰，易于理解和掌握，不失为一本相关专科医生再教育的好书。

牛晓辉

2014 年 2 月

前言

　　本书的主要目的在于为读者分析骨肿瘤提供一种实用性方法，并着重阐述人们在日常临床实践中最希望见到的最常见的肿瘤。编者为每种肿瘤提供了其最常见的特点和典型的影像，并将重点放在其典型表现和发病部位上，从而为评估这些肿瘤提供了坚实的基础，并可避免因其不常见表现所带来的混淆。医学科学中的任何事情几乎都会有例外，但如果不是首先知道脊索瘤几乎只发生在中轴骨，就很难知晓胫骨的脊索瘤极其罕见。

　　本书的读者群是任何对骨肿瘤感兴趣的医生，包括放射科医生、骨科医生、病理科医生和初级护理医生，但编者希望本书的编写形式会特别有助于准备进行轮转和资格考试的放射科住院医生。本书短小精悍，可在数日内读完，在日常阅读中也可用作快速查询指南。

　　编者将本书分为两部分，即教学部分和病例部分。在教学部分中，编者展示了最基本的关键性特点，并列举了具有不同特征的鉴别诊断，而每种病变均尽可能选择了可展示其典型表现和发病部位的影像。此外，编者还提供了一个章节来阐述易与骨肿瘤相混淆的病变。医生在临床实践中会遇见很多不是真性肿瘤却可被误诊为骨肿瘤的骨病变，而如果缺少了这一章节，将不太可能对很多骨肿瘤的鉴别诊断进行充分的讨论。在病例章节中包含了各种不同的病例，包括：①在教学部分中讨论过但具有特殊教学点的肿瘤病例；②某些不常见骨肿瘤的范例；③常遇到的可被误诊为真性骨肿瘤的"易混淆者"。这些病例会以读者在病例讨论会时对其进行讨论的方式呈现，编者提供了简短的（常为相关的）临床病史、影像学表现的描述、"前3位"鉴别诊断列表、可揭示最可能诊断的简要讨论和一些相关的要点。

　　编者殷切希望读者在读完本书并通晓相关病例后，发现自己拥有了评估骨肿瘤的坚实理论基础。

吴瑞宏

玛丽·霍克曼

致谢

没有以下人员的帮助和支持，本书将难以成稿，我们对他们致以诚挚的感谢。

● 我们培训的住院医师和学生，感谢他们提出了难题从而激发我们对本领域进行更深入的探究。

● Beth Israel Deaconess 医疗中心的同仁和他们的患者，感谢他们教授了我们许多骨肿瘤领域的知识并提供了众多本书中呈现的见解，他们是 Mark Gebhardt、Megan Anderson、Jeff Goldsmith、Ferris Hall、Diane Savarese、Dimitrios Spentzos、Mary Ann Stevenson 和 Nick Tawa 医生。

● 肌肉骨骼影像领域的同仁和顾问，感谢他们的研究和教学让我们对这一领域的了解更加深入。

● 慷慨分享病例资料并热情检查、评述本书初稿的朋友和同仁，正是他们的贡献极大地丰富了我们的成果，他们是 Manjiri Didolkar、Jean-Marc Gauguet、Andy Haims、Mai-Lan Ho、Adam Jeffers、James Kang、Lee Katz、Justin Kung、Phil Kuo、Suzanne Long、Colm McMahon、Gul Moonis、Mark Murphey、Tony Parker、Johannes Roedl、Mark Schweitzer、Sanjay Shetty、Dan Siegal、Jennifer Son 和 Corrie Yablon 医生，还要特别感谢波士顿儿童医院的同仁 Susan Connolly 和 Paul Kleinman 医生。

● Ron Eisenberg 医生，感谢他颇有见地的评述和编辑指导。

● Donna Wolfe 和 Michael Larson，他们提供了宝贵经验，感谢他们对本书文字和图像的编排，并为本书编制了图解。

● Clotell Forde，感谢她对文字和图像付印前准备所做的专业指导。

● 来自 Springer 的 Andrew Moyer 和来自 SPi Global 的 Abiramasundari Mahalingam，感谢他们对此项目付诸实施的大力支持。

● 我们的家人，感谢他们不断地鼓励、理解和支持。

● 还有您——我们的读者，您是我们编写本书始终如一的实际分享者，希望本书成为有用的资源，欢迎您提出宝贵意见。

吴瑞宏

玛丽·霍克曼

目录

1 骨肿瘤概论 ·········· 1
　骨肿瘤的分类 ·········· 1
　骨肿瘤的发生率 ·········· 1
　团队评估的价值 ·········· 4
　临床和影像学检查 ·········· 4
　局灶性骨病变的处理 ·········· 4
　　活检注意事项 ·········· 6
　　治疗 ·········· 6
2 如何评估骨病变 ·········· 8
　患者年龄 ·········· 8
　病变部位 ·········· 8
　　位于哪个骨上? ·········· 11
　　纵向位于骨的什么部位? ·········· 14
　　轴面位于什么部位? ·········· 15
　病变密度:溶骨、硬化或混合 ·········· 16
　骨破坏的形式和病变的边缘 ·········· 19
　基质和基质的矿化 ·········· 24
　骨膜反应 ·········· 25
　软组织肿块 ·········· 26
　单发性或多发性病变 ·········· 30
　侵袭性或非侵袭性 ·········· 32
　小结:骨病变的报告 ·········· 32
3 影像学检查方法 ·········· 37
　X 线片 ·········· 38
　　是否存在病变? ·········· 38
　　基质有矿化吗?如果有,是什么
　　类型? ·········· 38
　　病变的边缘和其对周围骨皮质的影响

　　如何? ·········· 38
　　是否存在骨膜反应? ·········· 39
　计算机断层成像(CT) ·········· 40
　　病变是否起源于骨? ·········· 40
　　是否有特征性的内部成分? ·········· 40
　　病变边缘、骨皮质和骨膜的特点
　　如何? ·········· 41
　磁共振成像(MRI) ·········· 42
　　骨髓受累的范围如何? ·········· 44
　　是否存在软组织肿块? ·········· 45
　　是否存在利于进一步表现病变特征的
　　MRI特点? ·········· 46
　　是否存在神经血管结构、关节腔或其
　　他解剖间室的受累? ·········· 47
　　是否存在骨内跳跃灶? ·········· 48
　　病变的血运如何?最佳的活检部位在
　　哪里? ·········· 48
　　对治疗是否有反应? ·········· 49
　核素骨显像(放射性核素骨扫描) ····· 50
　　在核素骨显像中,病变是否代谢活性
　　增强?如果是的话,其代谢活性
　　如何? ·········· 52
　　是否有一个以上的骨病变? ·········· 53
　　病变的表现或分布是否支持特定的
　　诊断? ·········· 54
　　病变的数目或活性是否随时间而发生
　　变化? ·········· 55
　正电子发射断层扫描 ·········· 55

　　超声 ……………………………… 56

　　原发骨肿瘤的分期 ……………… 60

4　软骨性肿瘤 ……………………… 63

　　骨软骨瘤 ………………………… 64

　　　遗传性多发性骨软骨瘤病 ……… 66

　　内生软骨瘤 ……………………… 67

　　　多发性内生软骨瘤病 …………… 69

　　骨膜软骨瘤 ……………………… 69

　　软骨母细胞瘤 …………………… 71

　　软骨黏液样纤维瘤 ……………… 73

　　软骨肉瘤（普通型）……………… 74

　　软骨肉瘤的亚型 ………………… 77

5　骨肿瘤 …………………………… 81

　　骨岛 ……………………………… 81

　　骨瘤 ……………………………… 83

　　骨样骨瘤 ………………………… 84

　　骨母细胞瘤 ……………………… 87

　　骨肉瘤 …………………………… 88

　　　普通型骨肉瘤 …………………… 88

　　　毛细血管扩张型骨肉瘤 ………… 90

　　　骨旁骨肉瘤 ……………………… 92

　　　骨膜骨肉瘤 ……………………… 93

　　　其他骨肉瘤亚型 ………………… 94

6　纤维性肿瘤 ……………………… 97

　　促结缔组织增生性纤维瘤 ……… 98

　　纤维肉瘤 ………………………… 99

　　恶性纤维组织细胞瘤 …………… 101

　　纤维性黄色瘤：纤维性骨皮质缺损和非

　　　骨化性纤维瘤 …………………… 103

　　纤维结构不良 …………………… 105

　　骨性纤维结构不良 ……………… 110

7　杂类肿瘤 ………………………… 112

　　良性 ……………………………… 113

　　　朗格汉斯细胞组织细胞增生症 … 113

　　骨内血管瘤 ……………………… 116

　　　骨巨细胞瘤 ……………………… 118

　　　单纯性骨囊肿 …………………… 122

　　　动脉瘤样骨囊肿 ………………… 124

　　　骨脂肪瘤 ………………………… 127

　　恶性 ……………………………… 129

　　　Ewing 肉瘤 ……………………… 129

　　　釉质瘤 …………………………… 132

　　　脊索瘤 …………………………… 134

　　　淋巴瘤 …………………………… 136

　　　白血病 …………………………… 138

　　　血管肉瘤 ………………………… 139

　　　多发性骨髓瘤 …………………… 141

8　骨转移瘤 ………………………… 145

　　一般特点 ………………………… 146

　　常见骨转移瘤 …………………… 150

　　　乳腺癌 …………………………… 150

　　　前列腺癌 ………………………… 151

　　　肺癌 ……………………………… 151

　　　肾癌 ……………………………… 151

　　　甲状腺癌 ………………………… 151

　　其他骨转移瘤 …………………… 159

9　易与骨肿瘤混淆的影像学表现 …… 163

　　正常变异 ………………………… 164

　　　红骨髓 …………………………… 164

　　　肱骨假性囊肿 …………………… 165

　　　Ward 三角 ……………………… 165

　　　跟骨假性囊肿 …………………… 166

　　先天性/发育性异常 ……………… 166

　　　髌骨背侧缺损 …………………… 166

　　　股骨近端滑膜疝（Pitt 窝）………… 166

　　　撕脱性骨皮质不规则 …………… 167

　　　肱骨髁上突 ……………………… 168

　　　比目鱼肌线 ……………………… 168

　　创伤 ……………………………… 168

　　　骨膜下血肿 ……………………… 168

　　　应力性骨折 ……………………… 170

　　　骨化性肌炎 ……………………… 172

　　代谢性/关节炎性病变 …………… 172

　　　甲状旁腺功能亢进症性棕色瘤 …… 172

肢骨纹状肥大(骨蜡油样病) ········· 173

骨坏死 ·················· 174

Paget 病 ·················· 175

钙化性肌腱炎 ·············· 176

软骨下囊肿 ·············· 177

骨髓炎 ·················· 177

Brodie 脓肿 ·············· 177

医源性原因 ·················· 178

二头肌腱固定术 ·············· 178

骨髓活检 ·················· 178

磨屑病 ·················· 179

放疗后改变 ·············· 179

造影剂渗漏 ················· 179

技术性伪影 ················· 180

肱骨内旋位 X 线片中的肱骨头假性
病变 ·················· 180

桡骨侧位 X 线片中的桡骨粗隆假性
病变 ·················· 180

MRI 卷褶(混叠)伪影 ············· 181

MRI 血管搏动伪影 ············· 181

体外物体伪影 ·············· 182

10 病例 ·················· 184

病例索引 ················· 332

索引 ·················· 334

缩略语

ABC	动脉瘤样骨囊肿		FS	抑脂
ADC	表观弥散系数		GCT	巨细胞瘤
AIDS	获得性免疫缺陷综合征		G-CSF	粒细胞集落刺激因子
AJCC	美国癌症联合委员会		GI	胃肠
ALL	急性淋巴细胞白血病		GY	Gray（辐射吸收剂量单位）
AML	急性粒细胞白血病		HME	遗传性多发性骨软骨瘤病
AP	正位		HU	Hounsfield 单位（CT 值）
AS	血管肉瘤		IV	静脉内
AVN	缺血性坏死		JC	Jaffe-Campanacci 综合征
BPOP	奇异性骨旁骨软骨瘤样增生		LCH	朗格汉斯细胞组织细胞增生症
CBC	全血细胞计数		LSMFT	脂肪硬化性黏液纤维性肿瘤
CLL	慢性淋巴细胞白血病		MCL	内侧副韧带
CML	慢性粒细胞白血病		MFH	恶性纤维组织细胞瘤
CMF	软骨黏液样纤维瘤		MGUS	意义未定的单克隆丙种球蛋白病
CT	计算机体层成像		MRA	磁共振血管造影
CXR	胸部 X 线		MRI	磁共振成像
DF	结缔组织增生纤维瘤		NHL	非霍奇金淋巴瘤
DDx	鉴别诊断		NF1	1 型神经纤维瘤病
EIC	表皮样包涵囊肿		NOF	非骨化性纤维瘤
EG	嗜酸性肉芽肿		NOS	未特殊说明
ESR	红细胞沉降率		NSAIDS	非甾体类抗炎药
ES	Ewing 肉瘤		NSF	肾性全身性纤维化
FCD	纤维性骨皮质缺损		OFD	骨性纤维结构不良
FD	纤维结构不良		PCNB	经皮带芯针穿刺活检
FDG	氟脱氧葡萄糖		PET	正电子发射断层成像
FLAIR	液体衰减反转恢复		POEMS	多发性神经病、内脏巨大症、内分泌病、单克隆 γ 球蛋白病综合征
FNA	细针抽吸活检			
FOV	视野		PNET	原始神经外胚层肿瘤

PSA	前列腺特异性抗原	STIR	短时反转恢复序列
PTH	甲状旁腺激素	SUV	标准化摄取值
PVNS	色素绒毛结节性滑膜炎	T1W	T1 加权
RCC	肾细胞癌	T2W	T2 加权
RPMI	罗斯韦尔派克纪念研究所（进行淋巴瘤流式细胞计数法培养基）	TGFβ	转化生长因子 β
		UPEP	尿蛋白电泳
SBC	单纯性骨囊肿	US	超声
SBP	孤立性骨浆细胞瘤	VEGF	血管内皮细胞生长因子
SPECT	单光子发射计算机断层成像	WBC	白细胞
SPEP	血清蛋白电泳	WHO	世界卫生组织

骨肿瘤概论

在日常的临床实践中常会见到骨的局灶性病变，虽然某些病变是真性肿瘤，但多数表现为良性病变。要决定哪些病变需要评估，而哪些病变可以不作处理，可能是一个棘手的问题。影像学表现有些时候具有疾病特异性或者可高度提示某种特殊疾病，因此，影像学在临床工作中可以起到决定性的作用。尽管确定最终的正确诊断是临床工作的终极目标，但这一目标基于现有的临床和影像学资料往往不可能达到。在临床实践中，简洁、合理地列举出一系列相关诊断很重要，这样可以确保恶性肿瘤不被遗漏、良性病变不被过度治疗。为了有效地达到这一目的，知晓一些关于骨肿瘤及其影像学特征评估的基本原则就显得尤为重要。

骨肿瘤的分类

世界卫生组织（WHO）的骨肿瘤分类系统为骨肿瘤的报告和治疗提供了统一标准并得到了广泛应用（表 1.1）。WHO 基于骨肿瘤的分化形式来进行分类，即依据其类似的组织学成分将其划分入组。例如，含有软骨成分的肿瘤被划分为软骨性肿瘤，而含有骨样基质的肿瘤则被划分为成骨性肿瘤。这些组织学亚类中大多数都包含良性和恶性肿瘤。此外，还有一些骨病变并非真性肿瘤，因此并未纳入 WHO 分类中。这些病变包括骨岛、骨瘤和非骨化性纤维瘤（NOF）及其他一些病变。骨岛和骨瘤属于错构瘤，即正常皮质骨出现在非典型部位。非骨化性纤维瘤（NOF）被认为是一种发育缺陷，并且可随时间的推移而自愈。最后，认清那些在影像学上类似于骨肿瘤的非肿瘤性病变（如先天性异常、骨髓炎或创伤后改变）也很重要，这些病变也未被纳入 WHO 分类系统中。

骨肿瘤的发生率

每一种骨肿瘤的发生率很难精确评估，即使没有误导，文献报道也可造成困惑。这是因为许多病变是通过影像偶然发现的，而且并非所有的病例最后都得到组织学诊断，这一点对于良性病变尤为明显，比如很小的无症状的内生软骨瘤、骨软骨瘤或骨内脂肪瘤。反之，如果对恶性病变不做治疗，其会表现得更富于侵袭性，进而出现症状。因此，在所有进行活检的骨病变中有 3/4 是恶性的也就不足为奇了，而且由于恶性肿瘤更适于评估，故而有关恶性肿瘤流行病学和疾病特征的数据就比良性肿瘤多。

转移瘤是目前为止骨骼上最常见的肿瘤，但由于其原发肿瘤并非起源于骨，因此被认为是骨的继发性肿瘤，骨的原发性肿瘤（如骨肉瘤或软骨肉瘤）实际上是相当罕见的。前列腺

3 表1.1 世界卫生组织(WHO)骨肿瘤分类

软骨性肿瘤	**Ewing 肉瘤/原始神经外胚层肿瘤**
骨软骨瘤	Ewing 肉瘤
软骨瘤	**造血系统肿瘤**
内生软骨瘤	浆细胞骨髓瘤
骨膜软骨瘤	恶性淋巴瘤,NOS
多发性软骨瘤病	**巨细胞瘤**
软骨母细胞瘤	骨巨细胞瘤
软骨黏液样纤维瘤	骨巨细胞瘤中的恶性
软骨肉瘤	**脊索肿瘤**
中心性,原发,继发	脊索瘤
外周性	**血管肿瘤**
去分化	血管瘤
间叶性	血管肉瘤
透明细胞	**平滑肌肿瘤**
成骨性肿瘤	平滑肌瘤
骨样骨瘤	平滑肌肉瘤
骨母细胞瘤	**脂肪肿瘤**
骨肉瘤	脂肪瘤
普通型	脂肪肉瘤
成软骨细胞型	**神经肿瘤**
成纤维细胞型	神经鞘瘤
成骨细胞型	**杂类肿瘤**
毛细血管扩张型	釉质瘤
小细胞	转移性恶性肿瘤
低度恶性中心型	**类肿瘤病变**
继发性	动脉瘤样骨囊肿
骨旁	单纯性骨囊肿
骨膜	纤维结构不良
高度恶性表面型	骨性纤维结构不良
成纤维性肿瘤	朗格汉斯细胞组织细胞增生症
促结缔组织增生性纤维瘤	Erdheim-Chester 病
纤维肉瘤	胸壁错构瘤
纤维组织细胞性肿瘤	**关节病变**
良性纤维组织细胞瘤	滑膜软骨瘤病
恶性纤维组织细胞瘤	

Reproduced with permission from:Fletcher CD, Unni KK, Mertens F, eds. WHO classification of tumours: pathology and genetics of tumours of soft tissue and bone. Lyon, France: IARC, 2002.

癌、乳腺癌和肺癌是骨转移瘤最常见的三个原发肿瘤来源。原发性和继发性(转移性)骨病变的比例大约为1:20,但这一比值很可能向转移瘤倾斜,因为转移瘤比良性病变更常接受活检(图1.1)。

在发生于骨的原发恶性肿瘤中,浆细胞骨髓瘤最为常见,但在临床实践中,只有年龄大于40岁的患者才应考虑此病(图1.2)。骨的各种肉瘤在骨原发恶性肿瘤中排名其次。骨的原发肉瘤中最常见的依次为骨肉瘤(35%)、软骨肉瘤(25%)、Ewing 肉瘤(16%)、脊索瘤(8%)和恶性纤维组织细胞瘤(5%)(图1.3)。骨的原发肉瘤仅占全身所有肿瘤的0.2%,其发生率为软组织肉瘤的1/10。

骨的原发良性肿瘤的发病率更难确定,因为并不是每一个新发病变都会被活检,更不会被全面评估。在很多病例中,如果病变能够通过放射学和临床特征完全被确定为良性,那么活检或切除就是不可行且不适当的。最常见的骨的良性肿瘤如下:骨软骨瘤(35%)、内生软骨瘤(20%)、骨巨细胞瘤(15%)、骨样骨瘤(10%)和纤维结构不良(5%)(图1.4)。此外,即使放射学和临床资料清楚地显示一个病变是良性的,也仍然需要研究和治疗,认识到这一点是很重要的。例如,侵及胫骨关节面的骨巨细胞瘤有病理性骨折的风险,而腓骨骨软骨瘤会导致腓总神经压迫,从而需要切除,以使神经症状降到最低。

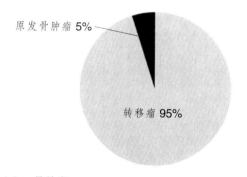

图 1.1　骨肿瘤。(Adapted with permission from:Murphey MD. Musculoskeletalneoplasms: Fundamental Concepts. Radiologic Pathology. 2nd Ed. 2006.)

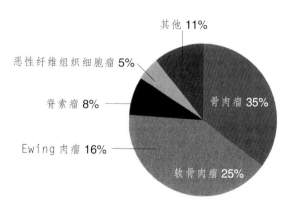

图 1.3　原发骨肉瘤。(Adapted with permission from:Murphey MD. Musculoskeletal neoplasms: Fundamental Concepts. Radiologic Pathology. 2nd Ed. 2006.)

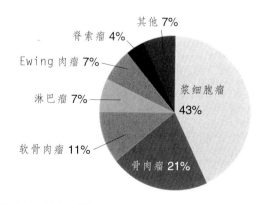

4 **图 1.2**　原发恶性骨肿瘤。(Adapted with permission from:Murphey MD. Musculoskeletal neoplasms:Fundamental Concepts. Radiologic Pathology.2nd Ed. 2006.)

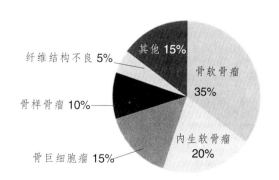

图 1.4　良性骨肿瘤。(Adapted with permission from:Murphey MD. Musculoskeletal neoplasms: Fundamental Concepts. Radiologic Pathology. 2nd Ed. 2006.)

5 团队评估的价值

局灶性骨病变的评估最好由临床医生、放射科医生和病理科医生组成的团队合力完成（图 1.5）。所有这三类团队成员对于罹患骨病变患者的正确诊断和治疗都起着重要的作用。临床医生提供患者的病史、体格检查和实验室检查的资料，并协调患者的综合诊疗工作。放射科医生负责影像学分析和影像引导下的活检。最终，病理科医生提供组织分析，包括特殊染色、酶组织化学、免疫组织化学、电子显微镜镜检、流式细胞计数法和细胞遗传学，这些都有助于病变的最终诊断。为了给患者提供最好的诊疗服务，所有团队成员间的沟通至关重要。

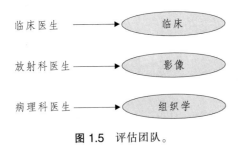

图 1.5 评估团队。

临床和影像学检查

临床医生往往是怀疑骨肿瘤的先行者。患者可出现疼痛、肿胀、活动受限、乏力和（或）病理性骨折，而这些都需要评估。尽管疼痛可以是非特异性的，但其总是伴随恶性肿瘤而出现。肿胀常发生于肿瘤增大并挤压邻近组织时，且随恶性肿瘤的生长而快速进展。但是，当有出血或感染时，无论是良性还是恶性病变都可迅速增大。如果肿瘤发生于关节周围，可出现活动受限。最后，任何骨折都可能由潜在的骨病变引起，尤其当造成骨折的外力低于预期

的程度或致伤机制不典型时，就更要考虑病理性骨折的可能。儿童常因为良性病变，如非骨化性纤维瘤（NOF）和单纯性骨囊肿而发生病理性骨折。在某些情况下，放射科医生也会偶尔最先发现局灶性骨病变，如为了除外膝关节软组织异物而拍摄的 X 线片就有可能发现股骨远端的内生软骨瘤。

一旦发现局灶性骨病变，决定其是否需要进一步的影像学检查就显得尤为重要。为了决定最佳的影像学策略或正确诊断的路径，临床医生和放射科医生之间的讨论非常重要。在一些临床医生无法确定的病例中，当临床医生对骨病变的处置有顾虑时，就应该将患者转诊到骨肿瘤医生那里。影像学检查通常开始于 X 线片，因为它相对价廉且容易进行，而且能很好地评估骨皮质的特征。CT 有助于显示来自骨的病变，表现其内部基质的特征以及确定其骨皮质的完整性。而 MRI 则有助于描绘肿瘤的特征（显示脂肪或者液-液平面的存在），不过其主要用途是评估肿瘤侵犯的范围以用于分期并确定活检的部位。核素骨显像和 FDG-PET/CT 可用于评估多灶性疾病并确定病变的成骨和代谢情况。对于某些肿瘤（如多发性骨髓瘤），骨骼检查或者全身 MRI 可用于评估多发病灶。

局灶性骨病变的处理 6

在汇总了影像学和临床表现后，下一步临床处理是确定是否需要进一步的组织取材以指导治疗（图 1.6）。有三个可能的处理建议：①不作任何处理；②影像学随访；③进行活检或手术。然而，即使是只进行影像学随访的病变，其最终的处理方法也是要么不作处理，要么进行活检。事实上，真正的选择只有两种：对病变不作任何处理；进行活检或手术。病变可分为"明确良性"、"未确定"或"明确恶性"。诸如骨岛或者修复期纤维黄色瘤等"明确良性"

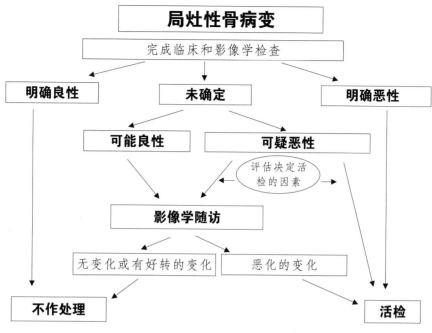

图 1.6　局灶性骨病变的处置。

病变是无需作任何处理的"无需治疗"病变。"明确恶性"的病变需要进行活检,包括高度怀疑恶性的侵袭性病变,如在浸润性乳腺癌患者发现的巨大破坏性肿瘤。那些"未确定"病变可进一步分为"可能良性"或者"可疑恶性"。"可能良性"病变可进行影像学随访,如体积较大而内骨膜贝壳样受侵较轻的内生软骨瘤。"可疑恶性"的病变应直接进行活检,但是又可有某些影响活检的因素使得影像学随访更具可行性。影像学随访的间隔时间和持续时间因不同的病变和医生而不同,且常常取决于因病变的影像学表现和患者的病史而疑诊恶性可能的程度。通常情况下,病变稳定达数年足以说明病变是良性的,并且无需额外的影像学检查。当"未确定"病变在影像学随访期间出现病变的增大以及诸如骨皮质破坏、骨膜反应或软组织肿块等侵袭性特征时,就需要进行活检。另一方面,未确定病变有时也可能在影像学随访期间表现出支持良性病变的改变,比如修复期非骨化性纤维瘤(NOF)出现硬化。

实际上,是否进行活检不仅取决于影像学上可疑的恶性特征(在接下来的章节中会详细阐述),还取决于其他决定活检的因素。即使两个病变具有相同的影像学表现,活检的实施也许对一个患者来说是最佳选择,而对另一个患者就不适宜。某些因素,如已知恶性或病变部位严重疼痛等,可支持活检的决定。反之,另一些因素如内科合并症等,则会使活检变得危险。在某些情况下,病变可能邻近一些重要结构(神经、血管、肺脏、重要器官以及关节腔),从而增加了出现活检操作并发症的风险。此外,某些肿瘤和非肿瘤性疾病[如感染、退行性改变、动脉瘤样骨囊肿(ABC)、单纯性骨囊肿(SBC)和淋巴瘤]的穿刺活检诊断率相对较低,建议切开活检可能是更好的选择。实际上,患者的焦虑情绪也会影响是否进行活检的决定。对于某些患者,10%的恶性风险可成为强烈的活检指征;而对于其他患者,10%的恶性风险则可成为支持影像学随访而不活检的指征。这些决定最终会以共享的形式达成,即由评估影像

表1.2　决定活检的非影像学因素

因素	是否活检
已知为恶性	是
严重疼痛	是
合并症	否
存在损伤毗邻结构的风险	否
某些病变的诊断率低	否
患者焦虑	否或是

和实施经皮活检的放射科医生、治疗患者的临床医生和患者共同完成。虽然最终关于实施或者放弃活检的"决定"必须考虑到患者的选择以及其他因素，但是放射科医生的建议应该基于医疗行为的特有标准，而后者又基于所有可获得的信息，理解这一点很重要(表1.2)。

活检注意事项

7

活检实施前，放射科医生和骨肿瘤医生关于经皮穿刺活检的最佳入路和特殊活检技术的讨论非常重要。影像引导下的经皮带芯针穿刺活检(PCNB)是由放射科医生完成的，同时它也是需要组织标本来完成病理学诊断的首要程序。PCNB可在门诊进行，在CT、超声或者X线透视引导下完成，必要时还可采用清醒下镇静作为麻醉，操作过程在1小时内完成，并发症很少见，但可包括血肿、骨折及对毗邻结构的损伤(如气胸)。切开活检的侵害性更强，可用于经皮活检未获诊断或病灶需要最终全部切除时。切开活检相比于PCNB的优越性在于组织学标本取材量更多，且对于较小的病变可彻底切除(有时就是最终的治疗)。细针抽吸活检(FNA)是一种使用比PCNB更小的穿刺针对病变进行取材的组织细胞取材技术。FNA取材用于细胞学分析(观察细胞)，而不是组织学分析(观察组织结构)。FNA对于较小的病变和使用较大芯针活检会带来较大并发症风险的病变有时是有用的，但FNA的诊断率低于PCNB，且

大多数的骨肉瘤无法仅靠FNA来充分评估。

由于考虑到肿瘤细胞沿穿刺活检道种植的可能性，外科医生通常在进行最终手术时切除穿刺道，这对于原发恶性肿瘤尤为重要。尽管在技术上很有吸引力，但沿皮肤到肿瘤的最短路径进行活检并非总是最佳路径。一般来说，应避免神经血管束、关节腔和某些肌肉的污染(如部分切除臀肌和股直肌会导致肢体功能障碍)。另外，活检前与病理科医生的讨论很重要，因为对于某些病变可能需要额外的组织学或细胞学检查。在大部分病例中，标本可浸泡于福尔马林中以备组织学分析，但对于那些怀疑淋巴瘤的病例，标本则应放置于Roswell Park Memorial Institute (RPMI)细胞培养液中以用于流式细胞计数。

8

治疗

每个骨肿瘤的治疗都取决于很多因素，包括病变的良恶性、病变的部位、疾病的自然病程和疼痛的程度。无症状的良性肿瘤通常不需要治疗，但对于出现疼痛、破坏邻近解剖结构和(或)有较高病理骨折风险的良性病变则需要治疗，如单纯性骨囊肿。病灶的刮除植骨或切除活检能得到很好的结果，但这两种治疗方法对于恶性肿瘤的治疗来说都是不适宜的，因为其残余肿瘤细胞可在病变边缘存留。对于某些良性病变还有其他非手术治疗选择，如骨样骨瘤可用射频消融进行治疗，而朗格汉斯细胞组织细胞增生症在激素注射后可出现修复。除此之外，当良性或恶性病变降低了骨的强度时，就需要进行骨科内固定以预防病理性骨折的发生。

有些恶性肿瘤(如原发骨淋巴瘤)可采用化疗或放疗而非手术来进行治疗，而有些肿瘤(如普通型骨肉瘤)在进行手术前需要进行化疗或放疗来缩小肿瘤体积。还有其他一些恶性肿瘤仅需手术治疗，如软骨肉瘤是典型的低度恶性

肿瘤,对化疗不敏感,多数情况下仅仅通过手术就可治疗。最后,单发的转移性病变可进行切除以期治愈的可能。总的来说,骨转移瘤的外科治疗是为了预防病理性骨折,因为其治疗往往仅限于放疗和(或)化疗。多数恶性病变或良性侵袭性病变可通过广泛边界的外科切除来治疗,即将肿瘤与正常组织的边缘一起切除。而其他需要根治性切除的肿瘤,要求将间室内的骨、肌肉或其他组织连同肿瘤一起切除。

牛晓辉　张清　高明　译

推荐读物

1. Fletcher CD, Unni KK, Mertens F, editors. WHO classification of tumours: pathology and genetics of tumours of soft tissue and bone. Lyon, France: IARC; 2002.
2. Freiberger R. Thoughts on the diagnosis of bone tumors. Radiology. 1984;150:276.
3. Greenspan A, Jundt G, Remagen W. Differential diagnosis in orthopaedic oncology. 2nd ed. Philadelphia, PA: Lippincott Williams & Wilkins; 2007.
4. Ilaslan H, Schils J, Nageotte W, Lietman SA, Sundaram M. Clinical presentation and imaging of bone and soft-tissue sarcomas. Cleve Clin J Med. 2010;77 Suppl 1:S2–7.
5. Jaovisidha S, Subhadrabandhu T, Siriwongpairat P, Pochanugool L. An integrated approach to the evaluation of osseous tumors. Orthop Clin N Am. 1998;29:19–39.
6. Lietman SA, Joyce MJ. Bone sarcomas: overview of management, with a focus on surgical treatment considerations. Cleve Clin J Med. 2010;77 Suppl 1:S8–S12.
7. Miller TT. Bone tumors and tumorlike conditions: analysis with conventional radiography. Radiology. 2008;246:662–74.
8. Murphey MD. Fundamental concepts of musculoskeletal neoplasms: radiographs. Radiol Pathol. 2006;2:720–32.
9. O'Connor MI. Musculoskeletal imaging: what information is important to the orthopedic oncologist? Semin Musculoskelet Radiol. 2007;11:273–8.
10. Ofluoglu O, Boriani S, Gasbarrini A, De Iure F, Donthineni R. Diagnosis and planning in the management of musculoskeletal tumors: surgical perspective. Semin Interv Radiol. 2010;27:185–90.
11. Peabody TD, Gibbs Jr CP, Simon MA. Evaluation and staging of musculoskeletal neoplasms. J Bone Joint Surg Am. 1998;80:1204–18.
12. Pommersheim WJ, Chew FS. Imaging, diagnosis, and staging of bone tumors: a primer. Semin Roentgenol. 2004;39:361–72.
13. Resnick D, editor. Diagnosis of Bone and Joint Disorders. 4th ed. Philadelphia, PA: W.B. Saunders; 2002.

2 如何评估骨病变

评估局灶性骨病变的关键在于使用系统化的诊断路径。最终目的是要提供确切的诊断，但在很多情况下是无法做到的。尽管如此，还是应该力求提供简单明了且合乎逻辑的鉴别诊断，并且提出建议，如对于"无需治疗"的病是将其搁置一旁，还是需要进一步的检查知晓。评估应始于患者的年龄和病变的部位，因为这两个因素对鉴别诊断起着至关重要的作用。其次，评估病变表现的特殊性有助于缩小鉴别诊断的范围，例如病变的骨破坏形式、病变的边缘、任何基质矿化的表现、骨膜反应或软组织肿块等。如果存在多发性病变，这一点还有助于进一步明确诊断。例如，发生于老年患者的多发溶骨性病变往往提示转移性疾病或多发性骨髓瘤的诊断。同时还应该寻求相关的继发性表现，如多发性骨髓瘤广泛的骨量减少或甲状旁腺功能亢进症的骨膜下吸收和肢端骨溶解，除此之外还需要考虑到相关的临床信息，例如既往的恶性肿瘤病史支持转移瘤的诊断，而发热和皮肤红斑支持骨髓炎的诊断。

需要考虑的因素
● 患者年龄
● 病变部位
● 病变密度
● 骨破坏的形式和病变边缘
● 基质和基质矿化
● 骨膜反应
● 软组织肿块
● 单发或多发病变

患者年龄

某些肿瘤有在特定的年龄段中发病的趋势（表 2.1 和表 2.2）。例如，大部分良性肿瘤在 30 岁前发病，而在 40 岁以上发现的病变更倾向于转移瘤或多发性骨髓瘤。良性肿瘤中的非骨化性纤维瘤、骨样骨瘤、单纯性（单房性）骨囊肿、朗格汉斯细胞组织细胞增生症和软骨母细胞瘤发生于儿童和青少年，而骨巨细胞瘤几乎总是发生于骨骺已闭、骨骼发育成熟的患者，因此对于一个溶骨性病变的 10 岁患者，就不应将骨巨细胞瘤纳入鉴别诊断。在恶性骨病变中，转移瘤是到目前为止最常见的，因此对于年龄大于 40 岁（尤其是大于 60 岁）的患者应高度怀疑其发病可能。在原发的骨恶性病变中，骨肉瘤在儿童和青少年患者活检中最为常见，而骨髓瘤则是成年患者最常见的原发骨肿瘤（图 2.1）。

病变部位

某些骨肿瘤和非肿瘤性骨病变可发生于

表 2.1 骨的肿瘤及瘤样病变:患者的典型发病年龄

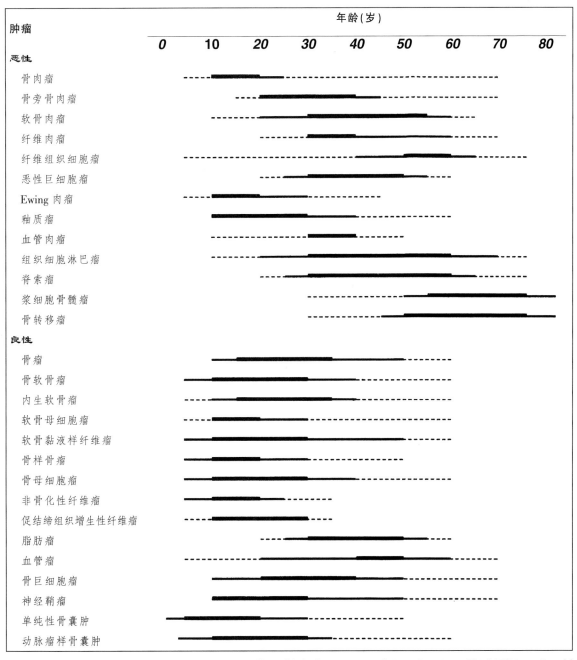

特定的骨或者骨内的特定部位。骨肿瘤好发于长骨末端附近的部位,而这一部位正是骨骼快速生长和重塑的区域。例如,骨肉瘤常发生于膝关节周围(即股骨远端或胫骨近端)以及肱骨近端,而这些部位的骨骼生长较快。非骨化性纤维瘤也好发于这些部位,可能有着类似的

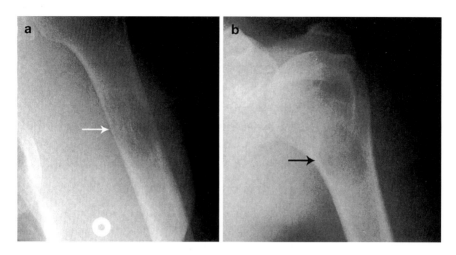

13　**图 2.1**　在做鉴别诊断时,患者的年龄起着关键性的作用。两个不同的肱骨的地图样、椭圆形溶骨性病变看起来很相似,但发生于不同年龄的患者且诊断迥异。(**a**)68 岁男性,肾癌转移(箭头所示);(**b**)17 岁男孩,朗格汉斯细胞组织细胞增生症(LCH)(箭头所示)。

原因。内生软骨瘤和骨软骨瘤被认为是发生于起自骺板的异位软骨,其好发于干骺端和干骺端偏干的部位。这种特定肿瘤及其典型的发病解剖部位之间的特殊关系被称作骨肿瘤的"区域理论",即具有特定细胞类型的肿瘤发生于其相应的正常细胞最活跃的部位,

表 2.2　按年龄划分的最常见肿瘤

10~20 岁	● 动脉瘤样骨囊肿(ABC) ● 软骨母细胞瘤 ● Ewing 肉瘤 ● 朗格汉斯细胞组织细胞增生症 ● 骨肉瘤 ● 非骨化性纤维瘤 ● 单纯性(单房性)骨囊肿
20~40 岁	● 骨巨细胞瘤 ● 淋巴瘤 ● 骨旁骨肉瘤
40~70 岁	● 软骨肉瘤 ● 脊索瘤 ● 纤维肉瘤 ● 淋巴瘤 ● 转移瘤 ● 多发性骨髓瘤

因此该肿瘤的组成就与其发生的代谢区域相关(图 2.2)。其他因素与骨病变发病部位的可重复性有关。例如,转移瘤或感染的种植都发生在干骺端,因为血流缓慢的袢状血管和血窦就在这一部位。圆细胞肿瘤好发于造血骨髓区域,因此往往见于骨干或干骺端偏干。由于儿童和成人红骨髓分布的不同,圆细胞肿瘤在儿童中可发生于中轴骨和肢带骨,而在成人中通常仅局限于中轴骨。脊索瘤作为一种起源于脊索残存物的肿瘤,常沿脊柱走行分布,最常见于斜坡和骶骨。而表皮样包涵囊肿被认为是一种由于表皮进入骨内而造成的种植,好发于趾骨末端和颅顶。

考虑到发病部位在进行鉴别诊断时的重 15要性,在每个肿瘤的描述中均应包括三个关键点:

肿瘤发病部位的三个描述语

● 位于哪个骨上?
● 纵向位于骨的什么部位?
● 轴面位于什么部位?

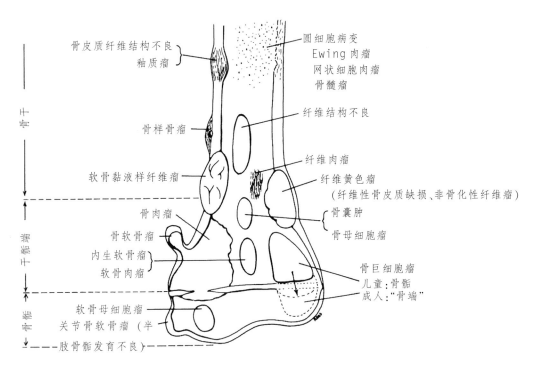

图 2.2　骨肿瘤发病部位的区域理论。本图总结了发生于长骨的各种骨肿瘤的最常见发病部位。例如，软骨母细胞瘤好发于骺端，骨软骨瘤和内生软骨瘤好发于干骺端，而纤维结构不良、釉质瘤、骨性纤维结构不良和圆细胞病变则好发于骨干。一般来说，特定的肿瘤好发于相应的正常细胞最活跃的"区域"。(Adapted and reproduced with permission from Koeller KK, Levy AD, Woodward PJ, et al., editors, Radiologic-Pathology, Vol. 2: Musculoskeletal, Neuroradiologic, and Pediatric Radiologic Pathology Correlations, 3rd ed (2004) American Registry of Pathology, Armed Forces Institute of Pathology, Washington DC.)

位于哪个骨上?

病变所累及的特定的骨有时可有助于形成初步的鉴别诊断。另外，一小部分病变会非常好发于特定的部位（表 2.3 至表 2.8；图 2.3 至图 2.6）。这样的例子包括：

- 斜坡、骶骨：脊索瘤
- 股骨近端：脂肪硬化性黏液纤维性肿瘤
- 胫骨：釉质瘤、骨性纤维结构不良

表 2.3　颅骨病变

- 转移瘤
- 骨髓瘤
- 朗格汉斯细胞组织细胞增生症
- 表皮样瘤
- 类肉瘤
- Paget 病
- 静脉池
- 软脑膜囊肿
- 误区：术后缺损

表2.4　肋骨病变

- 骨髓瘤
- 转移瘤
- 纤维结构不良
- 朗格汉斯细胞组织细胞增生症
- 软骨肉瘤(肋软骨或肋椎关节)
- Ewing肉瘤
- 淋巴瘤
- 骨肉瘤
- 误区:愈合的骨折

表2.5　指(趾)骨病变

- 内生软骨瘤
- 表皮样包涵囊肿
- 异物肉芽肿
- 血管球瘤
- 转移瘤(肺、乳腺和肾)
- 骨髓炎
- 类肉瘤
- 误区:软骨下囊肿和侵蚀(关节炎和痛风)

表2.6　跟骨病变

- 骨内脂肪瘤
- 单纯性(单房性)骨囊肿
- 动脉瘤样骨囊肿
- 巨细胞瘤
- 软骨母细胞瘤
- 误区:假性肿瘤

表2.7　脊柱病变

- 椎体
  - 血管瘤
  - 骨髓瘤
  - 转移瘤
  - 淋巴瘤(HL和NHL)
- 椎体后部附件
  - 骨母细胞瘤
  - 骨样骨瘤
  - 动脉瘤样骨囊肿
  - 转移瘤

表2.8　骶骨病变

- 转移瘤
- 浆细胞瘤
- 脊索瘤
- 软骨肉瘤
- 骨巨细胞瘤
- 误区:不全骨折和Tarlov/神经周围囊肿

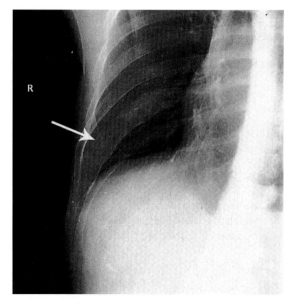

图2.3　纤维结构不良。长节段低位肋骨明显膨胀,呈模 16 糊的磨砂玻璃样密度(箭头所示)。纤维结构不良是最常见的肋骨良性病变。

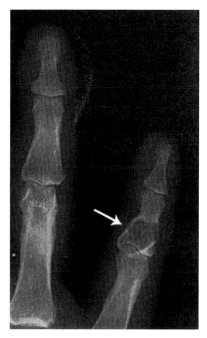

17 **图 2.4**　内生软骨瘤。在小指中节指骨基底可见有轻微
膨胀的、地图样、边缘清楚的溶骨性病变(箭头所示)。内
生软骨瘤是指(趾)骨上最常见的溶骨性病变,需注意的
是手和足的内生软骨瘤可没有基质钙化而不必担心其
去分化,这点与身体其他部位的内生软骨瘤不尽相同。

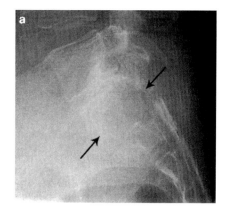

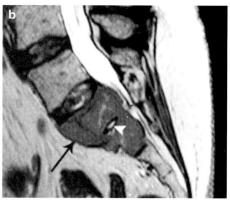

图 2.6　脊索瘤。侧位 X 线片(**a**)显示溶骨性病变破坏
S1 椎体(箭头所示)。MRI 矢状位 T2 加权像(**b**)显示低
信号的软组织病变(箭头所示)破坏 S1 和 S2 并使其膨
胀。好发于骶骨的病变种类有限,但 60% 的脊索瘤会累
及骶尾骨,正如本例所描述的病变。脊索瘤来源于脊索
残留物,因此常沿脊柱的中轴线生长,且位于椎体中
心。本病变并未侵及 S1-S2 椎间盘(白箭头),这也是脊
索瘤的一个典型特征。

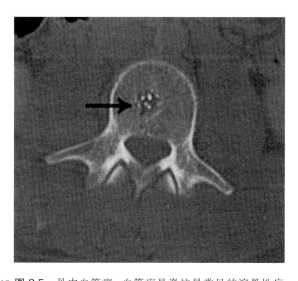

18 **图 2.5**　骨内血管瘤。血管瘤是脊柱最常见的溶骨性病
变。本病好发于椎体,而非后侧附件,其表现常具有特
征性,如增粗的垂直骨小梁(条纹状表现)或者 CT 或
MRI 上显示出的脂肪成分。

表 2.9　发生于长骨上的病变的位置特点

骨骺(包括骨端和骨骺等同部位)

良性

- 软骨下囊肿(淋巴腔)
- 侵蚀(炎症性关节炎、PVNS、滑膜骨软骨瘤病)
- 骨髓炎(<18 个月龄,成人中为结核和真菌感染)
- 软骨母细胞瘤(骺板开放)
- 骨巨细胞瘤(骺板闭合,由干骺端蔓延而来)
- 骨样骨瘤

恶性

- 透明细胞软骨肉瘤

干骺端

良性

- 纤维黄色瘤(NOF 和 FCD)
- 内生软骨瘤
- 骨巨细胞瘤(蔓延至骨骺)
- 单纯性(单房性)骨囊肿(中心型)
- 动脉瘤样骨囊肿(偏心型)
- 骨软骨瘤
- 骨髓炎、Brodie 脓肿
- 骨样骨瘤(皮质型)

恶性

- 转移瘤、骨髓瘤(>40 岁)
- 淋巴瘤
- 骨肉瘤
- 软骨肉瘤

骨干

良性

- 纤维结构不良
- 内生软骨瘤
- 单纯性(单房性)骨囊肿(后期)
- 骨性纤维结构不良

恶性

- 转移瘤、骨髓瘤
- 淋巴瘤、白血病
- Ewing 肉瘤
- 釉质瘤

纵向位于骨的什么部位?

病变在长骨长轴方向所处的部位对鉴别诊断的提出也是非常重要的。只要依照后续章节里对各病种的描述来分析,就会注意到某些病变在长管状骨上有其特征性的发病部位,这些部位包括骨端(骨骺)、骨端和干部之间区域(干骺端)以及干部本身(骨干)(表 2.9 和表 2.10,图 2.7 至图 2.10)。其关键性描述语为:

病变在长骨长轴上所处的部位
● 骨骺
● 干骺端
● 骨干

表 2.10　骨骺(骨端)等同部位

- 肋骨
- 大、小结节(肱骨)
- 腕部的小骨
- 髋臼(由三个不同方向的软骨融合而成)
- 大、小转子(股骨)
- 髌骨
- 胫骨结节
- 跟骨
- 中足的小骨
- 任何骨突

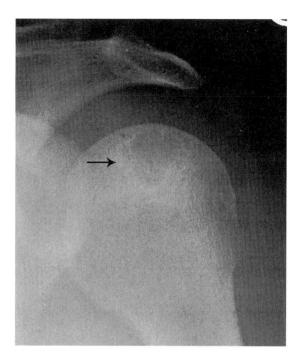

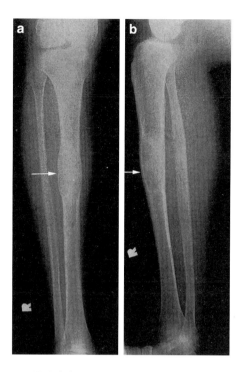

20 **图 2.7**　骨骺病变。发生于肱骨近端骨骺(箭头所示)的
地图样溶骨性病变,位于中心并伴有薄层硬化缘,为软
骨母细胞瘤,即少见的发生于骨骺的病变之一。

图 2.9　骨干病变。可见纤维结构不良的典型表现,即 21
"长骨的长病变"伴磨砂玻璃样密度。需注意病变有轻
度膨胀。

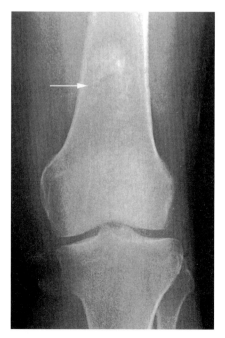

图 2.8　干骺端病变。可见位于股骨远端干骺端中心的
椭圆形内生软骨瘤(箭头所示),并可见高密度软骨样基
质钙化。

轴面位于什么部位？　22

　　病变在长骨轴面所处的部位还能提供其
他的重要信息以缩小鉴别诊断的范围（表
2.11,图 2.11 至图 2.14）。例如,知晓病变起源
于骨的表面会明显缩小鉴别诊断的范围。有关
长骨轴面部位的关键性描述语为:

病变在长骨轴面的部位
● 中心(髓内)
● 偏心(髓内)
● 皮质
● 皮质旁(骨膜或骨旁)*

*骨膜病变起自骨膜深层,将骨膜和骨皮质分开;骨
　旁病变起自骨膜外层,并向外部生长。

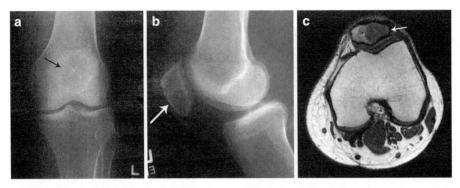

图 2.10　骨骺等同部位。这个发生于髌骨的地图样溶骨性病变是骨巨细胞瘤(箭头所示)。由于髌骨是骨骺等同部位,因此好发于骨骺的病变也可见于髌骨。正位(**a**)和侧位(**b**)X 线片及 MRI T1 加权像(**c**)。

表 2.11　长骨轴面的分布

- 中心
  - 内生软骨瘤
  - 纤维结构不良
  - 单纯性(单房性)骨囊肿
- 偏心
  - 骨巨细胞瘤
  - 软骨黏液样纤维瘤
  - 纤维肉瘤
  - 非骨化性纤维瘤
  - 内生软骨瘤
  - 动脉瘤样骨囊肿
- 皮质
  - 纤维性骨皮质缺损
  - 骨样骨瘤(皮质型)
  - 骨皮质转移瘤(肺、乳腺)
- 皮质旁
  - 皮质旁(骨膜)软骨瘤
  - 骨膜骨肉瘤
  - 骨旁骨肉瘤
  - 骨软骨瘤

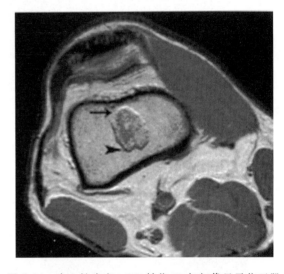

图 2.11　中心性病变。MR 轴位 T1 加权像显示位于股骨远端髓腔中心的内生软骨瘤,另可见由于化学位移伪影造成的病变与外围髓腔脂肪交界处的前侧高信号线(箭头所示)和后侧低信号线(三角箭头所示)。尽管化学位移伪影并非内生软骨瘤的特异性改变,但却是内生软骨瘤的常见特征。

病变密度:溶骨、硬化或混合

　　局灶性骨病变在 X 线片中可见是因为其与周围的骨质相比所表现出的异常的低密度、高密度或二者混合。溶骨性病变是由任何比周围骨质密度低的成分组成,例如液体、软骨、纤维组织、黏液组织、编织骨、肉芽组织或肿瘤细胞。"低密度"是病变密度低于周围骨质密度的总称,而"溶骨"则特指骨质被破坏的病变并表现为一系列低密度病变。在溶骨性、硬化性或溶骨和硬化混合性病变之间存在明显差异(表

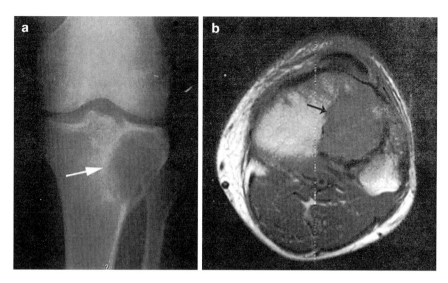

图 2.12 偏心性病变。在正位 X 线片(**a**)和 MRI轴位 T1 加权像(**b**)中均可见位于胫骨近端髓腔偏心的骨巨细胞瘤(箭头所示)。需注意病变位于干骺端的中心,并侵及关节软骨下骨。本例中的病变也有轻度膨胀。

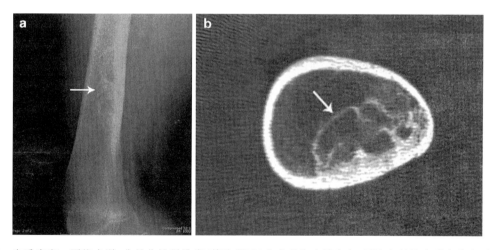

24 **图 2.13** 皮质病变。严格来说,非骨化性纤维瘤(箭头所示)应考虑为皮质病变,因为它以骨皮质为基底,但尽管如此,当其增大时就表现为偏心性干骺端病变,正如股骨远端侧位 X 线片(**a**)和轴位 CT 图像(**b**)中所见。

2.12 至表 2.14,图 2.15 至图 2.18)。

众所周知,X 线片对于骨破坏的表现并不非常敏感,尤其是松质骨的破坏。松质骨或骨小梁是髓腔内相互交织的骨针构成的网格结构。尽管松质骨构成了扁平骨的主要部分,但在长骨中则主要存在于骨骺和干骺端。皮质骨则刚好相反,其主要集中于骨干并且越向骨端则变得越薄。总之,在 X 线片中所表现的

骨质溶解取决于病变部位的松质骨对比皮质骨的结构、骨量丢失的程度和邻近宿主骨的密度,提供了影像对比度的一种形式。很少量的皮质骨破坏在 X 线片上比相对较大区域的松质骨破坏更易被发现。管状骨上边缘清楚的溶骨灶应疑似骨皮质破坏,并且应该仔细查看以确定正侧位片中的局部内骨膜变薄。但如果想在 X 线片上看到骨皮质溶骨性病

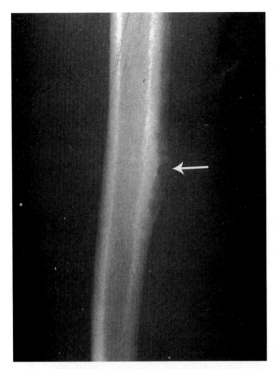

图 2.14 皮质旁病变。皮质旁软骨瘤(箭头所示)位于肱骨骨皮质表面的中心，其周围可见骨膜新生骨形成。病变表现为骨膜新生骨内圆形的中心对称的溶骨破坏。

表 2.12 单发溶骨性病变

- 纤维结构不良
- 脊柱的骨母细胞瘤(尽管在其他部位是硬化性的)
- 骨巨细胞瘤
- 骨髓瘤、浆细胞瘤
- 转移瘤
- 动脉瘤样骨囊肿
- 软骨黏液样纤维瘤
- 软骨母细胞瘤
- 朗格汉斯细胞组织细胞增生症
- 棕色瘤(甲状旁腺功能亢进症)
- 骨髓炎
- 纤维黄色瘤(非骨化性纤维瘤和纤维性骨皮质缺损)
- 手和足的内生软骨瘤
- 表皮样包涵囊肿
- 单纯性(单房性)骨囊肿

26

表 2.13 单发硬化性病变

- 骨岛
- 修复性病变(骨折、非骨化性纤维瘤、转移瘤和棕色瘤)
- 骨样骨瘤(被硬化掩盖的溶骨性瘤巢)
- 骨瘤
- 成骨性转移瘤(前列腺和乳腺)
- 骨肉瘤
- Ewing 肉瘤(少见)
- 淋巴瘤(少见)
- Paget 病(成骨期)
- 慢性骨髓炎
- 骨梗死
- 严重钙化的内生软骨瘤

表 2.14 溶骨和硬化混合性病变

- 釉质瘤
- 淋巴瘤
- 骨髓炎
- 骨样骨瘤
- 纤维结构不良
- 朗格汉斯细胞组织细胞增生症
- 转移瘤

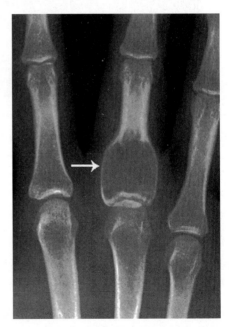

图 2.15 溶骨性病变。近节指骨的动脉瘤样骨囊肿(ABC)表现为膨胀性溶骨性病变(箭头所示)。

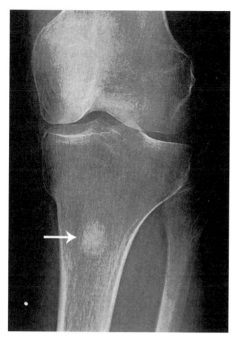

27 图 2.16 硬化性病变。胫骨近端干骺端的类癌转移瘤表现为局灶性硬化性病变(箭头所示)。

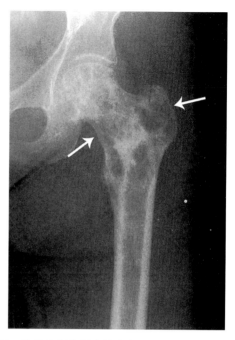

图 2.18 溶骨和硬化混合性病变。股骨近端的乳腺癌骨 28 转移表现为溶骨和硬化混合性病变(箭头所示)。

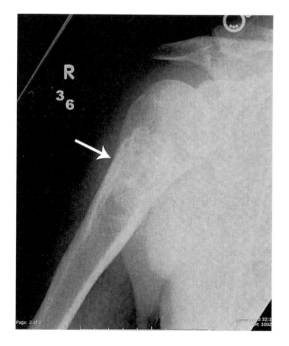

图 2.17 溶骨和硬化混合性病变。肱骨近端干骺端偏干的纤维结构不良表现为溶骨和硬化混合性病变(箭头所示)。

变,则至少需 50%的骨皮质破坏。确定的髓腔内溶骨性病变更容易在干骺端可见,原因在于干骺端的松质骨比骨干多,且大多局限于骨皮质的内表面。另外,骨密度正常的骨内溶骨性病灶比骨质减少或者骨质疏松的骨更容易发现。

骨破坏的形式和病变的边缘

骨破坏的形式以及病变和周围骨之间形成的边界常可特征性地指向特定的病变,并且有助于进行鉴别诊断。骨破坏的形式(地图样、虫蚀样或穿透样)反映了病变的生长速度。地图样病变多为非侵袭性且常常是（并不总是）良性的,而虫蚀样和穿透性病变则侵袭性更强且常常是(并不总是)恶性的。病变的边缘同时反映了病变的生长速度和宿主骨的反应,并且可能为①边缘清楚且无硬化缘,②边缘清楚且有硬化缘或③边缘不清楚。如果有这种宿主骨反应所形成的硬化缘,则其可厚可薄。在某些情况下,病变本身可激发宿主骨的成骨性反应。"移行区"这个名词是个一般性描述语,指病变与周围骨之间的边缘是多么清楚或不清楚,即移行区可以是窄带的(边缘清楚),也可以是宽带的(边缘不清)。非侵袭性缓慢生长的病变多有界限清楚的边缘,而侵袭性快速生长的病变则多数边缘不清。但是侵袭性边缘并非肯定意味着恶性病变,认识到这一点非常重要,因为骨髓炎和其他一些良性病损(如朗格汉斯细胞组织细胞增生症)均可表现为侵袭性。

基于 Lodwick 等最初提出的 X 线破坏形式,溶骨性骨病变可描述如下(图2.19):

(1)Ⅰ型,伴或不伴硬化缘的地图样边缘清楚的病变。

ⅠA:边缘清楚、伴硬化缘。

ⅠB:边缘清楚、不伴硬化缘。

ⅠC:边缘不清。

(2)Ⅱ型,边缘不清,有虫蚀样表现。

(3)Ⅲ型,穿透样且几乎无法显现(图2.19)。

地图样骨破坏描绘的是单发的孤立性溶骨病变,常常是(但不总是)边缘清楚的(图2.20 至图2.22);虫蚀样骨破坏指的是多发的边缘不清的溶骨性骨缺损(图2.23);穿透样骨破坏是个易混淆的概念,它指的是穿透了骨质而因此几乎不能在 X 线片上显现的溶骨(但穿透样病变可在 MRI 上易于显现)(图2.24)。总之,伴有地图样破坏的Ⅰ型病变倾向于非侵袭性,而伴有虫蚀样或穿透样破坏的Ⅱ型和Ⅲ型病变则倾向于恶性。

病变的性质可通过其骨破坏形式及其边缘的特征进行评估。非侵袭性病变如骨囊肿、

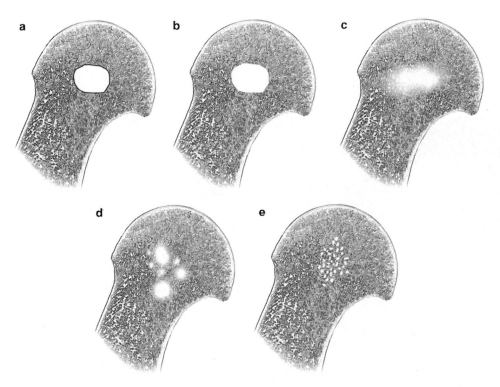

29 图2.19　骨肿瘤的 X 线破坏形式。ⅠA:地图样、边缘清楚,伴硬化缘(**a**)。ⅠB:地图样、边缘清楚,但不伴硬化缘(**b**)。ⅠC:地图样,但边缘不清楚(**c**)。Ⅱ:虫蚀样(**d**)。Ⅲ:穿透样(**e**)。(Courtesy of Michael Larson, Boston, MA.)

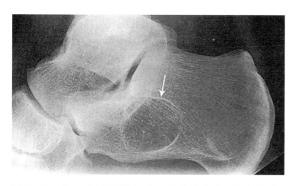

31　图 2.20　ⅠA 型地图样表现。骨内脂肪瘤(箭头所示)显示出特征性ⅠA 型特点:呈地图样、边缘清楚,且有硬化缘。

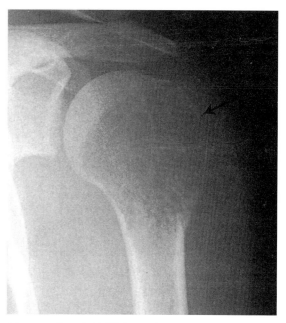

图 2.22　ⅠC 型地图样表现。肱骨近端骨巨细胞瘤(箭头 32 所示)。此例病变是局灶性的,但边缘不清且无硬化缘。

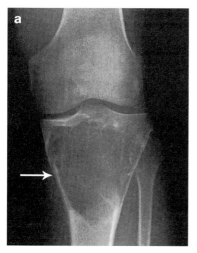

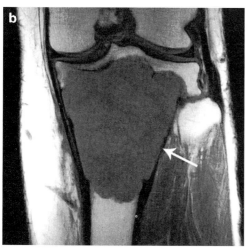

图 2.21　ⅡB 型地图样表现。X 线片(a)和 MRI 冠状面 T1 加权像(b)显示位于胫骨近端(箭头所示)的骨巨细胞瘤(GCT)。如图所示,大部分 GCT 都是地图样、边缘清楚的,但无硬化缘。

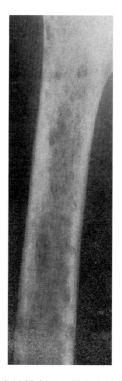

图 2.23　Ⅲ型虫蚀样表现。具有虫蚀样表现的病变即侵及整个骨的多发性不连续的溶骨性病变,较倾向于侵袭性病变。多数具有这样表现的病变为圆细胞肿瘤,而本例为多发性骨髓瘤。

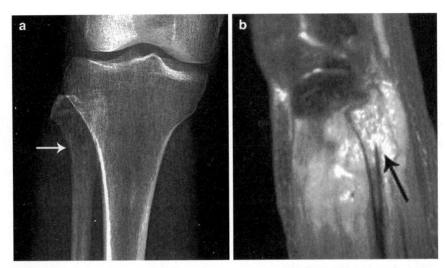

图 2.24 Ⅲ型穿透样表现。"穿透样"这一名词用于描述病变穿透骨质，但这种骨破坏形式是如此的细微以至于在 X 线片中几乎不可见。尽管穿透样病变在 X 线片上很难被发现，但它们多为侵袭性且可非常大。本例的胫骨近端的浆细胞瘤(箭头所示)在 X 线片(**a**)中几乎看不到，但却显示了广泛的髓腔受累和软组织肿块，而在MRI抑脂 T2 加权像(**b**)中则呈高信号，甚至破坏了骨皮质部分(箭头所示)。

内生软骨瘤、纤维结构不良和软骨母细胞瘤多有地图样的骨破坏形式，而侵袭性病变如骨肉瘤、Ewing 肉瘤、骨髓炎和朗格汉斯细胞组织细胞增生症则多有虫蚀样或穿透样的骨破坏形式。尽管骨巨细胞瘤和多发性骨髓瘤是边缘清楚的病变，但其典型表现并无硬化缘。相比之下，内生软骨瘤和单纯性骨囊肿却是边缘清楚且有典型薄层硬化缘的病变，而骨样骨瘤的瘤巢则有很厚的反应骨硬化缘。应该注意某些病变可呈现出不止一型的表现(表 2.15)。

病变对周围骨皮质的作用同样与诊断相关。某些病变可造成骨皮质的内骨膜贝壳样受侵(骨皮质内层部分变薄)(图 2.25)。内骨膜贝壳样受侵在内生软骨瘤和其他软骨性病变中较典型，也可见于纤维结构不良。内生软骨瘤对内骨膜贝壳样侵袭的程度可作为判断病变侵袭性的征象：超过 2/3 的骨皮质变薄就应警惕恶性软骨性病变的可能。某些病变不仅使骨皮质变薄，还可刺激骨皮质突出或膨胀(图

2.26)。骨皮质呈动脉瘤样膨大且伴有显著的骨皮质变薄是动脉瘤样骨囊肿(ABC)的特征性表现，但是在纤维结构不良或发生于短管状骨的生长缓慢的病变，如指(趾)骨的内生软骨瘤，也可出现轻度骨膨胀。反之，侵袭性骨病变却可见更具侵袭性的骨皮质破坏，并伴有明显的骨皮质变薄和(或)中断(图 2.27)。

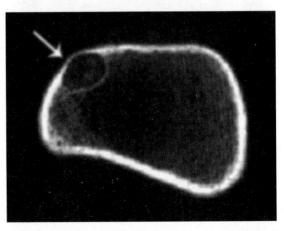

图 2.25 内骨膜贝壳样受侵。轴位 CT 显示内生软骨瘤外层骨皮质变薄，即指内骨膜贝壳样受侵(箭头所示)。需注意病变内的软骨样基质矿化。

30 表 2.15 病变的边界和骨破坏形式

ⅠA—地图样、边缘清楚、有硬化缘	• 骨囊肿 • Brodie 脓肿 • 软骨母细胞瘤 • 内生软骨瘤 • 纤维黄色瘤(NOF 和 FCD) • 纤维结构不良 • 骨内脂肪瘤
ⅠB—地图样、边缘清楚、无硬化缘	• 骨囊肿 • 软骨母细胞瘤 • 内生软骨瘤 • 纤维结构不良 • 骨巨细胞瘤 • 骨髓瘤 • 转移瘤
ⅠC—地图样、边缘不清	• 软骨肉瘤 • 内生软骨瘤(活跃) • 纤维肉瘤 • 骨巨细胞瘤 • 骨肉瘤 • 转移瘤
Ⅱ—虫蚀样	• 小圆细胞肿瘤 • Ewing 肉瘤 • 纤维肉瘤 • 朗格汉斯细胞组织细胞增生症 • 恶性纤维组织细胞瘤 • 骨髓炎 • 骨肉瘤 • 转移瘤 • 骨髓瘤
Ⅲ—穿透样	• 小圆细胞肿瘤(尤其是淋巴瘤) • Ewing 肉瘤 • 纤维肉瘤 • 朗格汉斯细胞组织细胞增生症 • 白血病 • 淋巴瘤 • 恶性纤维组织细胞瘤 • 转移瘤 • 骨髓瘤 • 骨髓炎(急性) • 骨质疏松伴皮质内隧道 • 骨肉瘤

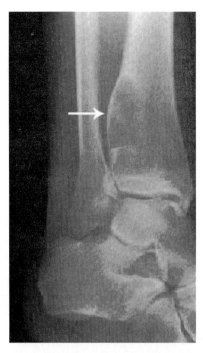

34 **图 2.26** 骨膨胀和骨皮质变薄。动脉瘤样骨囊肿(箭头所示)导致胫骨远端的膨胀性重塑形,并伴其表面骨皮质变薄。

35 基质和基质的矿化

骨肿瘤内部的基质是由病变本身的间质细胞形成的物质。病变的基质可以是骨样、软骨样、纤维样或黏液样。肿瘤及其间质细胞通常以其产生的基质来命名(如骨肉瘤、软骨肉瘤及纤维瘤),但某些骨病变可能并不产生基质(如骨巨细胞瘤和 Ewing 肉瘤),而其他病变可能含有液体或脂肪。更为复杂的情况是,某些病变既包含产生基质的成分,也包含产生非基质的成分(如骨化性脂肪瘤),而其他一些病变则包含混合性基质成分(如软骨黏液样纤维瘤同时含有软骨和黏液成分,而纤维结构不良则同时含有骨样和软骨样基质)。

有时候,病变基质内可形成骨化和(或)钙化,从而导致基质的矿化。基质的骨化以不成熟编织骨或成熟板层骨的形式出现。骨肉瘤可依环境的不同而形成成熟度或高或低的骨样基质;而当纤维结构不良成骨时,则不可避免地形成不成熟编织骨,其矿化密度并不如板层骨,因此在纤维结构不良中就产生出典型的"磨砂玻璃样"密度。基质的矿化不应与营养不良性钙化相混淆,而后者常形成于坏死或退变组织,胖胀或者病理性骨折的骨碎片,或来自包裹病变的非肿瘤骨的反应性硬化。

这两种主要的内部基质可以区分开来(表2.16 和表 2.17,图 2.28 至图 2.30)。

• 软骨样基质矿化:可为弧形和环形,也可为点状或絮状;为软骨成分病变的特征,如内生软骨瘤。

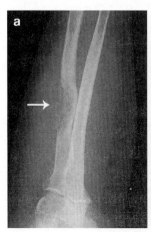
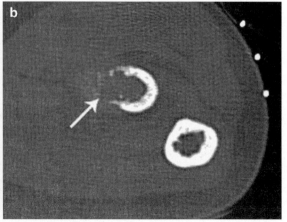

图 2.27 骨皮质破坏。X 线片(**a**)以及轴位 CT(**b**)可见桡骨近端高度恶性骨肉瘤(箭头所示)直接导致骨皮质破坏。

● 骨样基质矿化：云雾状、毛绒状或象牙质样密度；为成骨性病变的特征，如骨肉瘤。

骨膜反应

骨膜新生骨形成是骨膜对下方"刺激"的非特异性反应。当骨膜被其下方的骨病变掀起时，它就产生了新生骨。新生骨的密度取决于其下方病变膨胀的快慢，缓慢的生长允许矿化的增加和骨膜新生骨更高的密度。非侵袭性骨膜反应呈现单层或多层新生骨相互毗邻，提示其缓慢生长的非侵袭性进程；而侵袭性骨膜反应则提示其快速生长的侵袭性进程。有些作者用术语"连续"来描述非侵袭性表现的骨膜反应，而用"中断"来描述侵袭性表现的骨膜反应。但呈现侵袭性表现的骨膜反应并不一定意味着恶性，认识到这一点很重要。导致非侵袭性骨膜反应的原因包括血供不足和甲状腺性杵状指。导致侵袭性新生骨形成的原因不仅包括诸如骨肉瘤和 Ewing 肉瘤这类恶性肿瘤，而且也包括侵袭性良性病变，如骨髓炎和地中海

表 2.16　可含有软骨样基质矿化的病变

● 内生软骨瘤

● 骨软骨瘤

● 皮质旁软骨瘤

● 软骨母细胞瘤

● 软骨肉瘤

● 软骨黏液样纤维瘤（较少见）

表 2.17　可含有骨样基质矿化的病变

● 骨肉瘤

● 骨旁骨肉瘤

● 骨化性纤维瘤

● 骨瘤

● 骨样骨瘤

● 骨母细胞瘤

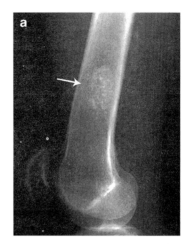
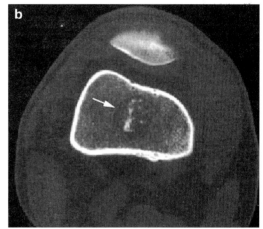

图 2.28　软骨样基质矿化。膝关节侧位 X 线片(**a**)显示合并高密度软骨样基质矿化(箭头所示)的局灶性内生软骨瘤，显现为特征性的"弧形和环形"表现。另一个患者的轴位 CT(**b**)显示由内生软骨瘤透亮的透明软骨造成的局灶性溶骨病变(箭头所示)，同时伴有软骨样基质矿化且也有"弧形和环形"结构。

贫血(表 2.18，图 2.31 至图 2.35)。

软组织肿块

蔓延至骨外的软组织肿块通常表明是侵袭性病变，但某些良性病变也可有软组织包块，如骨髓炎、骨巨细胞瘤(GCT)、动脉瘤样骨囊肿(ABC)和促结缔组织增生性纤维瘤。从骨病变蔓延出来的软组织肿块在 X 线片上可能

图 2.29　骨样基质矿化。正位 X 线片(**a**)以及轴位 CT(**b**)显示骨肉瘤内的云雾状骨样基质(箭头所示)。注意骨溶解和骨皮质破坏的相邻区域(三角箭头所示)。

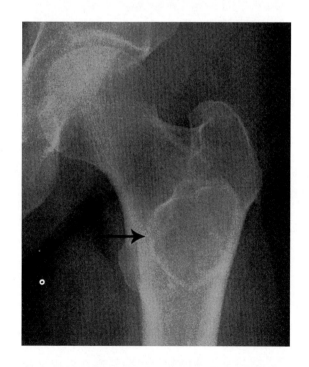

是不可见的,除非其出现钙化或骨化,或挤压脂肪和肌肉(图 2.36 至图 2.38)。尽管如此,软组织仍应进行以下评估:①密度(如脂肪、液体或空气),②有无钙化或骨化,③毗邻软组织的异常的骨质继发性改变。如果可能的话,软组织钙化应与骨化相区别。在成熟的骨化中,骨

37 **图 2.30**　磨砂玻璃样密度。股骨近端正位 X 线片显示纤维结构不良的病灶(箭头所示),这是纤维结构不良的常见部位和表现。尽管纤维结构不良是带有纤维样基质的病变,但其仍可含有不成熟的编织骨,而后者则倾向于出现中度"磨砂玻璃样"密度。

表 2.18　骨膜新生骨形成　　　　　38

非侵袭性

- 薄的
- 坚实的
- 厚且不规则的
- 分隔的

侵袭性

- 层状(葱皮样)
- 针状
  - 垂直状/立发状
  - 日光放射状
- 无序状
- Codman 三角

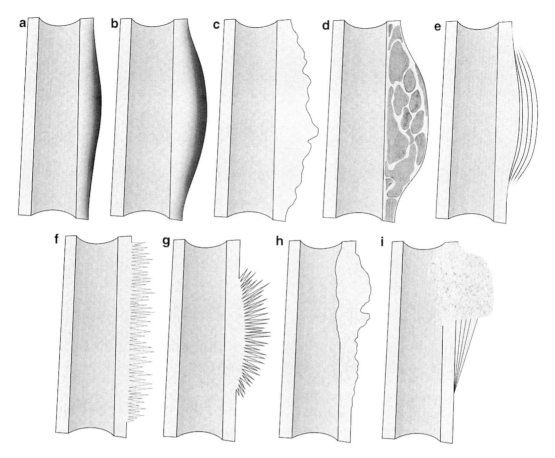

图 2.31　骨膜新生骨形成的表现。非侵袭性表现是连续的,包括薄的(**a**)、坚实的(**b**)、厚且不规则的(**c**)和分隔的(**d**)。侵袭性表现是中断的,包括层状或葱皮样(**e**)、呈垂直状或立发状的针状(**f**)、呈日光放射样的针状(**g**)、无序状(**h**)和Codman 三角(**i**)。(Courtesy of Michael Larson,Boston,Massachusetts.)

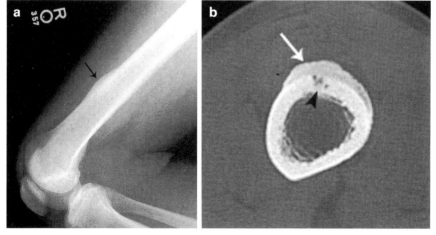

39　**图 2.32**　坚实的骨膜新生骨(非侵袭性)。股骨远端的 X 线片(**a**)显示沿股骨远端前侧(箭头所示)非侵袭性表现的坚实的骨膜新生骨形成,其下方病变的缓慢生长允许骨膜产生的骨基质有时间充分矿化,从而出现连续的、增厚的骨膜新生骨。该患者的轴位 CT(**b**)显示位于骨皮质中心的骨样骨瘤的溶骨性瘤巢(三角箭头所示),还可见覆盖于瘤巢上的反应性骨膜新生骨(箭头所示)。这坚实的骨膜新生骨尽管不如骨皮质那样致密,但也非常均匀致密。

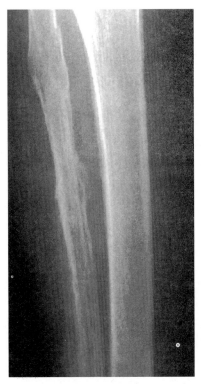

图 2.33　厚且不规则的骨膜新生骨（非侵袭性）。可见沿腓骨出现的厚且不规则的骨膜新生骨，而胫骨由于静脉淤滞所致，也可见很小程度上的类似骨膜新生骨。

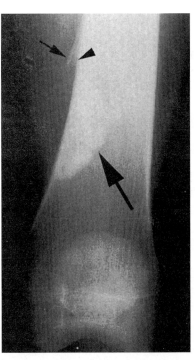

图 2.35　Codman 三角（侵袭性）。正位 X 线片显示偏心性位于股骨远端干骺端的骨肉瘤（大箭头所示），可见其大部分为硬化。透亮性软组织肿块将骨膜掀起并形成 Codman 三角（三角箭头和箭头所示），即为骨膜新生骨形成的一种侵袭性表现。

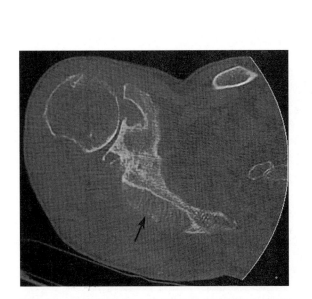

40 图 2.34　呈垂直状或"立发状"的针状骨膜新生骨（侵袭性）。轴位 CT 显示与肩胛骨慢性骨髓炎急性发作相关的典型的 "立发状" 骨膜反应（箭头所示）。(Image courtesy of Dr. Lee Katz，New Haven，connecticut.）

皮质和髓腔成分区分明显，这一特征可见于骨化性肌炎；但这种骨皮质与髓腔分明的现象在骨肉瘤的骨化中并不明显，实际上，骨肉瘤的骨化更倾向于中心高密度而外周低密度。钙化的形态也应该进行评估，与内部基质矿化相似的是，软组织肿块的钙化也可有软骨性病变特征性的"弧形和环形"表现，或者可有骨性病变典型的云雾状或不定型表现。

有时很难区分是骨病变侵及软组织还是软组织病变侵及骨。软组织肿块的中心是骨还是软组织常可表明其起病部位。病变成分的相对大小和病变中心的部位也有助于确定起病部位，含有较小软组织肿块的大块骨病变可能起源于骨，而含有较小骨病变的大块软组织肿块则可能起源于软组织。但 Ewing 肉瘤是个例

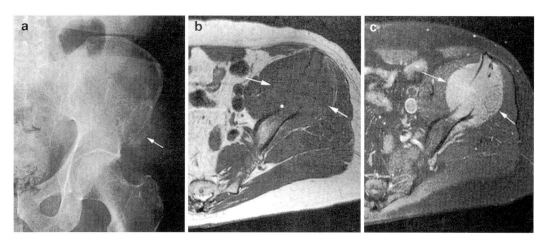

图 2.36 软组织肿块。骨盆 X 线片（**a**）显示左髂骨的溶骨性病变（箭头所示），由于覆于其上的软组织而有些难以分辨。对应的 MR 轴位 T1 加权像（**b**）和强化后 T1 抑脂加权像（**c**）显示巨大的可强化的软组织包块，其位于骨的中心并对称性地向外膨胀，提示为浆细胞瘤（箭头所示）。

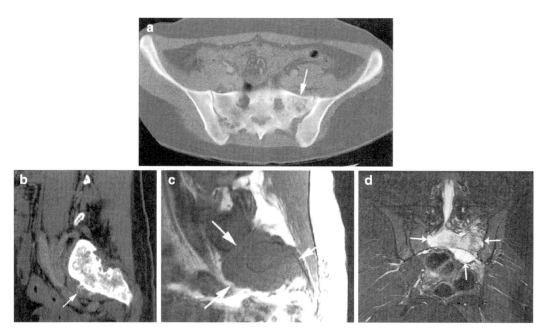

42 **图 2.37** 软组织肿块。轴位 CT 骨窗图像（**a**）显示左侧骶骨异常的不均质密度增高（箭头所示）。矢状位重建 CT（**b**）显示侵及右侧骶骨前方软组织的肿块（箭头所示），并可见侵袭性立发状骨膜新生骨形成。矢状位 T1 加权像（**c**）和冠状位抑脂 T2 加权像（**d**）显示肿块与骨内的信号异常是连续的（箭头所示）。注意在 MR 影像上很难看清骨膜新生骨形成。

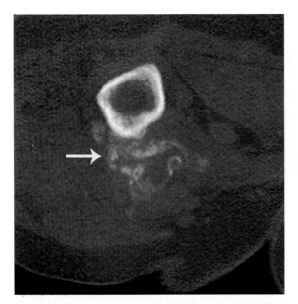

图 2.38 轴位 CT 显示毗邻股骨的软组织内骨化（箭头所示），与骨化性肌炎有关。这种外周高密度的表现（区带）是软组织中成熟板层骨的特征。这种表现有助于鉴别良性的骨化性肌炎和骨旁骨肉瘤，后者中心部位和邻近骨附着处的矿化密度更高，而外周矿化密度更低。

外，它是伴有不成比例的较大的软组织肿块的骨病变。骨膜反应的出现也有助于确定肿块起源的中心，因为骨膜反应是骨内中心起病进而膨出的骨病变的典型特征。

43　单发性或多发性病变

当出现多发性病变时，骨病变需鉴别诊断的病种就变得更少且特异性更强（表 2.19 和表 2.20）。发生于 40 岁以上患者的多发溶骨性病变高度提示转移瘤或多发性骨髓瘤（图 2.39 和图 2.40），而对于有全身症状的儿童，应考虑骨髓炎的血源性播散或朗格汉斯细胞组织细胞增生症的可能。多发溶骨性病变也可见于某些综合征（如 McCune-Albright 综合征中的多骨型纤维结构不良和 Maffuci 或 Ollier 综合征中的多发性内生软骨瘤）。反之，原发性骨肿瘤多为单发。

核素骨扫描常被用于寻找多发性骨病变。然而，骨扫描通常仅在那些导致反应骨形成的骨病变中呈阳性，是因为所使用的放射性核素即 ^{99m} 锝标记的高锝酸盐是被病变自身反应性形成的新生羟基磷灰石所吸收。当病变以溶骨为主时，应首选骨骼 X 线检查，其常用于评估多发性骨髓瘤和其他纯溶骨性病变（如肾细胞癌和甲状腺癌）。此外，PET 和全身 MR 对显示溶骨性转移瘤也有作用。PET 显示代谢活跃的溶骨性转移瘤，因此可摄取 FDG 放射性核素示踪剂。MRI 可显示溶骨性转移瘤是由于肿瘤细胞取代了正常的骨髓，而且在骨髓背景由脂肪构成时更为有效。

表 2.19　多发溶骨性病变（简易记法：FEEMHIS）

- 纤维结构不良
- 内生软骨瘤
- EG（朗格汉斯细胞组织细胞增生症）
- 转移瘤，骨髓瘤
- 甲状旁腺功能亢进症（棕色瘤）
- 感染（骨髓炎）
- 类肉瘤

表 2.20　多发硬化性病变

- 成骨性转移瘤
  - （乳腺癌、膀胱癌、类癌、肺癌、髓母细胞瘤、前列腺癌）
- 治疗过的转移瘤
- 治疗过的棕色瘤
- 脆性骨硬化
- 多发性骨瘤（Gardner 综合征）
- 肢骨纹状肥大
- 先天性点状骨骺（先天性钙化性软骨营养不良）
- 肥大细胞增多症
- 结节性硬化症

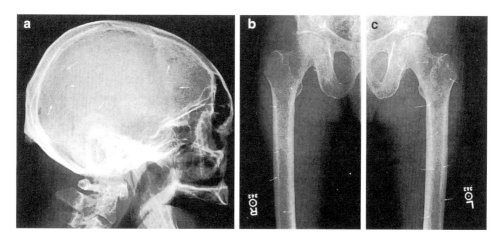

44　**图 2.39**　多发性骨髓瘤的骨骼检查。颅骨(**a**)和双侧股骨(**b,c**)X 线片显示多发溶骨性病变(箭头所示)。在 40 岁以上的患者中,出现多发溶骨性病变应高度怀疑转移瘤或本例所示的多发性骨髓瘤。

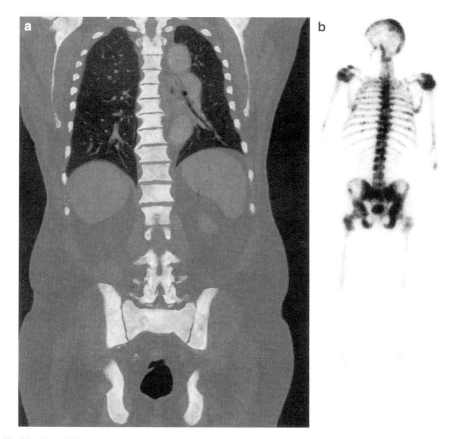

图 2.40　转移性前列腺癌的骨扫描。冠状位 CT图像(**a**)显示遍及骨盆、脊柱、肋骨和肩胛骨的弥漫性硬化区域。^{99m} 锝核素骨显像检查的全身静态影像(**b**)显示遍及全身骨骼多区域的浓聚。注意肾脏和软组织的无摄取提示"超级扫描"表现。

45 侵袭性或非侵袭性

　　仅基于影像学表现可能很难确定病变的良恶性，但将病变表示为侵袭性或非侵袭性却很重要，因为侵袭性病变几乎总是需要进一步评估并需要活检。侵袭性特征包括边缘不清伴宽带移行区、骨皮质穿透、侵袭性骨膜反应形式和软组织肿块。一般来说，一组侵袭性特征支持恶性的诊断，而非侵袭性特征支持良性的诊断，但二者确有重叠。某些良性病变可有令人迷惑的侵袭性表现，如骨折、骨髓炎、朗格汉斯细胞组织细胞增生症和骨巨细胞瘤；而另一方面，某些恶性病变也可表现得没有侵袭性，如低度恶性软骨肉瘤和骨肉瘤以及很多转移瘤（表 2.21，图 2.41 至图 2.44）。

48 小结：骨病变的报告

　　总之，当做一个骨病变的影像学检查的报告时，应利用所有可获得的信息，包括患者的年龄、临床表现、病变部位和病变的影像学特点。而对病变的描述应包括：病变的密度（溶骨、硬化或混合），骨破坏的形式（地图样、虫蚀样和穿透样），病变的边缘（清楚或不清）和移行区（窄带或宽带），周围骨的硬化反应的有无和厚度，有关病变成分的有用信息（如液体或脂肪），内部基质矿化（软骨样和骨样）或磨砂玻璃样密度的有无和类型，内骨膜贝壳样受侵的有无和程度（并指出是否大于骨皮质厚度的50%），骨皮质穿透或破坏的有无和范围，骨膨胀的有无和程度（轻微膨胀或者动脉瘤样膨胀），骨膜反应的有无和性质（侵袭性或非侵袭性），软组织肿块的有无（包括邻近软组织的钙化、提示邻近软组织脂肪的透亮带或骨的碟形受侵）。还应检查是否存在病理性骨折，如果有的话就应该报告，因为它可使影像学图像表现

表 2.21　骨病变的侵袭性和非侵袭性特征

侵袭性特征
- 虫蚀样或穿透样骨破坏
- 边缘不清或宽带移行区
- 骨皮质穿透
- 侵袭性骨膜反应
  - 层状（葱皮样）
  - 针状
    - 垂直状或立发状
    - 日光放射状
  - 无序状
  - Codman 三角
- 软组织肿块

非侵袭性特征
- 地图样骨破坏
- 边缘清楚或窄带移行区
- 硬化边缘
- 骨皮质完整
- 非侵袭性或无骨膜反应
  - 薄的
  - 坚实的
  - 厚且不规则的
  - 被隔膜分开的

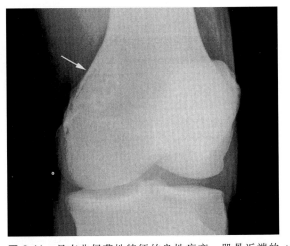

图 2.41 具有非侵袭性特征的良性病变。股骨近端的 46 溶骨和硬化混合性病变（箭头所示）表现出几个非侵袭性特征：边缘清楚及窄带移行区、硬化边、骨皮质完整、无骨膜新生骨形成以及无软组织肿块。诊断：非骨化性纤维瘤。

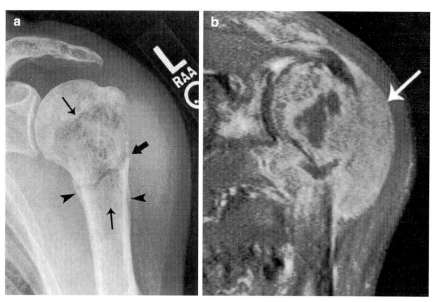

图 2.42　具有侵袭性特征的恶性病变(B 细胞淋巴瘤)。肩部 X 线片(**a**)显示了左侧肱骨近端(箭头所示)的溶骨性病变，合并病理性骨折(粗箭头所示)，并可见由骨折引起的骨膜反应(三角箭头所示)。尽管病变呈地图样表现，但却有侵袭性特征，包括边缘不清、宽带移行区以及骨皮质变薄和穿透。MR冠状位抑脂T2加权像(**b**)显示蔓延并穿透肱骨外侧骨皮质的较大的软组织肿块。病理性骨折既可发生于良性病变，也可发生于恶性病变，而并非侵袭性病变的特异性表现。

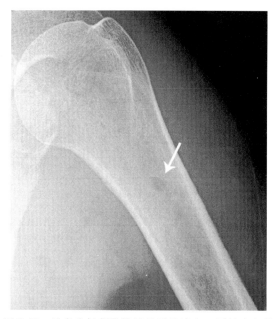

47　图 2.43　具有非侵袭性特征的恶性病变。恶性病变偶尔也可有令人迷惑的非侵袭性表现。本例肱骨近端的骨髓瘤病灶(箭头所示)并未表现出侵袭性特征。但对于40 岁以上的患者，还应考虑骨髓瘤并应进行适当的实验室检查。(潜在的隐患:由肱二头肌肌腱固定术造成的此部位的医源性骨缺损应当排除！)

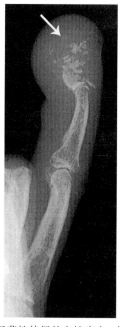

图 2.44　具有侵袭性特征的良性病变。拇指远节指骨可见广泛的溶骨破坏(箭头所示)，并具有侵袭性特征，如边缘不清、宽带移行区、骨皮质破坏和周围软组织的异常。某些良性病变，如骨髓炎(本例即诊断此病)和朗格汉斯细胞组织细胞增生症也应作为侵袭性病变的鉴别诊断。

得更难以理解(如骨膜新生骨形成或 MRI 中的骨髓水肿)。如存在多发性病变，也应将其包含在报告中。如果鉴别诊断包括可能与全身性疾病相关的骨病变，那么也应注意找寻并报告相关的继发征象，如甲状旁腺功能亢进症中的骨吸收和橄榄球衫样脊柱、类肉瘤中的特征性胸部表现。在 CT 检查中报告 CT 值(指示病变密度)可提示病变的组成成分(脂肪、液体、软组织或矿化基质)。在 MRI 检查中，应报告骨髓或软组织中的高 T2 信号的水肿表现，因为它可能是某些病变的特征而在其他病变中却不存在(如在单发内生软骨瘤中见不到，而因前列腺素的作用在某些骨巨细胞肿瘤中可见)。在 CT 和 MRI 检查中，任何造影剂增强的表现及其特征都应描述(轻度、中度或明显，快速或延迟，均质或不均质，周缘、结节性、囊性或坏死)。除此之外，通过对比之前的影像学检查来评估病变的变化尤为重要，那些表现和大小均稳定数年的病变，较倾向于良性疾病。如果相关的阴性表现可有效地除外某些诊断，将其纳入报告中也至关重要。

利用这些信息，应该能将病变区分为侵袭性、非侵袭性或不确定性的。即使病变存在一些非侵袭性特征，但其最具有侵袭性的特征对于诊断仍应有决定意义。最后，还应简要列举一些鉴别诊断以表明诊断选择的道理。对于侵袭性病变，还应建议做进一步的检查，包括活检(如果可行)；而某些非侵袭性病变也有其他的影像学检查，这将在后面的章节中叙述(表2.22)。

49　**表 2.22　影像学检查中的骨病变的报告**

考虑的因素

- 患者年龄
- 临床表现
- 其他可获得的影像学检查

描述

- 病变部位
  - 位于哪个骨上？
  - 位于骨的什么部位？(骨骺、干骺端、骨干)
  - 轴面位于什么部位？(中心、偏心、皮质、皮质旁)
- 边界、破坏的形式
  - 骨破坏的形式:地图样、虫蚀样、穿透样
  - 移行区:边界清楚、边界不清
  - 硬化缘:无、薄、厚、不完全
- 病变的成分
  - CT 上的液性密度或 MRI 上囊性、不强化
  - CT 或 MRI 上的脂肪
- 病变内基质的矿化
  - 软骨样
  - 骨样
  - 磨砂玻璃样密度(如纤维结构不良中的化生性编织骨)
- 骨皮质的完整性
  - 内骨膜贝壳样受侵:>50%的厚度？
  - 骨皮质穿透或破坏
- 骨膨胀(如果存在)
  - 轻度膨胀
  - 动脉瘤样膨胀
- 骨膜反应
  - 非侵袭性:薄的、坚实的、厚的、不规则的、分隔的
  - 侵袭性:层状(葱皮样)、针状(垂直状或立发状、日光放射状)、无序状、Codman 三角
- 软组织肿块
  - 软组织钙化
  - 软组织脂肪
  - 骨皮质碟状受侵
- 单发或多发
- 其他表现:如骨质疏松、骨膜下吸收和肢端骨质溶解
- CT:CT 值、强化的形式(如轻度、中度或明显,快速或延迟,均质或不均质,周缘、结节性、囊性或坏死)
- MRI:周围骨髓或软组织的水肿样信号、强化的形式

结论

- 诊断(如果可能)
- 如不能诊断,应鉴别侵袭性或非侵袭性——"最具侵袭性的特征"
- 简要的、相关的鉴别诊断,并附上理由
- 任何有助于确定病变为慢性的既往资料
- 建议进一步检查或随访,包括活检(如果可行)

张清　高明　译

50 **推荐读物**

1. Johnson LC, Vinh TN, Sweet DE. Bone tumor dynamics: an orthopedic pathology perspective. Semin Musculoskelet Radiol. 2000;4(1):1–15.
2. Kricun MR. Parameters of diagnosis In: Kricun, Morrie E, editors. Imaging of bone tumors. Chap. 1. Philadelphia: W.B. Saunders Company; 1993. p. 2–45.
3. Lodwick GS, Wilson AJ, Farrell C, et al. Determining growth rates of focal lesions of bone from radiographs. Radiology. 1980;134:577–83.
4. Madewell JE, Ragsdale BD, Sweet DE. Radiologic and pathologic analysis of solitary bone lesions. I. Internal margins. Radiol Clin N Am. 1981;19:715–48.
5. Madewell JE, Ragsdale BD, Sweet DE. Radiologic and pathologic analysis of solitary bone lesions. II. Periosteal reactions. Radiol Clin N Am. 1981;19:749–83.
6. Madewell JE, Ragsdale BD, Sweet DE. Radiologic and pathologic analysis of solitary bone lesions. III. Matrix patterns. Radiol Clin N Am. 1981;19:785–815.
7. Miller TT. Bone tumors and tumor-like conditions: analysis with conventional radiography. Radiology. 2008;246:662–74.
8. Priolo F, Cerase A. The current role of radiography in the assessment of skeletal-tumors and tumor-like lesions. Eur J Radiol. 1998;Suppl 1:S77–85.
9. Rana RS, Wu JS, Eisenberg RL. Periosteal reaction. Am J Roentgenol. 2009;193:W259–72.
10. Resnick D, Kransdorf MJ. Bone and joint imaging. 3rd ed. Philadelphia: Elsevier Saunders; 2005.

3 影像学检查方法

当对骨肿瘤进行影像学检查时，其首要目的是：①确认病变的存在，②显示病变的特征，③确定病变的位置和范围以利于分期及治疗。每种影像学检查方法在这些方面都有其特有的优势和劣势。某些检查方法比其他方法更能突出表现出病变的特征，从而可促成正确的诊断。X 线片仍然是最佳的初始性检查，能很好地反映肿瘤对宿主骨的影响。CT 和 MRI 有助于显示肿瘤的某些特征并可指导确定活检的最佳取材部位。骨扫描和 PET/CT 可确定病变的活性和全身分布情况。骨肿瘤或瘤样病变的检查常需包括多种互补的影像学检查方式。应用于骨病变检查的不同影像学方法总结如下。

X 线片
用于可疑或已知骨肿瘤的最初评价

通过确定发病位置、矿化和边缘来指导可能的鉴别诊断

是显示原发骨肿瘤特征的最佳宏观检查方法

对软组织部分的评估有限

计算机断层成像(CT)
当 X 线片表现不明确时可用来确定骨性来源

可显示病变的细微特征：边缘、内部基质、矿化、骨皮质破坏和骨膜反应

磁共振成像(MRI)
适于评估骨髓和软组织受累范围的大小和位置

对于钙化和骨膜反应的显示并不是很敏感

总体来说，对于诊断无特异性，但可通过某些特定的表现来显示一些病变的特征

可指导术前计划，包括神经血管束和关节受累情况的评估

常规定位检查不能进行远隔转移的检测，但其他序列可发现特定骨内的跳跃灶并可做全身影像学检查

可评估肿瘤的血运并有助于确定活检的靶点区域

可有助于监测病变对治疗的反应和复发的情况

核素骨显像(放射性同位素骨扫描)
可显示许多 X 线片隐匿未见的骨病变

特异性有限，良性和恶性病变均可表现为活性增加

可用于全身性检查以发现多发病变并有助于分期

可显示病变的分布情况以分析其特点或指导活检计划

可有助于监测病变对治疗的反应

氟脱氧葡萄糖正电子发射断层成像(FDG-PET)
尚缺乏对原发骨肿瘤的诊断经验

有助于检测各种非骨性恶性肿瘤的转移病灶

其放射性显影剂包括 FDG 和 NaF，对于骨肿瘤的诊断、分期及随访有潜在的应用前景

超声
由于骨皮质的声影，其在骨肿瘤影像学检查中的作用微乎其微

当之前的 CT 和 MRI 可显示骨外软组织肿块时，其可用于骨肿瘤的活检

52 X 线片

X 线片在怀疑或已知骨病变的评估中应是首选的检查。大多数情况下，X 线片是显示骨病变的关键性特征最有效的检查方法。通过提供诸如病变的发病部位、内部基质、边缘和骨膜反应等信息，X 线片在指导鉴别诊断时起到很重要的作用。X 线片对于软组织肿块的评估作用通常非常有限，除非可见特征性的软组织钙化或包块主要为脂肪。即使软组织包块已经很大，但通常也很难在 X 线片上发现，除非其已造成软组织结构的明显变形。

> **评价 X 线片时需要回答的问题**
>
> ● 是否存在病变？
>
> ● 是否存在内部基质矿化？如果有，是什么类型？
>
> ● 病变的边缘和其对周围骨皮质的影响如何？
>
> ● 是否存在骨膜反应？

53　是否存在病变？

骨病变在 X 线片上可见是因为病变：①取代了正常骨髓，②取代了正常骨小梁结构或致其变形，③造成周围骨的反应性硬化或吸收，④造成骨皮质的变薄、贝壳样受侵、膨胀或中断。X 线片上能否看到骨病变取决于正常骨结构发生以上这些改变的程度。例如，浸润性病变可穿透骨质而骨小梁并无明显破坏，这时在 X 线片上很难发现。这类浸润性病变更容易在 MRI 上被发现。在成骨性病变（如骨肉瘤或前列腺癌骨转移），骨性成分可以替代正常骨髓。病变是否可见与骨丢失或骨形成的量直接相关。例如，骨皮质溶骨性病变若要在 X 线片中可见，至少应有 50% 的骨皮质被破坏。能否发现骨病变还取决于优良的 X 线照相技术，以便显现良好的骨对比度以及骨的解剖结构。

基质有矿化吗？如果有，是什么类型？

X 线片能够显示是否存在基质矿化和其量的多少，这有助于缩小鉴别诊断的范围。"弧形和环形"基质矿化提示软骨性病变（图 3.1），而"云雾状"基质矿化则提示骨性病变。病变内的"磨砂玻璃样"密度出现在未成熟的编织骨，即可提示纤维结构不良。

病变的边缘和其对周围骨皮质的影响如何？　54

边缘清晰（移行区较窄）的病变提示侵袭性较低，而边缘不清晰（移行区较宽）的病变往往侵袭性更强。在某些解剖结构复杂的部位，可采用断层成像技术（如 CT 或 MRI）来更好地观察病变的边缘。某些病变可出现来自外周骨的硬化缘，这提示病变是无痛的，生长极度缓慢以至于宿主骨有足够的时间形成反应骨（图 3.2 和图 3.3）。例如，良性的内生软骨瘤边缘清晰并有薄层硬化缘，而侵袭性病变（如 Ewing 肉

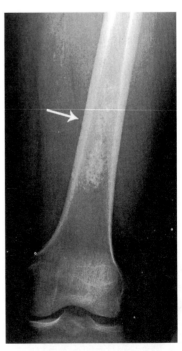

图 3.1　内生软骨瘤（箭头所示）伴软骨样基质钙化。

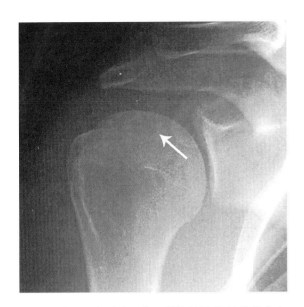

图 3.2　软骨母细胞瘤。位于骺端的圆形、溶骨性病变（箭头所示）边缘清晰，符合非侵袭性病变特征。病变有薄层硬化缘，这提示其为周围骨对病变形成的反应性改变。当硬化缘出现于地图样改变的病变时，其可提示病变进展缓慢。

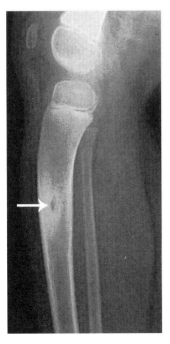

图 3.3　骨样骨瘤。较小的圆形溶骨灶（箭头所示）在周围骨中产生大片的反应性硬化。这是骨样骨瘤的典型表现，尽管这种改变也可见于 Brodie 脓肿。

瘤或急性骨髓炎）则往往边缘不清且无硬化缘。如果病变紧邻骨皮质，则可见内骨膜贝壳样受侵、骨膨胀或骨皮质穿透等表现（图 3.4）。

56

是否存在骨膜反应?

X 线片可显示骨膜反应并能提示其为侵袭性或非侵袭性。平坦或波浪状的连续性骨膜新生骨往往提示病变为非侵袭性，而掀起的非连续性骨膜反应则提示病变为侵袭性，而且无论病变是良性还是恶性。单纯性骨囊肿、动脉瘤样骨囊肿、非骨化性纤维瘤和内生软骨瘤等病变一般不伴骨膜反应，除非合并骨折。骨肉瘤、Ewing 肉瘤和淋巴瘤的病变通常伴有侵袭性骨膜反应（图 3.5）。急性骨髓炎虽然是良性病变，但往往也可表现出侵袭性骨膜反应。

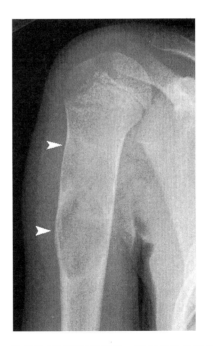

图 3.4　单纯性（单房性）骨囊肿。纵向较长的溶骨性病变横向侵及整个肱骨近端，其骨皮质变薄、外侧骨皮质发生重塑形，并可见轻度膨胀（三角箭头所示）。膨胀的骨皮质和病变周围的重塑形均提示病变进展缓慢。相反的，进展迅速的侵袭性病变往往穿透骨皮质而没有足够的时间来进行骨皮质的重塑形。（Image courtesy of Dr. Daniel Siegal, Detroit, Michigan.）

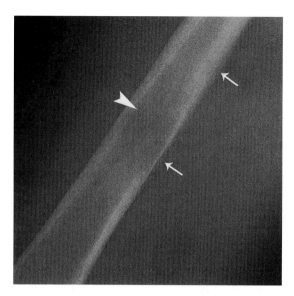

图 3.5 黑色素瘤骨转移。股骨后侧骨皮质可见不规则的间断的骨膜新生骨形成（箭头所示），提示其为侵袭性病变。注意髓腔内的溶骨性病变（箭头）边缘不清且骨皮质变薄。

计算机断层成像（CT）

当很难确定病变是否真正起源于骨或需要细致了解典型的"X 线影像"特征（内部基质矿化、病变的边缘、骨皮质的特点和骨膜反应）时，CT 就成为了重要的备选检查方法。对于因重叠结构而难以评估的部位（如骨盆或中足），CT 的断层成像能力就可用于更好地显示病灶及其"X 线影像"特征，而 CT 能从原始螺旋 CT 图像进行多平面重建的能力也非常有用。CT 也可在影像引导的活检中发挥重要作用。最近兴起的快速成像双能 CT 或许在未来可应用于骨肿瘤的评估。双能 CT 是基于对同一解剖部位使用不同的千伏峰值（kVp，通常为 80kVP 和 140kVp）而获得两组不同数据的方法，其在肌肉骨骼系统的早期应用包括鉴别尿酸和钙结晶（痛风和假性痛风）、减少金属伪影、CT 关节

评价 CT 检查时需要回答的问题

- 病变是否起源于骨？
- 是否有特征性的内部成分（脂肪、液体、液平面和基质矿化）？
- 病变边缘、骨皮质和骨膜的特点如何（病变边缘、周围硬化、内骨膜贝壳样受侵、骨皮质穿透和骨膜反应）？

造影，以及检测骨髓水肿和浸润。

病变是否起源于骨？

虽然通过 X 线片将病变定位于骨看起来很容易，但这往往又是很困难的，原因在于解剖结构的复杂且不能在断面显示病变和宿主骨之间的交界面。CT 可通过应用断层成像技术来解决这个问题。多平面重建的图像可以较高的空间分辨率和对比度来显示高密度结构（如皮质骨和内部矿化）。软组织内成骨性病变的鉴别诊断取决于对病变是完全在软组织内（如支持骨化性肌炎）还是起源于邻近骨（提示为骨表面病变，如骨软骨瘤或骨旁骨肉瘤）的确定（图 3.6）。

是否有特征性的内部成分？

CT 可提供量化的数据（即 Hounsfield 单位，HU）以助于判断病变的内部成分。通常的 Hounsfield 值为：脂肪 -130~-70HU，单纯液体 0~+12HU，血肿和含蛋白质的液体 +20~+70HU，肌肉及相似的软组织 +40~+60HU，皮质骨 +1000~+2000HU。CT 可有助于显示单纯性（单房性）骨囊肿和动脉瘤样骨囊肿中的液平以及单纯性骨囊肿的"落叶征"。CT 在显示骨病变基质矿化方面也可作为 X 线片的重要补充。在某些情况下，基质在 X 线片中可不明显或不清晰，而 CT 图像在这种情况下可用于显示基质的特征，即见于软骨类病变的"弧形和环形"软骨样矿化、骨性病变的"云雾状"骨样矿化或骨巨细胞瘤

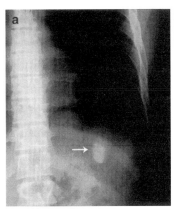
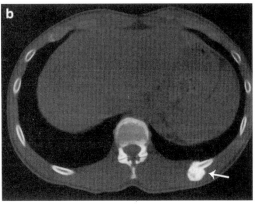

图 3.6　从 X 线片(**a**)中看,此骨化性包块(箭头所示)可能来源于肋骨、软组织或肋骨前或后的器官。轴位 CT(**b**)显示病变起自肋骨表面(箭头所示),符合骨旁骨肉瘤的诊断。

以及其他病变的无内部基质矿化,这将有助于缩小鉴别诊断的范围(图 3.7)。

病变边缘、骨皮质和骨膜的特点如何?

CT 可对骨病变的"X 线"特征提供更为细致的展示。当病变边缘或反应性骨硬化由于周围骨的存在或解剖结构的重叠而在 X 线片中模糊不清时,使用计算机断层成像就能很好地展示这些特点。CT 也有助于显示骨皮质的改变,

这一步对于骨病变的评估非常重要。骨皮质的表现有助于指导鉴别诊断,骨皮质的破坏呈侵袭性表现即应高度怀疑侵袭性病变的可能,例如恶性肿瘤或感染。骨皮质破坏的准确评估对预后的判断也十分重要,骨皮质破坏大于 50%即可显著增加病理骨折的风险(尤其是负重骨,如股骨),应该作为紧急情况报告给专业医师。

CT 是评估骨皮质的理想检查方法。X 线片可显示出骨皮质的破坏,但当骨皮质改变较为

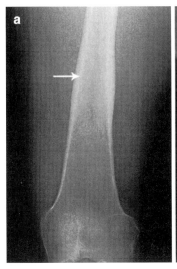
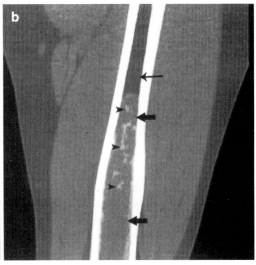

58 图 3.7　内生软骨瘤。在 X 线片(**a**)中软骨样基质(箭头所示)并不十分清晰,但在冠状位 CT 图像(**b**)中清晰可见。注意正常脂肪性骨髓(细箭头所示)和内生软骨瘤(粗箭头所示)之间在密度上的区别,软骨钙化(三角箭头所示)表现为病变内的密度增高区。

细微或 X 射线没有很好地投照于异常部位时，则可漏诊异常病变。正常骨皮质在 MRI 的所有序列上均显示为低信号，但 MRI 中的"基线"厚度和正常骨皮质的位置可被磁化率和化学位移伪影所扭曲，并因此非常依赖于序列及其参数，结果就会造成细小的骨皮质变薄或破坏区的模糊不清。

CT 尤其适用于显示位于骨皮质内的病变。这些骨皮质内的病变（如骨样骨瘤、应力性骨折和 Brodie 脓肿等）能使骨皮质增厚，从而在 X 线片中遮挡病变而致其模糊不清。CT 则有助

于显示病变及其特异性关键特征，如骨样骨瘤的小圆形溶骨性瘤巢、应力性骨折的线性溶骨灶，或骨髓炎中与骨瘘或皮质内 Brodie 脓肿相关的溶骨灶。CT 也有助于发现髓内型骨样骨瘤，而其在 X 线片中则会被反应性硬化完全遮盖（图 3.8 至图 3.10）。

磁共振成像（MRI）

一般而言，X 线片或 CT 用于判断骨病变的特征，而 MRI 用于判断病变的范围以利于治

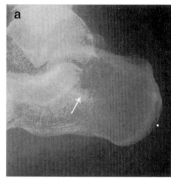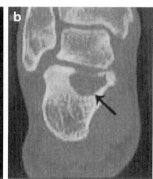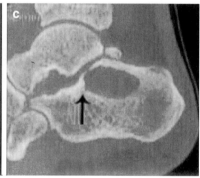

59 **图 3.8** 跟骨软骨母细胞瘤。后足的 X 线片（**a**）显示跟骨内边缘清晰的椭圆形溶骨灶（箭头所示），但是病变与距骨下骨皮质的关系并不清晰可见。CT 图像（**b,c**）很好地显示了近关节处的骨皮质变薄，同时也明确证实未见到基质矿化。

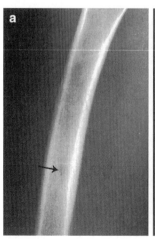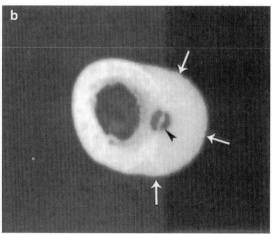

图 3.9 股骨 X 线片（**a**）可见股骨内的小溶骨病变（箭头所示），但其边缘被反应性硬化所遮盖。轴位 CT 图像（**b**）可直接显示病变（三角箭头所示）及其边缘，可确定其影像学诊断为骨膜下骨样骨瘤。CT 也可显示由病变产生的成熟的非侵袭性骨膜新生骨形成（箭头所示）。

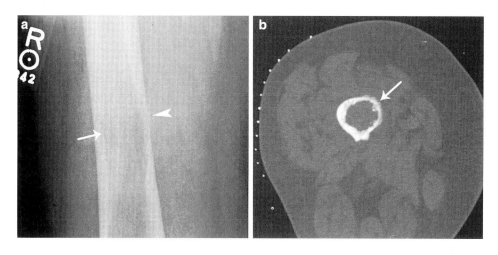

图 3.10　X 线片(**a**)显示股骨干的细小溶骨性转移灶,伴骨皮质变薄(箭头所示)和极细微的骨膜新生骨(三角箭头所示)。经股骨的轴位 CT(**b**)更清晰地显示了骨皮质破坏的范围,包括骨皮质穿透和骨膜反应的区域(箭头所示)。

疗和术前计划。MRI 对于骨髓受累的探查非常敏感, 包括在 X 线片或 CT 上不能发现的骨髓改变。MRI 也因其本身较高的软组织对比度而成为显示软组织肿块的首选检查。

尽管 MRI 对于异常的探查很敏感,但其表现往往是非特异性的,需要与临床病史及 X 线表现相结合来提高对病变特征的认识。在部分病例中,MRI 可显示有助于发现病变特征的一些特点,如血管瘤或骨内脂肪瘤内的脂肪及动脉瘤样骨囊肿中的液-液平面。放射科医生应该注意骨病变的一些非常重要的特征在 MR 图像中可能很难鉴别。这些特征包括病变内的钙化、病变周围的硬化性反应、细小的骨皮质缺损和骨膜新生骨形成。MRI 检查的禁忌证包括带磁性的动脉瘤夹、眼球内的金属异物、起搏器、耳蜗植入物、胰岛素泵和其他电子类植入物。金属植入物可产生磁敏感性伪影,会影响对邻近骨髓及软组织的评估。金属伪影的影响程度因金属的种类以及 MRI 的序列和其参数的不同而不同,但可应用各种减少金属伪影的手段。骨科植入物也可成为 MRI 检查的禁忌证,

并且有时会引起患者组织的发热 (不过很少见)。

当使用 MRI 评价骨肿瘤时, 其需要评估和报告的重要特征包括:骨病变的大小和信号特点, 是否存在软组织肿块及其大小和特征,增强后的特征(包括任何利于活检的实性区域),是否侵犯其他解剖间室,是否累及周围结构(例如关节腔、神经血管结构、周围的肌肉、肌腱或韧带),以及是否存在跳跃灶(在适当的情况下)。病变与重要解剖标志的关系也应描述。

使用 MRI 检查时需回答的问题

- 骨髓受累的范围如何?
- 是否存在软组织肿块?
- 是否存在利于进一步表现病变特征的 MRI 特点?
- 是否存在神经血管结构、关节腔或其他解剖间室的受累?
- 是否存在骨内跳跃灶?
- 病变的血运如何? 最佳的活检部位在哪里?
- 对治疗是否有反应?

骨髓受累的范围如何？

MRI 对于骨髓异常的检测非常敏感，可显示肿瘤的骨髓受累情况，即使是在 X 线片、CT 及骨扫描均为阴性时也可显示（图 3.11 和图 3.12）。MRI 是最准确的评估骨病变范围及量化病变体积的检查方法，但当肿瘤周围存在"反应性"骨髓水肿时，MRI 会夸大骨病变的侵及范围（图 3.13）。另一方面，当髓腔内的信号正常时，MRI 判断阴性预测值的准确率非常高。

正常骨髓的信号会因其脂肪性或造血性成分的不同而不同，而后者与患者的年龄和疾病状态相关。正常的脂肪性骨髓在 T1 加权像 61 中呈高信号，在 T2 加权（T2W）像中呈中高信号，在抑脂 T2（FS T2W）或 STIR 像中呈低信号，而骨病变通常在 T1 加权（T1W）、FS T2W 像或这两者中表现为这种典型信号形态的改变。正常的造血性骨髓在 T1W 像中比脂肪信号低，但比正常的肌肉或椎间盘信号高，而在

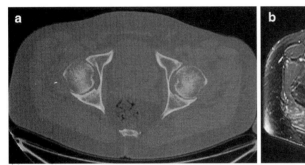
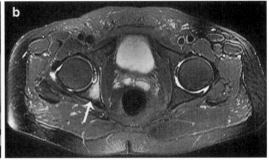

图 3.11 患者表现为右髋部疼痛，但是 CT 扫描（**a**）中未发现病变。MR 轴位抑脂 T2 加权像（**b**）上可见髋臼后柱的局灶性不正常高信号（箭头所示）。活检证实为黑色素瘤骨转移。

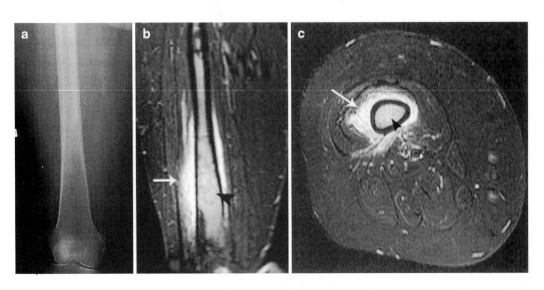

图 3.12 48 岁男性，大腿疼痛而股骨 X 线（**a**）表现正常。MR 冠状位（**b**）和轴位（**c**）抑脂 T2 加权像显示整个股骨的广泛性异常增高的骨髓信号（三角箭头所示）及其周围软组织内的水肿（箭头所示），该患者活检证实为淋巴瘤。浸润性病变能穿透骨质而在 X 线片或 CT 上几乎不可见。

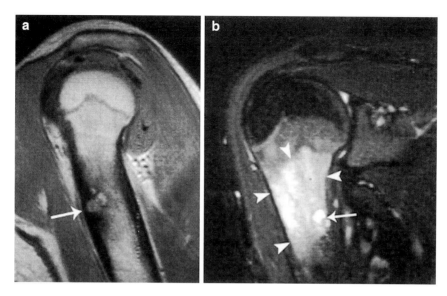

图 3.13　MRI 矢状位质子密度像(**a**)显示肱骨近端内侧较小的局灶性骨皮质病变(箭头所示),而抑脂 T2 加权像(**b**)则显示病变(箭头所示)被大量的反应性骨髓水肿(三角箭头所示)所包裹,后者累及骨的大片区域。在本病例中,骨髓异常的范围夸大了病变的大小。鉴别诊断包括骨样骨瘤和朗格汉斯细胞组织细胞增生症。

FS T2W 和 STIR 像中呈中等信号,即与肌肉信号类似。在 T2W 像,尤其是采用快速自旋回波技术的 T2W 像中,脂肪性骨髓和造血性骨髓往往很难区分。贫血或患有慢性疾病的患者可出现脂肪性骨髓向造血性骨髓的逆转换。正常的骨髓可出现不均质的形态,虽然表现得很明显,但仍为正常骨髓,熟悉这些形态对于避免可能的错误很有帮助。

　　骨病变可表现为正常髓腔形态的改变。正常骨髓被骨样、软骨样或纤维样成分,以及肿瘤性、肉芽肿性或炎症性细胞或水肿所替代,从而改变了组织的正常 MRI 表现。硬化骨在 T1 及 T2 加权像中呈低信号,而与间质液增加相关的骨肿瘤浸润性区域在 T2W 或 FS T2W 中则呈高信号。病变的 MR 信号强度可表现为高低信号成分的混杂。例如,透明软骨在 T2W 像中呈明显高亮信号,但当基质钙化时则可出现相应的 T2 低信号区。T1 高信号可提示存在出血、脂肪或含蛋白质的液体。肿瘤周围的异常骨髓信号的特异性较差,但在邻近肿瘤的未受侵骨髓内可见其水肿样信号,以至于 MR 的异常信号区域会夸大肿瘤的骨髓受侵范围。然而,MRI 中表现正常的骨髓其阴性预测值却很高。

是否存在软组织肿块?

　　MRI 由于其本身较高的软组织对比度而成为发现骨肿瘤的软组织肿块的必选方法(图 3.14 和图 3.15)。尽管 CT 也可显示骨肿瘤的软组织肿块,尤其是在应用增强的方法后,但 MRI 通常会更易于发现异常。软组织肿块在轴位 MRI 上显示最佳,常用 T2 加权、抑脂 T2 加权或增强序列来评估。与骨内部分一样,肿瘤周围的软组织部分也存在水肿,而会夸大软组织肿块的大小。静脉注射钆造影剂有助于显示骨与软组织内的囊变或坏死区,也有助于勾勒出软组织肿块的边缘。软组织肿块的出现被认为是侵袭性的特征并有助于鉴别诊断。但良性和恶性病变均可出现软组织肿块,如骨髓炎、朗格汉斯细胞组织细胞增生症、骨肉瘤和 Ewing 肉瘤。某些病变则特征性地不存在软组织

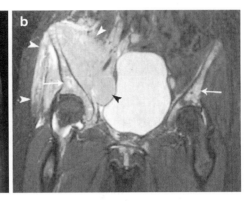

图 3.14　X 线片(**a**)显示双侧髂骨的不规则矿化(箭头所示)，但未见骨皮质破坏或可见的软组织异常。经过仔细观察，右髂骨内侧可见轻微的脂肪层挤压变形(三角箭头所示)和肠气移位，提示软组织肿块。MRI 冠状位抑脂 T2 加权像(**b**)显示整个双侧髂骨内弥漫性的异常信号(箭头所示)，并可见突出于右髂骨外的巨大肿块(三角箭头所示)，该患者诊断为淋巴瘤。

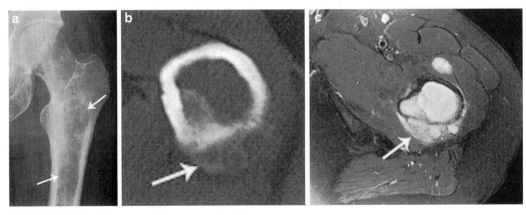

64　图 3.15　软骨肉瘤。正位 X 线片(**a**)显示股骨近端边缘不清的异常溶骨和硬化。轴位 CT(**b**)显示骨皮质变薄以及髓腔和骨膜反应内的异常矿化(箭头所示)。MR 轴位抑脂 T2 加权像(**c**)不但显示出髓内的病变，而且还显示了邻近的软组织肿块(箭头所示)。注意骨皮质的异常和骨膜反应可在CT 中更好地显现，而骨髓异常和软组织肿块则在 MRI 中显示更佳。

肿块，如纤维结构不良和骨样骨瘤。在有些病变，如果出现软组织肿块则提示其为该病变的高侵袭性亚型，如骨巨细胞瘤和釉质瘤。

是否存在利于进一步表现病变特征的 MRI 特点？

　　总体来说，X 线片和 CT 仍然是表现骨肿瘤特征的必选检查方法。但 MRI 也可有助于显示某些特征性特点。例如，骨梗死在 X 线片上可类似于内生软骨瘤或表现出非特异性的骨密度增高，但在 MRI 上却有特异性表现。一般来说，MRI 的 T1 高信号可表示其为脂肪、来自出血的高铁血红蛋白、含蛋白质的液体、黑色素或钆造影剂。但骨内脂肪瘤可很容易地通过 MRI 诊断，是因为脂肪瘤的可见脂肪在频率选择性抑脂后的 T1W 像中信号减弱。MR 的同相和异相序列可显示极细微的脂肪，则有助于骨内血管瘤的诊断(图 3.16)。MRI 可显示液-液平面,从而提示原发性或继发性动脉瘤样骨囊肿的诊断(图 3-17)。T2 高信号可表示囊肿或坏死区域的液体、内生软骨瘤中的透明软骨或黏液样组织。T2 低信号可见于纤维化、钙化、含铁血黄素和富含细胞的组织。值得重视的是,某些良性病变在 MRI 中可呈侵袭性表现,因此与 X 线片一同检查非常重要。例如,大量的反应性水肿可出现于骨髓炎、朗格汉斯细胞组织细胞增生症和骨样骨瘤中。由于 MRI 对于基质、骨膜新生骨、皮质骨和软组织钙化的观察非常有限,X 线片及 CT 仍有很重要的辅助作用。

是否存在神经血管结构、关节腔或其他解剖间室的受累?

MRI 对于骨病变的局部分期和术前计划极为重要,因其能很好地显示周围重要结构的受累程度,包括血管神经束的受累或包绕,关节腔的受侵,肌肉的受累和邻近解剖间室的受

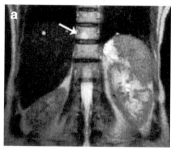
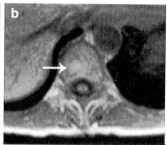
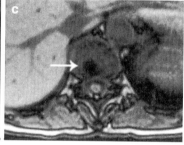

65　**图 3.16**　冠状位的单脉冲自旋回波(HASTE)像(**a**)显示 T2 椎体的圆形高信号病灶(箭头所示)。鉴别诊断包括转移瘤和良性骨内血管瘤。MR 轴位同相位(**b**)和异相位(**c**)T1 加权梯度回波像证实了病变内脂肪的存在,从而支持血管瘤的诊断。由于极细微脂肪的存在,病变在同相位显像中为高信号(箭头所示),而在异相位显像中信号变低(变得更黑)(箭头所示)。(Image courtesy of Dr. Suzanne Long, Philadelphia, PA.)

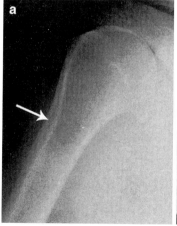
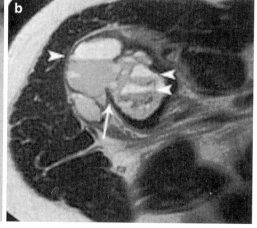

图 3.17　肱骨近端正位 X 线片(**a**)显示肱骨近端的轻微溶骨性病变(箭头所示)。该患者的 MRI 轴位 T2 加权像(**b**)显示多发的液-液平面(三角箭头所示),其上层的较高信号代表单纯的液体,而下层的较低信号为富含蛋白质的液体和碎屑。多发的液-液平面的存在高度提示为动脉瘤样骨囊肿(ABC),但可见于原发性或继发性 ABC,并且可作为继发性 ABC 而发生于良性和恶性病变。需注意经骨皮质的破口而突出的软组织肿块(箭头所示)。

侵。这些区域必须要详尽地评估并写出报告，而其与任何手术相关性解剖标志的关系也应在报告中描述。轴位 T1W 和 T2W 像对于间室解剖及神经血管受累的评价很有必要。而冠状位、矢状位或斜位图像则有助于评价关节的受累，并可显示与神经血管结构的关系(图 3.18)。除非在肿瘤与神经血管结构之间可见脂肪平面，否则就不能除外血管或神经的受累。尽管如此，如果血管或神经被肿瘤包绕或推挤而未见脂肪平面，那么它可能仍未被肿瘤浸润，并且可能在手术中"剥离出"血管或肿瘤。静脉注射造影剂有时可有助于勾勒出组织平面并可评估肿瘤的浸润情况。但是，也可出现非肿瘤性反应性强化，这会导致肿瘤范围的夸大。弥散张量成像在将来可在评价神经浸润方面起到重要作用。

是否存在骨内跳跃灶?

在大多数情况下，MRI 检查仅定向于特定的部位而使用较小范围的视野，目的在于最大限度地提高兴趣区的空间分辨率。一般来说，远隔转移的评估主要依靠骨扫描、PET 扫描或有时采用全身 MRI 检查，但是对于易在同一骨上形成跳跃转移灶的肿瘤，应行具有更大视野的序列以包含整个骨(图 3.19)。骨性跳跃转移灶最多见于骨肉瘤，但也可见于 Ewing 肉瘤。近来，用于远隔转移灶检测的大视野"全身"MRI 成像技术已有报道。骨扫描或 PET 扫描仍为全身显像的必选检查方法，但是 MRI 对于骨扫描中显示不佳的溶骨性病变和 PET 扫描未能发现的病变可起到重要的辅助作用。

病变的血运如何? 最佳的活检部位在哪里?

大多数骨肿瘤在 MRI 中即使不使用静脉造影剂也能显现，原因在于 T1W 和(或)T2W像中的信号改变。尽管静脉造影剂在表现病变的 MRI 特征时作用有限，但其的确有助于鉴别囊性和实性病变，尤其当病变在 T2W 像中为高信号时。囊性病变只显示薄层的边缘强化而无中心强化，这可以通过将增强前后的图像进行减影而得到突出显示。但存在两个易犯的误判是:①当进行增强前后图像的对比时，图像必须具有近乎相同的技术条件和参数，尤其是两

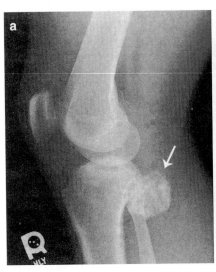
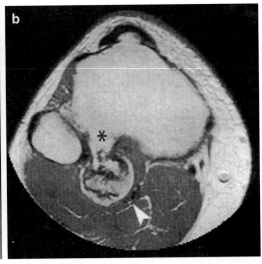

图 3.18　膝关节侧位 X 线片(a)显示起自胫骨近端后侧的窄蒂型骨软骨瘤。注意软骨帽的"弧形和环形"软骨样钙化(箭头所示)。MRI 轴位 PD 加权像(b)显示骨软骨瘤推挤并压迫腘神经血管束(三角箭头所示)。注意病变与宿主骨髓腔的连续性(星号所示)。

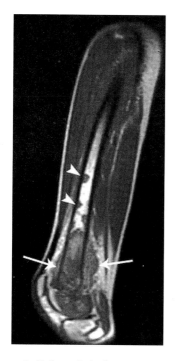

图 3.19　MRI 矢状位 T1 加权像显示位于股骨远端中心的骨肉瘤，前后侧均可见软组织肿块（箭头所示），股骨干偏近端另可见小的"跳跃"转移灶（三角箭头所示），其与主要病灶之间被正常的 T1 高信号的脂肪所间隔。(Image courtesy of Dr. Megan Anderson, Boston, MA.)

组图像序列的次序且不能改变其传输增益；②软骨性病变通常也表现为边缘强化而中心有限强化，但即使其在 T2W 像中呈极高信号，也不应将其误诊为囊肿。静脉注射造影剂可区分病变内的囊性或实性区域，这样的话就可有助于分辨肿瘤内适于活检的实性结节。造影剂也有助于指导实性病变的活检，这是因为强化的区域更会存在有活检诊断价值的成分（图 3.20）。

静脉注射造影剂有时也有助于显示肿瘤对关节、肌肉及神经血管结构的侵犯，从而进行分期。值得注意的是，并非所有的造影剂强化区域都是肿瘤，而水肿、炎症和高血运的纤维化也可强化。

使用非动态技术获得的增强后影像可粗略地评估肿瘤的血运，但实际上病变内的非动态强化反映了肿瘤血运、血管通透性和细胞间隙的复杂组成。早期的动态增强影像可提供病变血运的量化评估，并可显示病变与滋养和回流血管的关系。如前所述，有报道应用动态钆造影剂增强技术来评估肉瘤对化疗的反应和显示肿瘤的复发。

尽管对钆造影剂的过敏反应很罕见，但最近有报道显示某些种类的钆造影剂可能与肾性全身性纤维化(NSF)有关，这种疾病的风险在于增加肾衰竭的发生率。因此，通常在进行 MRI 造影剂增强检查前，如果有理由认为患者可能有肾功能减退，就需要知晓患者现在的肌酐值。

对治疗是否有反应？　

MRI 常用于评估肿瘤对治疗的反应，但其实用性有限。在经过化疗或放疗治疗后的病变中，肿瘤的体积可缩小，且原来的 T2 高信号区域可转变为 T2 低信号。同时，可见因出血或坏死而新出现的 T2 高信号区（图 3.21）。钆造影剂的强化也会减弱并会出现因坏死、出血或囊肿形成而新产生的非强化区。动态造影剂增强技术已被应用于骨肉瘤和 Ewing 肉瘤，其通过量化分析增强的斜率和幅度来评估肿瘤对治疗的反应。但是，是否存在活性肿瘤细胞并不能通过 MRI 来进行确定性评估。另外，即使对治疗的反应良好，某些肿瘤在治疗后体积也可能会增大，这是由于肿瘤内部的出血。MRI 也用于监测手术或其他治疗后的复发情况，但其早期评估往往是很困难的，原因在于术后的水肿、血肿、纤维化、骨痂和强化的纤维血管组织，同时也包括术中放置的内固定物的伪影。基线检查可作为未来随访检查的参考。肿瘤的复发表现为骨髓或软组织信号的改变，新出现的软组织肿块或新出现及增强的造影剂强化（图 3.21）。

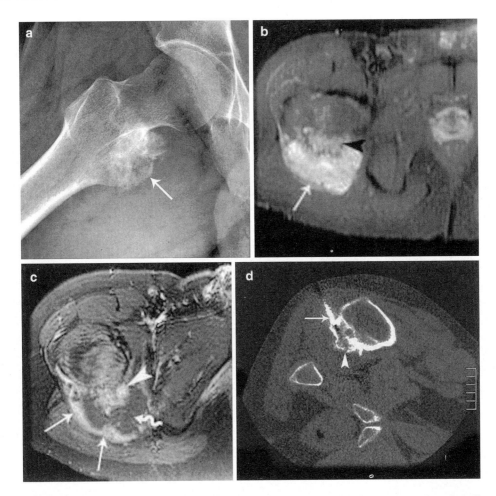

图3.20　髋关节蛙式侧位像（**a**）显示起自大转子的阔基型骨软骨瘤（箭头所示）。MRI 轴位抑脂 T2 加权像（**b**）显示代表了增大软骨帽的高信号（箭头所示），并可见病变的骨性部分内的骨髓水肿表现。MRI 轴位增强像（**c**）显示较厚的不规则边缘强化（箭头所示），因坏死而缺乏中心强化（波浪箭头所示），而其起自骨皮质的强化的软组织肿块（三角箭头所示）是活检的最理想区域。CT 引导下活检的轴位图像（**d**）显示位于 MRI 中所见的软组织肿块内的活检针。活检结果证实为骨软骨瘤退分化恶变为软骨肉瘤。

70 **核素骨显像（放射性核素骨扫描）**

核素骨显像检查可显示病变内引起反应骨形成的代谢活性增加，因为常规应用的放射性核素试剂 ^{99m} 锝高锝酸钠可被吸附在新形成的、由成骨细胞基于对骨破坏的反应而生成的羟基磷灰石上。在对骨肿瘤的评估中，放射性核素骨扫描的主要作用是评估病变的活性程度（也可见于其他影像检查），且最为重要的是

可"纵览"整个骨骼以检查骨病变的存在与否和其他分布部位。当然，核素骨显像还可用于检测非骨原发恶性肿瘤的骨转移灶。骨扫描也可以用来监测肿瘤对治疗的反应，但多数情况下这种作用正被 PET/CT 扫描所取代。

骨扫描在骨病变的检查上有一些严重的局限性。尽管骨扫描对骨病变的检出高度敏感并能辨别出 X 线片和 CT 上不可见的病变，但对于描述骨病变的特点，确定骨病变的骨内范围或显示骨外软组织范围却能力有限。此外，

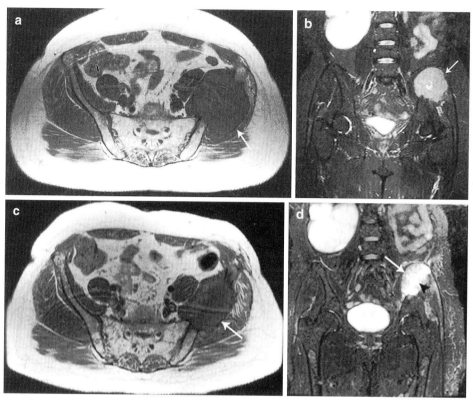

图 3.21　骨盆的 MR 轴位(**a**)T1 加权像和冠状位(**b**)抑脂 T2 加权像显示位于左髂骨中心的较大的浆细胞瘤(箭头所示)。治疗后相应的 MR 影像(**c,d**)显示病变(箭头所示)体积缩小,并可见病变内出现 T2 高信号区域(三角箭头所示),反映了治疗后的坏死。

没有明显羟基磷灰石形成的极度溶骨性病变也可能不能在骨扫描上检测出来。因此,X 线骨骼检查是判定多发性骨髓瘤和其他纯溶骨性病变(如肾癌和甲状腺癌)的首选。由于重叠或衰减,嗜放射性示踪剂的病变在常规平面核素骨显像上无法清晰显示,除非使用单光子发射计算机断层成像(SPECT)(图 3.22 和图 3.23)。

　　骨扫描无法准确评估骨病变的骨内范围,不仅是因为摄片机的分辨率问题,也是因为肿瘤周围区域的充血和水肿虚假地增大了病变的大小。例如,骨巨细胞瘤可因充血而非肿瘤侵犯在邻近的骨和关节显示骨代谢活性。此外,在手和足的小骨上,尤其是当没有针孔校准视图时,骨扫描也很难精确定位活性增加的部位。骨病变的软组织肿块在骨扫描上也不能

进行有效的评估,除非软组织异常是充血性的或其内含钙化或骨化区域,骨肉瘤的成骨性肺转移瘤就是这种现象的例证(图 3.24),否则骨病变的软组织肿块在延迟相骨扫描中也无摄取。骨肿瘤的软组织肿块偶尔会因其内部的血管新生化而在三相骨扫描的血管造影相或血池相中显示。

评估核素骨显像扫描时应回答的问题

● 在核素骨显像中,病变是否代谢活性增强,如果是的话,其代谢活性如何?

● 是否有一个以上的骨病变?

● 病变的表现或分布是否支持特定的诊断?

● 病变的数目或活性是否随时间而发生变化?

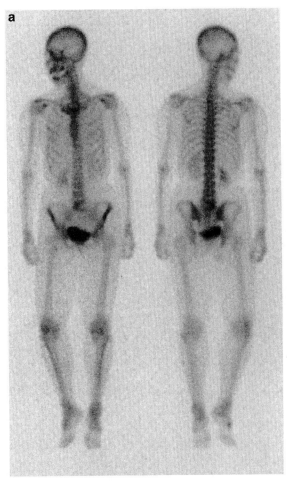

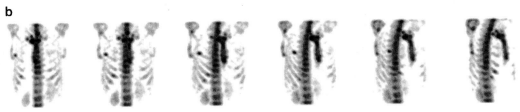

71 **图 3.22** 乳腺癌骨转移。平面骨扫描图像(**a**)显示未见显著的放射性核素摄取区域,所选的SPECT图像(**b**)有助于准确定位右侧第 5 肋骨、C7 椎体和胸骨柄的病灶。

73 **在核素骨显像中,病变是否代谢活性增强?如果是的话,其代谢活性如何?**

一般来说,无法根据骨扫描代谢活性来区分良性和恶性病变。骨对于放射性核素的摄取是非特异性表现,反映了多种多样的过程,包括代谢性骨转换的增加、骨肿瘤中的新骨形成、良性或恶性骨病变周围的新骨形成以及由于局部血流增加而出现的骨内局部摄取。因此,Paget 病、骨肉瘤、骨髓炎和正在愈合的骨折都可在核素骨显像上显示代谢活性增强。但是恶性病变往往比良性病变具有更高的代谢活性。Paget 病和纤维结构不良则是重要的例外,

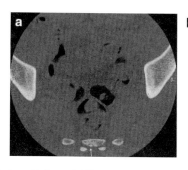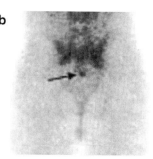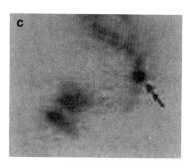

图 3.23　轴位 CT 图像(**a**)显示尾骨(箭头所示)的较小的溶骨病变,合并中心性钙化,符合骨样骨瘤。冠状位血池影像(**b**)显示骨样骨瘤的充血区(箭头所示),矢状位 SPECT 图像(**c**)径向有助于确认活性增强区位于尾骨。

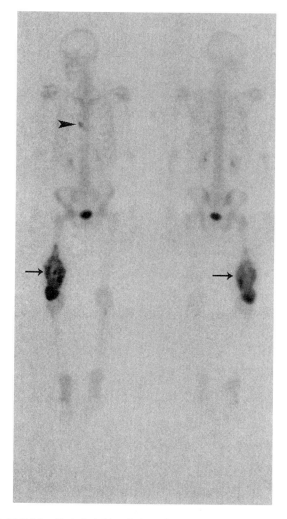

72 **图 3.24**　骨肉瘤病例。静态全身骨扫描图像显示活性增强区不仅位于股骨,还出现在周围软组织(箭头所示)。软组织的活性反映了骨外软组织肿块内成骨的放射性核素摄取。注意胸部的活性增强灶(三角箭头所示)对应着一个肺转移灶。

二者都是良性病变,但在骨扫描上都显示明显的代谢活性增强。骨扫描有时有助于评估硬化性或部分硬化性病变,这些病变在 X 线片上可见,但临床表现不明显,可能是病变"燃烧"过程后的残迹,如非骨化性纤维瘤或愈合后的骨内脓肿。如果骨扫描上未见相关性代谢活性,则该病变不可能是活跃性良性病变或恶性病变。对于像多发性骨髓瘤或肾癌骨转移这类溶骨性病变,有一点重要的提示是这类病变没有明显的反应骨形成,往往无法确切地通过骨扫描检测到,因此应通过骨骼检查(X 线片)来评估,而某些新技术(如全身 MRI 和 PET/CT 检查)也可有助于解决这种情况(图 3.25)。

是否有一个以上的骨病变?

74

核素骨显像在骨肿瘤及瘤样病变评估中的主要作用是显示整个骨骼系统以检测是否存在多骨性疾病。骨扫描可有助于检测伴发于原发骨肿瘤的同期骨病变(如骨肉瘤的"跳跃性"转移)(图 3.26),以孤立性骨病变就诊的多发性骨转移灶,以及良性病变的多骨型(图 3.27)(如纤维结构不良和 Paget 病)。这种情况下,骨扫描可为 MRI 或 CT 提供补充信息以进行骨肿瘤分期。由于骨扫描可提供全身影像,从而可用于发现其他更适合进行诊断性活检的病变部位。在用骨扫描评估多骨性疾病时,必须小心识别"超级影像",即异常升高的骨摄

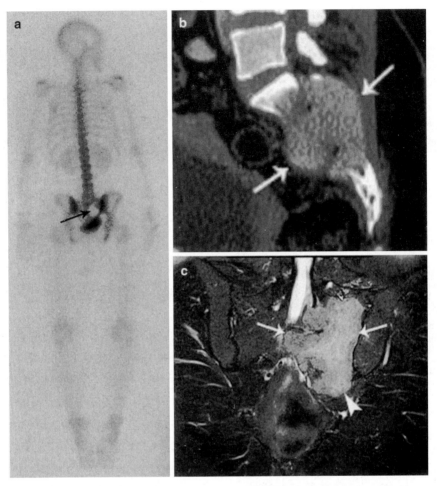

图 3.25 浆细胞瘤。骨扫描(**a**)上可见左侧骶骨的核素减弱区(箭头所示)。本例中由于病变较大,以至于表现为可见的"冷区"。大多数浆细胞骨髓瘤在骨扫描中并不显示代谢活性增加,因此最好继续行骨骼 X 线检查、FDG PET/CT 或全身 MRI。矢状位 CT 重建图像(**b**)显示了肿瘤及相关的骨破坏(箭头所示)。MR 冠状位 T2 加权像(**c**)显示髓腔受侵(箭头所示)和软组织肿块(三角箭头所示)。

取呈弥散样,以至于被误认为是正常的骨活性。为了避免这种情况,必须确保正常的肾和软组织活性可见。尽管骨扫描仍然是最常用于骨病变全身显像的检查方式,但具有同样用途的新技术(如全身 MRI 和 FDG PET/CT 扫描)也正引起人们的兴趣。

病变的表现或分布是否支持特定的诊断?

如前所述,骨对于放射性核素的摄取通常是非特异性的,但有时某种放射性核素活性的特异性表现有助于显示病变的特征,如骨样骨瘤的"双重密度"表现、Paget 病的骨膨大表现(图 3.28)或提示纤维结构不良的颅骨及肋骨的解剖学分布特点。呈囊性或对放射性核素无摄取的骨病变可表现为"冷区",见于骨梗死及其他病变。某些病变(如骨巨细胞瘤)可呈"面包圈"征,即中央区域代谢活性较低而外缘代谢活性较高(图 3.29)。这些表现可支持特定的诊断,但并非为某个疾病所特有。

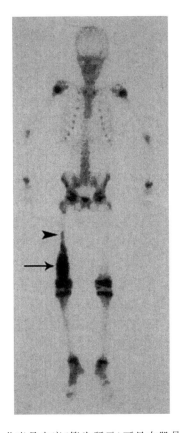

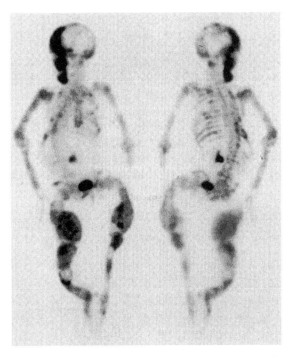

图 3.27 骨扫描显示这个多骨型纤维结构不良患者的 75 骨受累范围和分布。颅骨、肋骨和四肢的受累与诊断一致。注意肋骨的较长病变和不全骨折导致的骨畸形。

图 3.26 儿童骨肉瘤(箭头所示)可见右股骨远端代谢活性增强区和骨膨大。右股干(三角箭头所示)可见一个独立的代谢活性增强灶,其表明是病理证实的"跳跃"转移灶。注意骨骺和跟骨结节显示摄取增加,这是骨骺未成熟人群的正常表现。(Image courtesy of Dr. Mark Gebhardt, MD, Boston, MA.)

检查监测治疗反应变得越来越重要。

正电子发射断层扫描 79

PET 和 PET/CT 扫描对骨肿瘤成像的应用仍相对局限,但 PET 扫描可提供传统成像技术无法提供的信息。现有的证据表明,PET 特别是 PET/CT 对于骨肿瘤的发现、定位、分级、分期、治疗监测和随访具有潜在的作用。

PET 扫描可使用多种放射性示踪剂,目前临床最常用的方式是静脉注射 FDG,后者是放射性正电子发射 [18] 氟标记的葡萄糖类似物,其可用来显示代谢活性。代谢活性水平增高的病变可聚集高浓度的葡萄糖并在 FDG-PET 扫描上表现为显著摄取,而代谢活性不高的病变在 FDG-PET 扫描上则无明显摄取表现。总而言之,PET 扫描比较适合具有高代谢活性的肿瘤

病变的数目或活性是否随时间而发生变化?

骨扫描通常被用于随访骨转移瘤患者的治疗反应,如前列腺癌、肺癌和乳腺癌。与治疗前的扫描表现相比,治疗有效表现为骨病变代谢活性的数量、范围或强度下降(图 3.30)。骨扫描表现的稳定不变并不一定表示治疗反应不佳。转移性病变中代谢活性增加的"闪烁现象"实际上是其治疗有效,这种现象的出现可源于充血和(或)增加的羟基磷灰石量,而不应被误认为是疾病进展的征象。目前,FDG PET/CT 扫描既可显示软组织转移,也可显示骨转移,应用这种

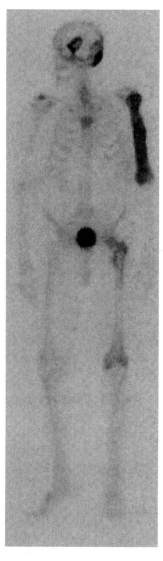

图 3.28 全身正位像显示颅骨、左肱骨、左股骨代谢活性增强。这种活性增强自骨端延伸，而肱骨和股骨表现为弥漫性膨大。这个分布部位和这些表现符合 Paget 病。

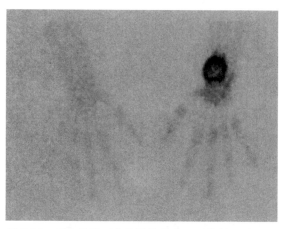

图 3.29 手和腕的正位针孔校准像显示桡骨远端骨巨 细胞瘤的代谢活性增强的特征性"面包圈"表现。注意腕骨的代谢活性相对增强，其远离肿瘤，反映了周边的充血水肿而非肿瘤侵犯。

评估，其有助于检出高代谢的小病灶并可显示骨内和骨外病变，因此与其他方法相比，PET 扫描对于提高或降低肉瘤分期可起到一定作用。PET/CT 在与 CT 扫描融合后可提高病变的检出和定位并可改善分期。PET/CT 可用于定位原发病变、发现转移病变和确定活检部位。PET 扫描也可用于监测治疗反应，对于治疗有效的 FDG 高摄取的肿瘤，其 PET 活性会随时间而降低(图 3.31)。同样的，在那些 PET 高摄取的肿瘤病例中，PET 扫描也可用于辨别肿瘤的复发区域。

超声

超声(US)在骨肿瘤评估中的作用有限，但对于有明显软组织肿块的骨病变来说，可以用于指导经皮活检。正常骨皮质在超声图像中表现为均匀连续的强回声带并形成明显的声影，其常表现为多重反射伪影。来自骨皮质的声影在大多数情况下可完全掩盖骨皮质下的骨质，但当骨皮质明显变薄或受侵时，其下的髓腔即可显现。成人的正常骨膜是不可见的，但使用极高频探头在儿童的某些部位可见到毗邻骨

(如乳腺癌、肺癌、结肠癌和黑色素瘤)，但对于低代谢肿瘤(如前列腺癌、类癌和支气管肺癌)的评估则不是很有效。不是所有表现为摄取增高的病变都是肿瘤，炎症性和感染性病变也可以表现为增高的代谢活性水平，此外也不是所有的恶性病变都是 PET 高摄取的。

PET 扫描可用于包括骨与软组织的全身的

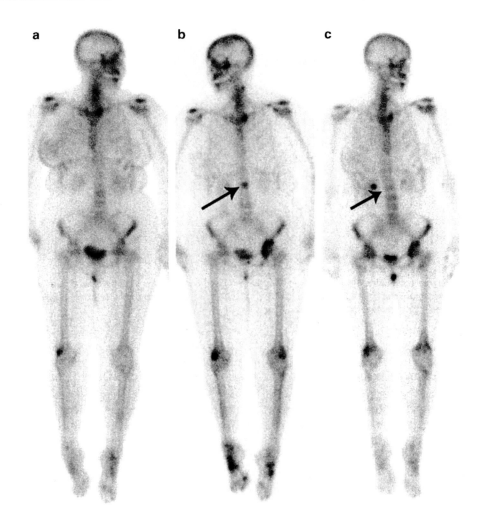

78 **图 3.30**　来自乳腺癌患者的 3 个系列骨扫描检查的正位图像。初期的扫描(**a**)是阴性的,未见可疑骨转移的区域,几处代谢活性增强区域符合骨性关节炎。3 年后的扫描(**b**)显示 L2 椎体(箭头所示)的新发代谢活性增强灶,符合硬化性转移瘤。化疗后(**c**),L2 椎体(箭头所示)的代谢活性显著降低,提示治疗有效。右肾盂的点状灶是与肿瘤无关的正常表现,是尿液存留于肾脏收集系统的结果。

皮质的薄层低回声带。骨皮质的不规则区域,包括滋养孔和骨性突起也是可见的。例如,超声可准确测量骨软骨瘤的软骨帽厚度,并可用于评估其上软组织的并发表现,如神经血管受侵和滑囊形成。由于与动脉瘤样骨囊肿相关的骨皮质变薄,超声可显示随患者体位变化而出现的病灶内液–液平面。彩色多普勒成像也可用于高血运的骨样骨瘤瘤巢的发现和活检。对于伴有明显骨外软组织肿块的骨肿瘤,超声可

显示包块,并可显示包块与骨皮质中断处相连续,但是肿瘤的表现是多种多样的且为非特异性的,因而无助于病变的定性。当已在 CT 或 MRI 上确认了较大的骨外软组织肿块时,超声有助于指导经皮穿刺活检(图 3.32 和图 3.33)。在这种情况下,超声有助于辨识易于活检的富血运软组织区域,标出应避开的邻近血管及实现穿刺针的实时追踪。在通常情况下,必须要小心周围的重要结构,活检应在与进行最终手

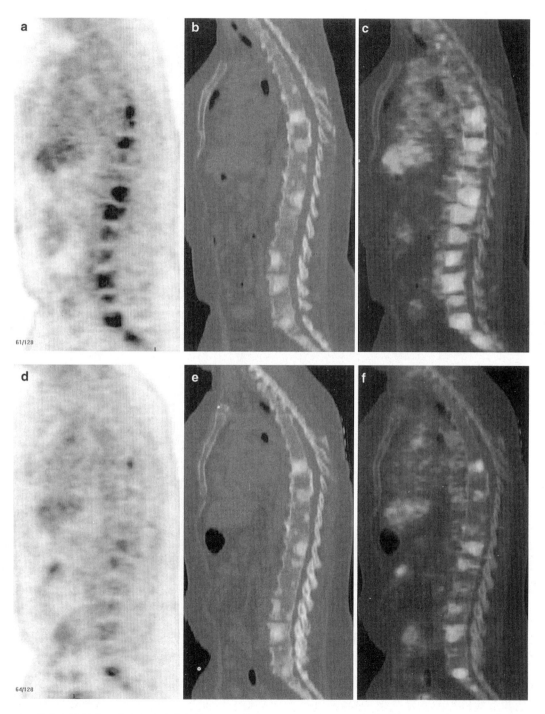

80 **图 3.31**　乳腺癌骨转移。乳腺癌患者的矢状位FDG PET(**a**)、CT 重建(**b**)和融合后 PET/CT(**c**)显示 FDG 活性异常的多发性椎体溶骨及硬化性转移灶。化疗后的同类图像(**d–f**)显示其部分缓解，虽然仍存在 FDG 活性异常，但却不甚明显。注意由于硬化性转移瘤在 CT 上显示不出治疗前后的变化，因此 PET 扫描与 CT 扫描相比可提供额外的信息。(Images courtesy of Dr. J. Anthony Parker MD, PhD, Boston, MA.)(见彩图)

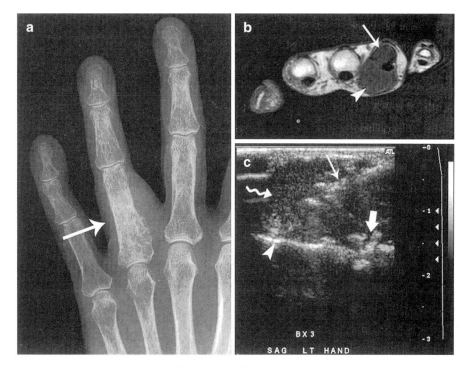

82　图 3.32　手的正位 X 线片(**a**)显示环指近节指骨的病灶(箭头所示)。注意肿物内的轻微钙化。MRI 轴位 T1 加权像(**b**)显示异常低信号灶取代了脂肪骨髓(箭头所示),并可见软组织肿块(三角箭头所示)。对软组织肿块进行超声引导穿刺针(箭头所示)活检(**c**),骨皮质(三角箭头所示)表现为软组织肿块(波浪箭头所示)深面的强回声带,而完整的骨皮质造成的声影则掩盖了骨的髓腔。注意局部骨皮质的中断(粗箭头所示),可见骨皮质水平深面的回声物。活检结果为软骨肉瘤。

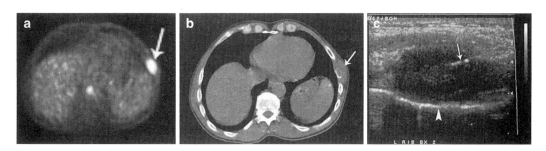

图 3.33　FDG/PET 图像(**a**)显示一位同时患有肺癌和前列腺癌患者的肋骨的异常代谢活性增强灶(箭头所示)。PET/CT 的 CT 图像(**b**)显示肋骨的中心性溶骨病变(箭头所示),并可见突出至肋骨外的较大的软组织肿块。对软组织肿块进行超声引导穿刺针(箭头所示)活检(**c**)。骨皮质(三角箭头所示)表现为软组织肿块深面的强回声带,而完整的骨皮质造成的声影则掩盖了骨的髓腔。活检结果为肺癌骨转移。

术的骨肿瘤外科医生协商后再进行,以避免发生穿刺道种植而使其后的手术变得复杂。

83 原发骨肿瘤的分期

大多数骨肿瘤分期系统包括以下内容:①肿瘤范围,由影像学判断;②肿瘤级别,由组织学判断。肿瘤范围的评估可能需要来自多种不同影像学检查的信息。MRI 常为显示肿瘤局部范围的"重体力劳动"检查手段,其全身成像的某些形式可用于判断局部和远隔范围。胸部 CT 常用于评价骨肉瘤患者的肺转移灶。

恶性原发骨肿瘤的分期常用两种不同的系统,即肌肉骨骼肿瘤协会(MSTS)的 Enneking 分期系统和美国癌症联合委员会(AJCC)分期系统。Enneking 分期系统最早出现于 1980 年,主要依据三项标准:①肿瘤范围;②转移;③组织学分级。在 Enneking 分期系统中,肿瘤可为间室内(T1,即局限于骨膜以内)或间室外(T2,即突破邻近的关节软骨、骨膜、阔筋膜、股四头肌、关节囊),可无(M0)或有(M1)区域或远隔转移。组织学分级可为低度恶性(G1)或高度恶性(G2)。该系统并不考虑肿瘤本身的大小。跳跃转移灶视为 M1。Enneking 分期系统仅适用于间叶性肿瘤,而不适用于圆细胞肿瘤,例如淋巴瘤、白血病和 Ewing 肉瘤(表 3.1)。

AJCC 分期系统修订于 2010 年,现在其肿瘤范围指的是肿瘤大小而不是间室内外。修订后的 AJCC 分期系统依据 4 项标准进行分期:①肿瘤范围;②区域淋巴结和转移;③远隔转移;④组织学分级。肿瘤最大径可小于(T1)或大于(T2)8cm,或可有跳跃转移灶(T3),可无(N0)或有(N1)区域淋巴结或转移,可无(M0)或有(M1)远隔转移,肺转移(M1a)和其他远隔部位转移(M1b)则被区别对待。肿瘤高(G1)或中(G2)分化为低度恶性,低(G3)或未(G4)分化为高度恶性。如果原发肿瘤、区域淋巴结或组织学分级无法评估,则分别被定义为 TX、NX 或 GX。该分期系统适用于原发恶性骨肿瘤,包括 Ewing 肉瘤,但不适用于多发性骨髓瘤或骨原发性淋巴瘤(表 3.2)。

放射科医师在骨肿瘤分期中的关键作用在于提供"原始数据"来判断肿瘤的范围,而报告中也应包括做出这些判断所需的相关 TNM 特征。

用于分期的相关 TNM 特征

- 肿瘤大小(例如 AJCC 分期系统要求的最大径)
- 骨外侵犯
- 其他间室的侵犯
- 跳跃转移灶(同一骨骼的其他部位,但其间以正常骨髓相隔)
- 关节内侵犯
- 血管神经结构的包裹或侵犯
- 区域淋巴结
- 远隔淋巴结
- 其他重要结构的侵犯

表 3.1　原发恶性骨肿瘤的 Enneking 分期系统

分期	描述	分级	肿瘤	转移
ⅠA	低度恶性,间室内	G1	T1	M0
ⅠB	低度恶性,间室外	G1	T2	M0
ⅡA	高度恶性,间室内	G2	T1	M0
ⅡB	高度恶性,间室外	G2	T2	M0
Ⅲ	低度或高度恶性,间室内转移	G1 或 G2	T1	M1
Ⅲ	低度或高度恶性,间室外转移	G1 或 G2	T2	M1

84 表3.2　原发恶性骨肿瘤的美国癌症联合委员会(AJCC)分期系统

分期	分级	肿瘤	淋巴结	转移
Ⅰ A	G1,G2 或 GX	T1	N0	M0
Ⅰ B	G1,G2 或 GX	T2,T3	N0	M0
Ⅱ A	G3 或 G4	T1	N0	M0
Ⅱ B	G3 或 G4	T2	N0	M0
Ⅲ	G3 或 G4	T3	N0	M0
ⅣA	任何 G	任何 T	N0	M1a
ⅣB	任何 G	任何 T	N1	任何 M
ⅣB	任何 G	任何 T	任何 N	M1b

Used with the permission of the American Joint Committee on Cancer(AJCC), Chicago, IL. The original source for this material is the AJCC Cancer Staging Manual, Seventh Edition (2010), published by Springer Science and Business Media LLC, www.springer.com.

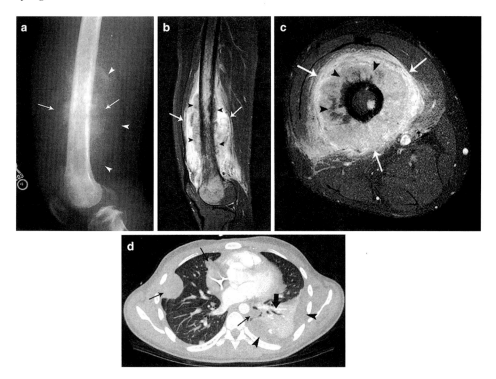

85 图 3.34　骨肉瘤。股骨侧位 X 线片(**a**)显示骨的中心性病变,伴大量骨膜反应(箭头所示)。骨周围的密度增高(三角箭头所示)提示较大的软组织肿块。MR 增强后矢状位(**b**)和轴位(**c**)抑脂 T1 加权像可确认来自股骨的较大软组织肿块的存在,注意低信号的立发状骨膜反应(三角箭头所示)。胸部 CT(**d**)可见肺转移灶、左下肺叶塌陷(粗箭头所示)及胸腔积液(三角箭头所示)。在 Enneking 分期系统中,病变位于间室外,因存在远隔转移而应被分为Ⅲ期,而无论其组织学分级如何。在 AJCC 分期系统中,病变因其长度大于 8cm 而被定义为 T2,无区域淋巴结或转移而为 N0,有肺转移而为 M1a,因此应被分为Ⅳa 期,是基于其肺转移的存在而不论其组织学如何。

推荐读物

1. Berquist TH, Dalinka MK, Alazraki N, et al. Bone tumors. American College of Radiology. ACR Appropriateness Criteria. Radiology. 2000;215(Suppl):261–4.

2. Bestic JM, Peterson JJ, Bancroft LW. Use of FDG PET in staging, restaging, and assessment of therapy response in ewing sarcoma. Radiographics. 2009;29:1487–501.

3. Bredella MA, Stoller DW, Johnston JO. Bone and soft tissue tumors. In: Stoller DW, editor. Magnetic resonance imaging in orthopedics and sports medicine, vol. II. 3rd ed. Baltimore: Lippincott Williams & Wilkins; 2007. p. 2045–61.

4. Daldrup-Link HE, Franzius C, Link TM, et al. Whole-body MR imaging for detection of bone metastases in children and young adults: comparison with skeletal scintigraphy and PET. AJR Am J Roentgenol. 2001;177:229–36.

5. Disler DG, McCauley TR, Ratner LM. In-phase and out-of-phase imaging of bone marrow: prediction of neoplasia based on the detection of coexistent fat and water. AJR Am J Roentgenol. 1997;169:1439–47.

6. Edge SB, Byrd DR, Compton CC, editors. AJCC cancer staging manual. 7th ed. New York, NY: Springer; 2010.

7. Espinosa LA, Jamadar DA, Jacobson JA. CT-guided biopsy of bone: a radiologist's perspective. AJR Am J Roentgenol. 2008;190:W283–9.

8. Karcaaltincaba M, Aktas A. Dual-energy CT revisited with multidetector CT: review of principles and clinical applications. Diagn Interv Radiol 2010;17(3):181–194.

9. Landa J, Schwartz LH. Contemporary imaging in sarcoma. Oncologist. 2009;14:1021–38.

10. Lang P, Gramp S, Vahlensieck M, et al. Primary bone tumors: value of MR angiography for preoperative planning and monitoring response to chemotherapy. AJR Am J Roentgenol. 1995;165:135–42.

11. Liu PT, Valadez SD, Chivers S, et al. Anatomically based guidelines for core needle biopsy of bone tumors: implications for limb-sparing surgery. Radiographics. 2007;27:189–206.

12. Robert S. Radionuclide techniques. In: Resnick D, Kransdorf KJ, editors. Bone and joint imaging. 3rd ed. Philadelphia: Elsevier Saunders; 2005. p. 86–118.

13. Stacy GS, Mahal RS, Peabody TD. Staging of bone tumors: a review with illustrative examples. AJR Am J Roentgenol. 2006;186:967–76.

14. Tateishi U, Yamaguchi U, Seki K, et al. Bone and soft tissue sarcoma: preoperative staging with fluorine 18 fluorodeoxyglucose PET/CT and conventional imaging. Radiology. 2007;245(3):839–47.

4 软骨性肿瘤

本类肿瘤均产生软骨样基质，在X线片和CT中常可看到"弧形和环形"钙化。良性软骨性肿瘤通常是无症状的，在常见的偶然发现的骨病变中常有此类肿瘤，骨软骨瘤就是其中的最常见的良性骨病变。骨软骨瘤表现为与宿主骨的髓腔和骨皮质相连续，而窄蒂型骨软骨瘤通常背离关节方向生长。内生软骨瘤非常常见，好发于长骨及手足骨的干骺端。内生软骨瘤和骨软骨瘤都可恶变为软骨肉瘤，而熟悉恶变的特征非常重要。骨膜软骨瘤是起自骨皮质表面的软骨性肿瘤，与骨膜软骨肉瘤和骨表面骨肉瘤很难区分。骨膜软骨瘤体积较小，而与其表现相似的恶性肿瘤体积较大，这将有助于鉴别诊断。软骨母细胞瘤通常发生于骨骼未发育成熟的患者，起自骺端，可依病变的侵袭性不同而表现各异。软骨黏液样纤维瘤在良性软骨性肿瘤中的影像学特征最不具特异性，其通常在影像中不显示软骨样基质，从而很难缩小鉴别诊断范围。但幸运的是，软骨黏液样纤维瘤非常少见。

软骨肉瘤是继多发性骨髓瘤和骨肉瘤之后第三常见的原发骨恶性肿瘤，可分为原发性和继发性软骨肉瘤。原发性软骨肉瘤为新发起病，占软骨肉瘤的80%~90%。继发性软骨肉瘤发生于已经存在的软骨肿瘤（内生软骨瘤和骨软骨瘤）或其他骨异常（骨梗死、Paget病）。大部分软骨肉瘤都是普通型，常为低度恶性，并最常见于长骨和骨盆。鉴别内生软骨瘤和低度恶性软骨肉瘤的最佳特征为超过2/3骨皮质厚度的内骨膜贝壳样受侵。软骨肉瘤在中轴骨的发病率高于肢带骨，而内生软骨瘤则更常见于肢

良性

骨软骨瘤

　单发性

　多发性遗传性骨软骨瘤病

软骨瘤

　内生软骨瘤

　骨膜（皮质旁）软骨瘤

　内生软骨瘤病：Ollier病和Maffucci综合征

软骨母细胞瘤

软骨黏液样纤维瘤

恶性

原发性

　普通型（髓内型）

　透明细胞

　皮质旁/骨膜

　间叶性

　退分化

　骨外

继发性

　发生于已存在的良性病变

带骨。其他原发性软骨肉瘤的亚型还包括透明细胞软骨肉瘤和退分化软骨肉瘤等。透明细胞软骨肉瘤发生于骺端，有时很难与软骨母细胞瘤相鉴别。退分化软骨肉瘤包含两种截然不同的组织学成分，其中之一即为高度恶性的非软骨性肉瘤。软骨肉瘤的治疗主要取决于能否获得足够的外科切除，因为放疗和化疗的作用很有限。

骨软骨瘤

别名

骨软骨外生骨疣、外生骨疣。

流行病学

- 初诊年龄小于30岁。
- 男女比例相等。
- 为最常见的良性骨病变，占人口数量的3%。
- 占良性骨病变的30%~50%，占所有骨病变的10%~15%。

来源

猜测为生长板软骨向干骺端的移位。

发病部位

- 干骺端或干骺端偏干。
- 最常见于股骨（远端和近端）、胫骨、肱骨。其次为扁平骨（髂骨和肩胛骨最多见）。

临床表现

- 与病变大小和对邻近组织的机械性推挤相关。
- 神经血管束受压可导致感觉异常和假性动脉瘤形成（尤其在腘窝）。
- 病变骨折（窄蒂型）。
- 挤压局部软组织形成的滑囊炎。
- 关节活动受限。
- 邻近脊髓造成的脊髓压迫。

影像特征

- 为起自骨表面的骨性突起，与宿主骨髓腔和骨皮质相连续并有软骨帽。
- 病变呈阔基型（图4.1）或窄蒂型（图4.2），并呈"菜花样"。
- 常由于周围肌肉的局部质量效应而背离关节生长。
- 软骨帽
  - 软骨帽在儿童时期较厚，随年龄增长而逐渐变薄。
  - 骨骼发育成熟后软骨帽仍然生长提示出现恶变。
  - 软骨帽厚度在成年人大于2cm，在儿童大于3cm即怀疑恶变。继发性软骨肉瘤软骨帽的平均厚度为5~6cm。
- 使用CT测量软骨帽厚度并不准确，这是由于软骨帽与周围软组织有相似的密度。
- 超声（US）可用来测量软骨帽厚度，但对于深部病变效果有限。
- MRI是显示透明软骨帽的最佳检查方法（因含水量高而呈T2高信号）。

恶性潜能

- 单发骨软骨瘤恶变为普通型软骨肉瘤的概率小于1%，而遗传性多发性骨软骨瘤病（HME）的恶变率为3%~5%。
- 也可恶变为骨肉瘤。
- 软骨帽厚度增加或钙化方向发生改变需要高度怀疑恶变的可能，尤其在骨骼发育成熟后。

治疗

- 取决于症状。
- 较大病变应行X线片随诊。
- 常无需手术切除，除非出现症状或恶变。

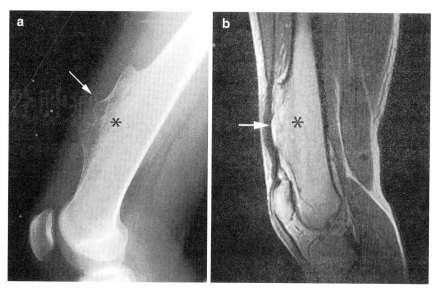

90 **图4.1**　基底部广泛相连的阔基型骨软骨瘤(箭头所示)。注意在X线片(**a**)和MR T1加权像(**b**)均可见病变的髓腔与宿主骨髓腔相连续(星号所示)。

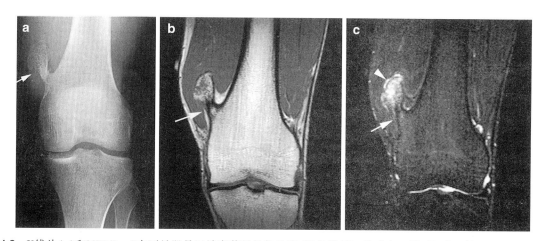

图4.2　X线片(**a**)和MRI(**b,c**)中可见股骨远端窄蒂型骨软骨瘤(箭头所示)。注意由于邻近肌肉和软组织的质量效应而使病变背离关节生长,软骨帽(三角箭头所示)在MR T2加权像(**c**)中呈高信号。

- 复发率为2%。

其他要点

- 为最常见的与辐射相关的良性肿瘤,骺板中的软骨遭受辐射损伤后可移位到髓腔中。

鉴别诊断

- 骨化性肌炎:与骨分离。

- 骨旁骨肉瘤:髓腔和骨皮质部分不与宿主骨相连续。CT有助于鉴别。

- Trevor病 (骨骺发育不良半肢畸形):为骨软骨瘤起自骺端关节软骨的发育性疾病,常见于下肢,并与肢体不等长相关。

- Nora病损 (骨的奇异性骨旁骨软骨瘤样增生,BPOP):为包含起自骨膜的骨与软骨成分的骨表面病变。最常见于手足,不与宿主骨髓腔相连续。

遗传性多发性骨软骨瘤病

91

- 以多发骨软骨瘤(外生骨疣)为特征的常染色体显性遗传疾病(图4.3)。与第8、11和19染色体相关,男性多于女性,比例为2:1。
- 病变可为阔基型或窄蒂型。
- 由于多发骨软骨瘤影响骨的纵向生长

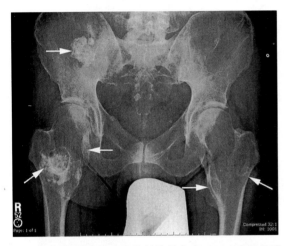

图4.3 一例遗传性多发性骨软骨瘤病(HME)患者的多发阔基型和窄蒂型骨软骨瘤(箭头所示)。呈正位视图的病变可造成髓腔内病变的表现,因此需加照其他角度。

并导致肢体畸形,患者可出现身材矮小。

- 遗传性多发性骨软骨瘤病(HME)患者的大多数病变为阔基型而非窄蒂型,如果超过90%的为阔基型,则出现骨骼畸形的程度更高。
- 肉瘤恶变率(3%~5%)高于单发骨软骨瘤(<1%),但低于之前文献报道的25%(图4.4)。
- 发生恶变的年龄段低于单发骨软骨瘤。
- 体格检查难以评价的部位应常规行核素骨显像和X线片检查。
- 病变在骨骼发育成熟后不应再生长。
- 虽然没有标准的指南,但病变通常需要每2~3年复查X线片。有症状的病变可进行更密切的影像随访。

疑似恶变的特征

- 骨骼发育成熟后增大的软骨帽
- 软骨帽厚度在成人中大于2cm,儿童中大于3cm
- 病变内的溶骨区
- 宿主骨的骨皮质破坏
- 伴有散在或不规则钙化的较大软组织包块
- 钙化方向的改变

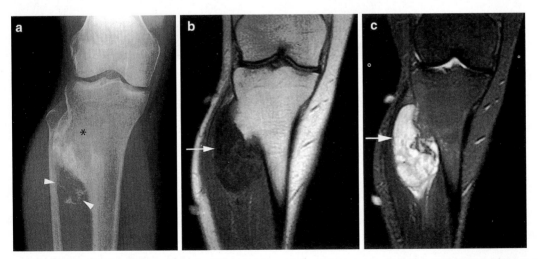

92 **图4.4** 骨软骨瘤恶变为继发性软骨肉瘤的增大的软骨帽。X线片(**a**)显示病变与胫骨宿主骨的髓腔相连续(星号所示),同时可见其外周不规则的软骨样钙化(三角箭头所示)。注意增厚的软骨帽(箭头所示)在MR T1加权像(**b**)中为低信号、T2加权像(**c**)中为高信号。

93 内生软骨瘤

别名

中心性软骨瘤、软骨瘤。

流行病学

- 初诊年龄在10~40岁。
- 男女比例相等。
- 非常常见，占所有良性骨肿瘤的10%~25%，占所有骨肿瘤的2%~10%。

来源

为移位进入髓内松质骨的良性成熟的透明软骨残余。

发病部位

- 最常见于肱骨近端、股骨远端、手和足的管状骨（50%）（图4.5至图4.8）。
- 扁平骨少见。

临床表现

- 无症状，多为偶然发现。
- 病理骨折。
- 痛性病变需怀疑恶变的可能，尤其是以前无症状者。

影像特征

- 通常位于干骺端中心部位。
- 为含有斑点状"弧形和环形"软骨样钙化基质的地图样病变。
- 位于手或足短管状骨的病变可出现膨胀且可没有软骨样基质钙化。
- 有些病变可完全钙化。
- 分叶状的生长方式可造成轻度内骨膜贝壳样受侵（应小于骨皮质厚度的2/3）。
- 在X线片中可与骨梗死（无膨胀）相混

淆。

- CT
    - 有助于显示内骨膜贝壳样受侵、软骨样基质、微小骨折的程度。
    - 可清晰显示疑似恶变的未矿化区域。
- MRI
    - 由于较高的含水量而呈分叶状T1低信号和T2高信号。
    - 可见无信号的钙化灶，其可掩盖来自透明软骨成分的T2高信号背景。
    - 可见病变外周的化学位移伪影，是由透明软骨中的含水成分和外周脂肪间的界面造成的。
- 核素骨显像
    - 通常为中高度摄取。
    - 有助于发现多发病变。

恶性潜能

- 可恶变为软骨肉瘤，尤其在中轴骨和较大病变。
- 由于实际上不可能确切知晓内生软骨瘤的真实发病率，因此很难评估内生软骨瘤恶变为软骨肉瘤的确切发生率，但其恶变率可能

区别低度恶性软骨肉瘤与内生软骨瘤的特征

- 内骨膜贝壳样受侵超过2/3厚度（最主要鉴别特点）
- 疼痛，尤其是以前无症状的病变
- 逐渐增大的病变，尤其是在骨骼发育成熟后
- 骨膜反应
- 中轴骨病变（骨盆、肩胛骨和胸骨）的恶性可能性更大
- 较大病变（>5cm）
- 软组织肿块
- 位于骺端
- 高密度钙化病变中存在溶骨区（应活检此区域）
- 病变在核素骨显像中的摄取高于前侧髂嵴
- 年长患者

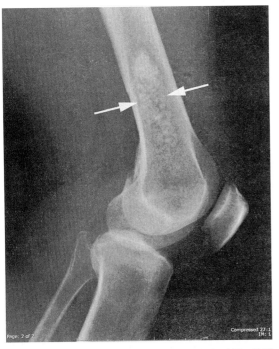

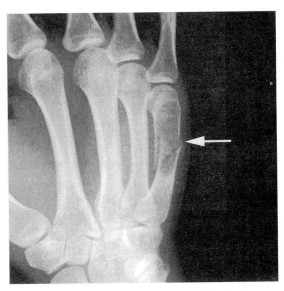

图4.6 第五掌骨内生软骨瘤(箭头所示),可见病理骨 95 折和少量的软骨样基质。

图4.5 股骨远端内生软骨瘤(箭头所示),可见"弧形和环形"软骨样基质钙化。

小于1%。

治疗

● 随诊(特别是较大病变)。

● 对于较大或疑似病变可行刮除植骨,复发率很低。

其他要点

● 发生于手和足的病变多为完全溶骨并合并病理骨折。

● 为手部最常见的骨肿瘤。

鉴别诊断

● 低度恶性软骨肉瘤:可见比内生软骨瘤

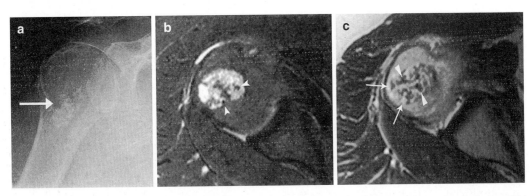

图4.7 肱骨近端内生软骨瘤。X线片(**a**)显示"弧形和环形"软骨样基质钙化(箭头所示)。内生软骨瘤由于其透明软骨的高含水成分而在MR STIR像(**b**)中呈高信号。MR T2加权像(**c**)显示病变外周的化学位移伪影(箭头所示)。钙化在这两幅MRI图像中均为低信号(三角箭头所示)。

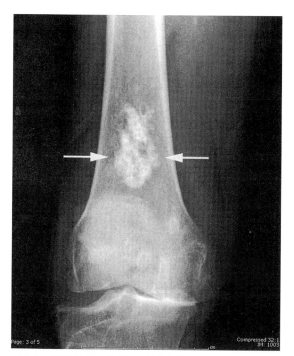

96 **图4.8** 股骨远端X线片显示呈高密度钙化的分叶状内生软骨瘤(箭头所示)。病变外周显示更为典型的来自软骨样基质的"弧形和环形"钙化。

更明显的内骨膜贝壳样受侵、骨破坏和软组织肿块。

- 骨梗死:可见周缘迂曲钙化,但无骨膨胀和中心性软骨样基质。

多发性内生软骨瘤病 97

- 包括Ollier病和Maffucci综合征(图4.9)。
- 为少见的含有大量内生软骨瘤的先天性疾病。
- 并非遗传性疾病。
- 病变在骨骼发育成熟后即停止生长,但常有严重的肢体畸形和发育障碍。
- 常发生于一侧肢体,手部最常受累。
- 常见"柱状软骨"伴扇形分隔,而非单发内生软骨瘤的圆形或椭圆形软骨。
- 恶变为软骨肉瘤的概率增加 (10%~25%),即使是在手部也如此,而手部单发内生软骨瘤的恶变很少见。
- Maffucci综合征和Ollier病
- –Maffucci综合征可有多发海绵状血管瘤(X线片可见静脉石)。
- –Maffucci综合征的恶变风险高于Ollier病。

骨膜软骨瘤 98

别名
皮质旁软骨瘤、骨旁软骨瘤。

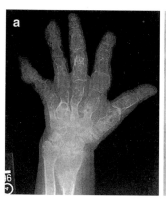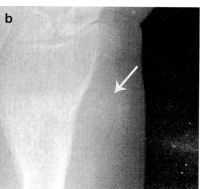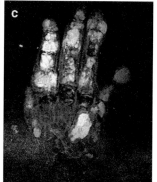

图4.9 Maffucci综合征。注意X线片(**a**)所见的多发内生软骨瘤使腕骨膨大并导致严重畸形,桡侧软组织的放大视图(**b**)可见海绵状血管瘤中的静脉石(箭头所示)。内生软骨瘤(箭头所示)由于其透明软骨的高含水成分而在MR T2加权像(**c**)中呈高信号。

流行病学

- 多小于30岁,但年龄分布广。
- 男性多于女性,比例为2:1。
- 少见,占软骨瘤的2%(其他为内生软骨瘤和多发性内生软骨瘤病)。

来源

- 为起源于骨膜表面的良性软骨性病变,生长缓慢。
- 组织学表现与内生软骨瘤相同。

发病部位

- 长管状骨和短管状骨。
- 最常见于肱骨近端和手(图4.10和图4.11)。
- 其他部位包括股骨、胫骨。

临床表现

疼痛和肿胀。由于其位于骨膜而多可触及。

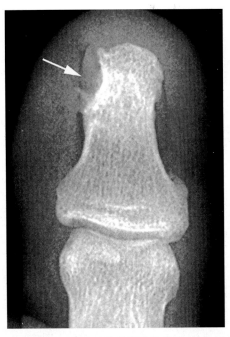

图4.11　起自第一指骨远节的骨膜软骨瘤(箭头所示)。可见骨皮质表面的外压性侵蚀和病变内的轻微钙化。足和手为该肿瘤的最常见部位。

影像特征

- 为较小的软组织肿块 (2~3cm) 伴钙化(50%),常为溶骨性。
- 为骨皮质的外压性破坏,呈"碟形压迹",伴皮质增厚。
- 通常不侵及髓腔。
- 可有侵袭性表现,类似于骨膜骨肉瘤/软骨肉瘤或感染的表现。
- CT有助于显示软骨样基质。
- MRI为T2高信号。
- 可罕见的包裹宿主骨,提示其为骨皮质内病变。

恶性潜能

良性,极罕见报道恶变为软骨肉瘤。

治疗

切除(囊内、边缘和整块)。

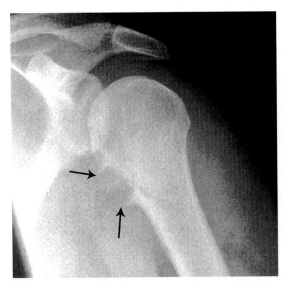

99 图4.10　肱骨近端骨膜软骨瘤(箭头所示)。注意轻微的钙化和骨表面的骨皮质侵蚀呈"碟形压迹"。

其他要点

与肌腱和韧带附丽相关。

鉴别诊断

● 骨膜骨肉瘤：多位于骨干，可见日光放射状或立发状骨膜反应，但很难与骨膜软骨瘤相鉴别。

● 皮质旁（骨膜）软骨肉瘤：发生于年长患者，无内骨膜硬化，且较骨膜软骨瘤大（4~5cm）。在大宗报道中，未见有小于3cm的骨膜软骨肉瘤。

● 骨软骨瘤：髓腔相连续。

● 骨髓炎：感染征象及没有较大的软组织肿块可有助于与骨膜软骨瘤相鉴别。

100 软骨母细胞瘤

别名

Codman瘤、钙化性巨细胞瘤、骺软骨巨细胞瘤。

流行病学

● 好发于10~25岁。

● 男性多于女性，比例为2:1。

● 罕见，占所有骨肿瘤的比例不足1%。

来源

为含有大量软骨母细胞和多核巨细胞的良性软骨性肿瘤。

发病部位

● 骨骺或骨突（图4.12和图4.13）。

● 好发于长骨（75%），包括肱骨、膝关节周围（股骨远端、胫骨近端）的"骨端"同等部位（骨盆、跟骨、距骨、髌骨和肩胛骨）。

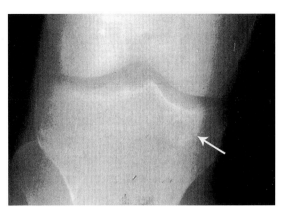

图4.12　19岁男性，胫骨近端骨骺内的软骨母细胞瘤（箭头所示）。

临床表现

● 关节疼痛和活动受限。

● 关节积液（30%）。

● 颞骨病变可导致耳聋、耳鸣和眩晕。

影像特征

● 为偏心性、边缘清晰的圆形或椭圆形溶骨灶，位于骨骺中心，直径为2~3cm。

● 移行区较窄，可有或无薄层硬化缘（60%）。

● 软骨样基质仅见于1/3的病例。

● 70%的病例生长板未闭合。

● 通常无膨胀性改变，而如果出现骨膨胀，就应该考虑为合并动脉瘤样骨囊肿（ABC）的软骨母细胞瘤。

● 由于合并ABC而在CT/MRI上可见液-液平面。

● MRI

　－由于富含细胞的软骨样基质而呈T1低信号，T2加权像中呈不均质的中等信号（与骨软骨瘤中所见的T2高信号的透明软骨基质不同）。

　－骨髓和软组织水肿可累及较X线上显示的更大范围区域。

● "侵袭性"软骨母细胞瘤（图4.14）可穿过

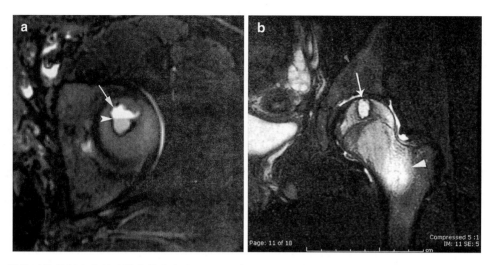

图4.13 股骨近端骨骺内合并动脉瘤样骨囊肿(ABC)的软骨母细胞瘤(箭头所示)。注意在MR轴位T2加权像(**a**)中由ABC成分所致的液–液平面(三角箭头所示)和在MR冠状位T2加权像(**b**)中的股骨颈反应性水肿(三角箭头所示)。

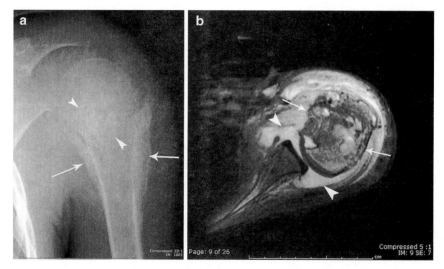

102 **图4.14** 侵袭性软骨母细胞瘤。X线片(**a**)显示肱骨头的骨骺内病变,边缘不清,可见骨皮质破坏、层状骨膜反应(箭头所示)和软骨样基质(三角箭头所示)。相应的MR STIR像(**b**)显示广泛的骨髓水肿(箭头所示)、邻近软组织的水肿和大量的关节积液(三角箭头所示)。

生长板,侵入干骺端或关节腔,出现较厚的骨膜反应和(或)软组织肿块。

恶性潜能

- 恶变为软骨肉瘤的风险非常低。
- 可出现无恶性细胞的"肺转移",常与以前的外科手术治疗相关。

治疗

- 刮除并植骨或甲基丙烯酸甲酯填充。
- 手术切除。
- 局部复发率为10%~15%,通常发生于术后2年内,如果合并动脉瘤样骨囊肿(ABC),则复发率增加。

骨骺病变:鉴别诊断

- 软骨母细胞瘤
- 软骨下囊肿
- 动脉瘤样骨囊肿
- 朗格汉斯细胞组织细胞增生症
- 骨髓炎
- 骨巨细胞瘤
- 骨内腱鞘囊肿
- 透明细胞软骨肉瘤
- 骨坏死

其他要点

- 也被称为Codman瘤。
- 颅面骨(颞骨)受累的病例多见于年长患者(>40岁)。
- 干骺端发病的软骨母细胞瘤侵袭性更强。
- 15%~25%的病例伴有动脉瘤样骨囊肿。

101 ### 鉴别诊断

- 骨巨细胞瘤(GCT):以骺闭合线为中心并侵及骨端和干骺端。GCT几乎只见于骨骺闭合的骨骼发育成熟的患者。
- 骨髓炎:没有硬化缘或软骨样基质,但很难与存在骨膜反应、骨髓水肿和膨胀性骨破坏的"侵袭性软骨母细胞瘤"相鉴别。
- 透明细胞软骨肉瘤:发生于较年长的人群,病变较大且比软骨母细胞瘤更易于侵及骨骺以外的区域。
- 软骨下囊肿:常有关节的骨性关节炎的征象,无软骨样基质。

103 ## 软骨黏液样纤维瘤

别名

纤维黏液样软骨瘤、黏液纤维性软骨瘤。

流行病学

- 好发于10~30岁。
- 男性多于女性(稍多)。
- 非常少见,占良性肿瘤的2%。

来源

- 为含有纤维和黏液组织的良性软骨性病变。
- 可能很难在病理学上与软骨母细胞瘤鉴别。

发病部位

- 胫骨近端(最常见)、骨盆、肋骨、足、手(图4.15和图4.16)。
- 不同于软骨母细胞瘤而位于干骺端。
- 很少穿越生长板。

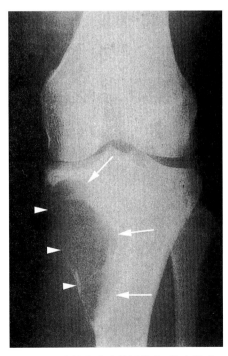

图4.15 胫骨近端软骨黏液样纤维瘤(箭头所示)。注意 104 其偏心性的位置,轻微的硬化缘,没有病变内钙化和骨皮质的"气球样改变"(三角箭头所示)。(Image courtesy of Dr. Lee Katz, New Haven, CT.)

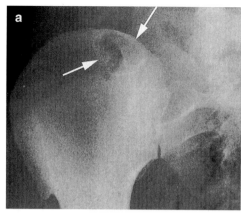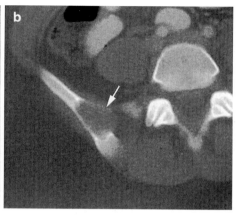

图4.16　右髂骨软骨黏液样纤维瘤(箭头所示)。注意在X线片(**a**)和CT(**b**)图像中所见的溶骨性病变有较窄的移行区,轻微的硬化缘,轻度骨皮质膨胀以及没有内部矿化。

临床表现

• 缓慢的进行性疼痛、压痛、肿胀和活动受限。

• 偶尔可无症状(尤其是骨盆和肋骨的病变)。

影像特征

• 为溶骨性病变,合并极薄的硬化缘(比非骨化性纤维瘤更薄)。

• 软骨样基质和基质钙化并不常见（7%~13%）。

• 偏心性生长并位于干骺端(软骨母细胞瘤位于骺端)。

• 常呈分叶状,合并骨皮质膨胀的"骨皮质皂泡征"并突出于骨皮质外,尤其是较大的病灶。

• 偶尔可出现分隔和骨膜反应。

恶性潜能

罕有恶变为软骨肉瘤的报道。

治疗

• 广泛切除、刮除和植骨。

• 刮除后复发率高(15%~25%)。

鉴别诊断

• 软骨母细胞瘤:位于骺端,更易见到软骨样基质。

• 非骨化性纤维瘤(NOF):更为常见,其硬化缘更厚而皂泡样表现更细微,且没有发生于软骨黏液样纤维瘤的"骨皮质皂泡征"。

• 纤维结构不良:可见磨砂玻璃样基质而非见于软骨黏液样纤维瘤（CMF）的溶骨样基质,呈中心性发病而非偏心性生长。

• 动脉瘤样骨囊肿（ABC）:可见液-液平面,可能很难与CMF相鉴别。

• 骨巨细胞瘤(GCT):通常没有硬化缘且可侵及关节面。

• 软骨肉瘤:常有更具侵袭性的特征、骨皮质破坏和软组织肿块,软骨样基质也比CMF更多见。

软骨肉瘤(普通型)

105

别名

髓内软骨肉瘤。

流行病学

● 好发于30~60岁。

● 男性多于女性(稍多)。

● 占原发恶性骨肿瘤的20%,所有软骨肉瘤的80%。

● 为第三常见的恶性骨肿瘤(仅次于多发性骨髓瘤和骨肉瘤)。

来源

● 为含有透明软骨的恶性肿瘤。

● 通常为低度恶性。

● 新发病变被称为原发性软骨肉瘤。

● 继发性软骨肉瘤来自以前存在的病变,包括骨软骨瘤(最常见)、内生软骨瘤、骨膜软骨瘤、Paget病、放疗后。

发病部位

● 骨盆、长管状骨(股骨、肱骨)、肩胛骨、胸骨、肋骨。手、足及颅面骨少见(图4.17和图4.18)。

● 干骺端发病。

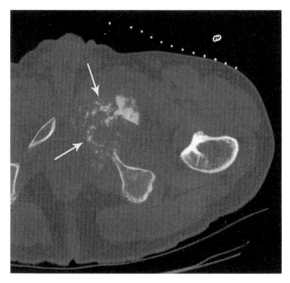

图4.17 起自左耻骨下支的普通型软骨肉瘤(箭头所示)。注意CT图像中显示其体积较大、有软骨样基质和骨皮质破坏。

● 发生于长骨时,近端常远远多于远端。

● 中轴骨多于肢带骨。

临床表现

● 生长缓慢。

● 疼痛和软组织肿胀(特别是之前没有症状的病变)。

● 病理骨折发生率为3%~17%。

影像特征

● 为起自髓腔溶骨和硬化混合性病变,可见软骨样基质("弧形和环形"矿化)。

● 病变较大,常大于4cm,平均为10cm。

● 移行区宽窄不一。

● 可见骨皮质增厚和平滑的内骨膜贝壳样受侵,提示其生长缓慢。

● 可见因生长缓慢而出现的非侵袭性骨膜反应(如果有的话)。

● 侵袭性骨膜反应、骨皮质穿透和穿透样表现则见于在高度恶性病变和其他亚型的原发性软骨肉瘤。

● CT

 – 比MRI更有助于显示软骨样基质和细微的内骨膜贝壳样受侵(为与内生软骨瘤鉴别的最佳特征)(图4.19)。

 – 可显示软骨样基质对周围骨质的包绕和破坏。

● MRI

 – 软组织肿块由于其透明软骨的高含水量成分而呈T2极高信号。

 – 可显示分叶状生长方式和骨髓/软组织的受侵。

● 核素骨显像

 – 可见不均质的摄取增加,高于前侧髂嵴。

恶性潜能

● 取决于亚型。

106

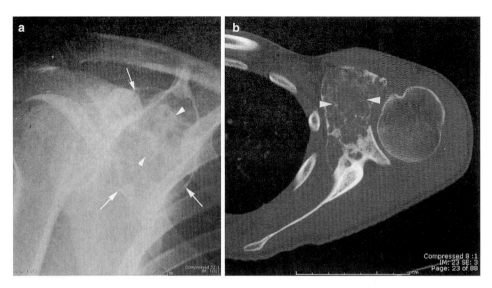

107 **图4.18** 普通型软骨肉瘤(箭头所示)使肩胛骨膨大。X线片(**a**)和轴位CT图像(**b**)中可清晰地显示病变内有软骨样基质(三角箭头所示)。

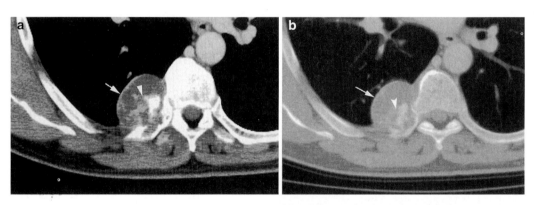

图4.19 普通型软骨肉瘤(箭头所示)。CT的软组织窗(**a**)和骨窗(**b**)显示起自胸肋内侧部分的病变,可见较大的软组织肿块和内部软骨样基质(三角箭头所示)。

- 高度恶性亚型的5年生存率为10%。
- 组织学分级是局部复发和转移的最重要预后因素。

治疗

- 取决于亚型。
- 低度恶性:热/化学消融辅助的刮除及填充空腔。
- 高度恶性:充分的广泛切除及异体骨重建是金标准。
- 辅助化疗并不十分有效。
  - 放疗可用于手术无法切除或切除不完全的病变。

鉴别诊断

- 内生软骨瘤
  - 无侵袭性特征(如骨皮质穿透、内骨膜贝壳样受侵、软组织肿块、骨膜反应)。

－骨盆、肋骨、胸骨及肩胛骨少见，但软
骨肉瘤在上述部位更多见。

－手足常见，而软骨肉瘤则在手足少见。

● 骨肉瘤：为骨样基质而非软骨样基质，
但有时很难鉴别。

● 骨化性肌炎：与骨不相连，边缘可见致
密矿化。

● 骨坏死合并继发性肉瘤：边缘清晰的外
周矿化，而非中心矿化。

108 **软骨肉瘤的亚型**

原发性

● 普通型(髓内)

－最多见。

－生长缓慢，高分化。

● 透明细胞(图4.23)

－非常少见，占软骨肉瘤的2%，男性远
远多于女性。

－低度恶性，呈非侵袭性表现。

－为"骨端"的溶骨性病变，可见硬化缘
(与软骨母细胞瘤相似)。

－好发于20~50岁。

－常发生于股骨头(55%)和肱骨头，其
次是骨盆。

● 骨膜(皮质旁)(图4.20)

－好发于20~30岁，男性多于女性，占软
骨肉瘤的4%。

－起源于骨膜表面。

－与骨旁软骨瘤和骨膜骨肉瘤的表现相
似。

● 间叶性

－非常少见，占软骨肉瘤的3%。

－起源于原始间叶性软骨残余。

－好发于20~30岁，男女比例相等。

－常见于下肢和颅骨(下颌骨和上颌骨)。

－为溶骨性病变，可见软组织肿块。

● 退分化(图4.21)

－发生于11%的软骨肉瘤。

－在所有软骨肉瘤中预后最差。

－至少含有两种在组织学上有明显界线
的不同成分。

(1)分化良好的软骨病灶，如内生软骨瘤。

(2)高度恶性的肉瘤成分(骨肉瘤、恶
性纤维组织细胞瘤、纤维肉瘤和平
滑肌肉瘤)。

－常见于骨盆、股骨近端和肱骨近端。

－需注意两种不同的X线表现，如内生软
骨瘤却合并无矿化基质的区域或软组
织肿块。

－预后差，需要积极治疗。

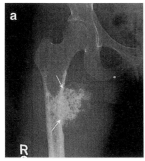
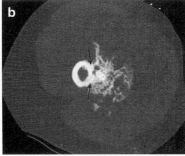
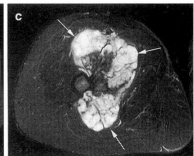

图4.20 骨膜(皮质旁)骨肉瘤。注意X线片(**a**)和CT图像(**b**)中病变和宿主骨的髓腔并不相连(箭头所示)，这一点将该病变与骨软骨瘤相鉴别。MR T2加权像(**c**)可见呈高信号的较大的软骨性软组织肿块(箭头所示)。

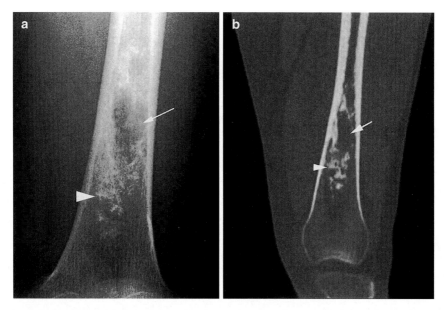

图4.21 X线(**a**)和CT(**b**)可见起自内生软骨瘤的退分化软骨肉瘤。其非矿化的基质(箭头所示)呈溶骨性改变,在CT扫描中更为明显,代表肉瘤成分。而非肉瘤性软骨样基质(三角箭头)在病变下部清晰可见。

- 骨外
  - 发生于软组织,尤其是下肢(80%)。
  - 非常少见,占软组织肉瘤的2%。
  - 钙化呈分叶状表现。
  - 低度恶性。

  - 内生软骨瘤。
  - 骨软骨瘤。
  - 放疗后(图4.22)。
  - 骨膜软骨瘤。
  - Paget病。
  - 滑膜软骨瘤病。

109 **继发性**
- 可来自以下良性病变:

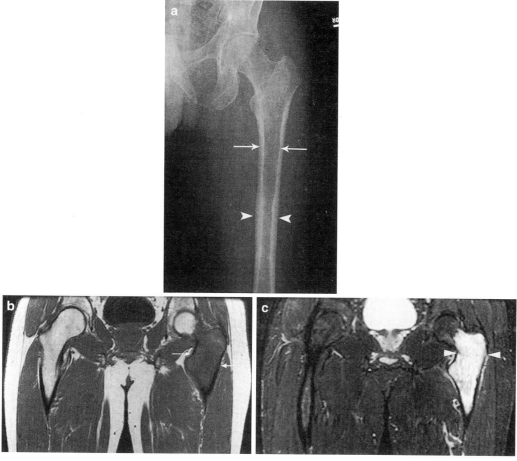

110 图4.22 X线片(**a**)可见股骨近端放疗后的继发性软骨肉瘤表现为相对溶骨的区域(箭头所示)。注意股骨干中段因以前的放疗而出现骨皮质增厚(三角箭头所示)。MRI图像(**b,c**)显示骨髓异常区与相邻肌肉相比在T1加权像信号稍低(箭头所示),而在T2加权像的信号较高(三角箭头所示)。

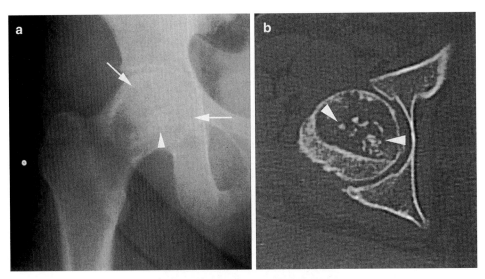

图4.23 股骨骺端透明细胞软骨肉瘤(箭头所示)。注意X线片(**a**)和CT图像(**b**)可见肿瘤位于骨骺(箭头所示)和其内部的软骨样基质(三角箭头所示)。病变从骨骺延伸到股骨颈,这有助于将这个骺端病变与软骨母细胞瘤相鉴别。(Images courtesy of Dr. Dieter Lindskog, New Haven, CT.)

张清　赵海涛　徐立辉　译

111 推荐读物

1. Altay M, Bayrakci K, Yildiz Y, Erekul S, Saglik Y. Secondary chondrosarcoma in cartilage bone tumors: report of 32 patients. J Orthop Sci. 2007;12:415–23.
2. Bovee JV. Multiple osteochondromas. Orphanet J Rare Dis. 2008;3:3.
3. Brien EW, Mirra JM, Kerr R. Benign and malignant cartilage tumors of bone and joint: their anatomic and theoretical basis with an emphasis on radiology, pathology and clinical biology. I. The intramedullary cartilage tumors. Skeletal Radiol. 1997;26:325–53.
4. Brien EW, Mirra JM, Luck Jr JV. Benign and malignant cartilage tumors of bone and joint: their anatomic and theoretical basis with an emphasis on radiology, pathology and clinical biology. II. Juxtacortical cartilage tumors. Skeletal Radiol. 1999;28:1–20.
5. Chaabane S, Bouaziz MC, Drissi C, Abid L, Ladeb MF. Periosteal chondrosarcoma. AJR Am J Roentgenol. 2009;192:W1–6.
6. Fletcher CD, Unni KK, Mertens F, editors. WHO classification of tumours: pathology and genetics of tumours of soft tissue and bone. Lyon, France: IARC; 2002.
7. Greenspan A, Jundt G, Remagen W. Differential diagnosis in orthopaedic oncology. 2nd ed. Philadelphia, PA: Lippincott Williams & Wilkins; 2007.
8. Lee KC, Davies AM, Cassar-Pullicino VN. Imaging the complications of osteochondromas. Clin Radiol. 2002;57:18–28.
9. Littrell LA, Wenger DE, Wold LE, et al. Radiographic, CT, and MR imaging features of dedifferentiated chondrosarcomas: a retrospective review of 174 de novo cases. Radiographics. 2004;24:1397–409.
10. Miller TT, Schweitzer ME. Diagnostic musculoskeletal imaging. New York, NY: McGraw-Hill; 2005.
11. Murphey MD, Choi JJ, Kransdorf MJ, Flemming DJ, Gannon FH. Imaging of osteochondroma: variants and complications with radiologic–pathologic correlation. Radiographics. 2000;20:1407–34.
12. Murphey MD, Walker EA, Wilson AJ, Kransdorf MJ, Temple HT, Gannon FH. From the archives of the AFIP: imaging of primary chondrosarcoma: radiologic–pathologic correlation. Radiographics. 2003;23:1245–78.
13. Pannier S, Legeai-Mallet L. Hereditary multiple exostoses and enchondromatosis. Best Pract Res Clin Rheumatol. 2008;22:45–54.
14. Resnick D, editor. Diagnosis of bone and joint disorders. 4th ed. Philadelphia, PA: W.B. Saunders; 2002.
15. Robinson P, White LM, Sundaram M, et al. Periosteal chondroid tumors: radiologic evaluation with pathologic correlation. AJR Am J Roentgenol. 2001;177:1183–8.

5 骨肿瘤

此类别中的肿瘤都形成骨样基质,可分为良性和恶性两类。尽管骨岛和骨瘤在世界卫生组织(WHO)分类中并不属于真性肿瘤,但为方便起见并考虑到其共同的临床表现,仍将此二者归于本章的良性成骨性肿瘤。骨岛和骨瘤都表现为高密度病变,分别位于骨内和骨表面,

良性

骨岛

骨瘤

骨样骨瘤

骨母细胞瘤

恶性

骨肉瘤

  普通型

  毛细血管扩张型

  骨旁

  骨膜

  骨表面高度恶性型

  髓内低度恶性型

  小细胞

  继发性

    Paget 病

    骨坏死

    放疗后

临床的主要关注点是将其与硬化性转移瘤相鉴别。骨样骨瘤和骨母细胞瘤都是骨形成肿瘤,其中央具有高度血管化的瘤巢,周围通常具有高密度的反应性硬化。它们的组织学表现几乎相同,区别此二者主要是基于影像学表现。骨样骨瘤的瘤巢小于2cm,而且更常见于四肢骨;而骨母细胞瘤的瘤巢大于2cm且影像学表现各异,可以是很难看到瘤巢的高密度病变,也可以是膨胀的溶骨性病变。骨母细胞瘤的临床表现也较骨样骨瘤更加多样化,而且可能对阿司匹林治疗没有反应。

恶性成骨性肿瘤包括普通型骨肉瘤、骨表面骨肉瘤和继发性骨肉瘤。这些肿瘤都形成骨样基质,其中普通型占所有骨肉瘤的80%。骨表面骨肉瘤发病年龄通常稍大,其特征为骨形成起自骨皮质表面,并可有软骨帽。继发性骨肉瘤发生于既往存在病变的骨,例如 Paget 病、骨坏死或曾接受过的放疗。

骨岛

别名

内生骨疣、骨核、骨局部硬化中的钙化岛。

流行病学

●非常常见,为偶然发现。

● 男女比例相等。

来源

● 为起自髓腔的正常密质骨。

● WHO 分类中不属于肿瘤。

● 被认为是一种错构瘤（非正常部位的正常组织）。

发病部位

● 关节周围。

● 可发生于任何部位，最常见于骨盆、股骨近端和肋骨（图 5.1 和图 5.2）。

● 脊柱少见，颈椎尤为少见。

临床表现

无。

影像特征

● 为界限清晰的椭圆形病变。

● 通常小于 1cm，较大的骨岛可大于 2cm。

● 与宿主骨长轴平行。

● X 线片及 CT

　– 具有针状放射的"刷状边缘样"边缘。

　– 均匀的高密度病变。

● MRI

　– 所有序列中均为均匀的低信号。

　– 缺乏周围水肿，可与硬化性转移瘤相鉴别。

● 核素骨显像

　– 通常为正常（无摄取）。

　– 巨大或有代谢活性的病变可以有少量摄取。

恶性潜能

● 无。

● 可以增大、缩小或消失。

● 生长活跃的病变可在核素骨显像中有

摄取。

治疗

● 无。

● 需要与成骨性转移瘤相鉴别。

● 若病灶增大 6 个月内超过 25% 或 1 年内超过 50%，应考虑活检。

其他要点

● 麻风病患者中发病率较高。

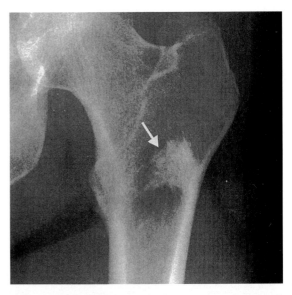

图 5.1　股骨近端的大骨岛（箭头所示）。注意针状"刷状边缘样"边缘。

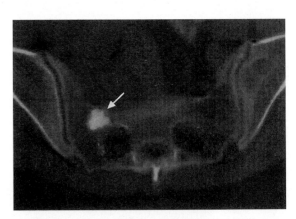

图 5.2　CT 显示右侧髂骨翼的骨岛（箭头所示）。

115

鉴别诊断

● 硬化性转移瘤：不具有针状放射边缘，PSA>10ng/mL。

● 低度恶性骨肉瘤：通常较骨岛大。

● 肢骨纹状肥大（骨蜡油样病）：皮质骨增厚并具有按生骨节分布的"蜡油滴落样"表现，常起自皮质表面。

● 脆性骨硬化：多发骨岛，常位于骨盆或肩胛带。

● 条纹状骨病：常染色体显性遗传病，表现为长骨或骨盆的线状或扇形硬化区域。

● 骨样骨瘤：通常位于皮质内。

骨瘤

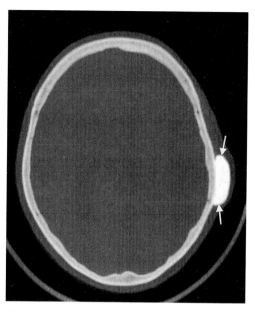

图 5.3　起自颅骨外板的高密度骨瘤（箭头所示）。

别名

象牙质样外生骨疣。

流行病学

● 30~50 岁高发。

● 男性多于女性。

来源

● 为正常皮质骨，但发生异常增厚并起自骨膜。

● WHO 分类中不属于肿瘤。

● 被认为是一种错构瘤（非正常部位的正常组织）。

发病部位

● 颅骨和鼻窦，额窦最多（70%）（图 5.3）。

● 球形病变，与 Gardner 综合征密切相关（图 5.4）。

● 扁平骨中非常少见。

临床表现

● 通常无症状。

● 美观问题。

● 颅骨内板病变（罕见）可造成神经症状。

● 额窦阻塞可造成感染。

● 眶部骨瘤可造成视力障碍。

影像特征

● 为骨表面非常致密的骨性病变。

● 边缘光滑清晰。

● 无可见的髓腔。

● MRI：所有序列中均为均匀的低信号，无强化及周围水肿。

● 核素骨显像：通常无摄取，代谢活跃病变可有少量摄取。

恶性潜能

无。

治疗

若有症状可手术切除。

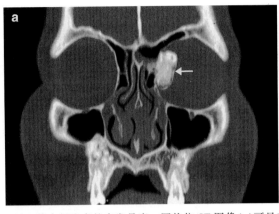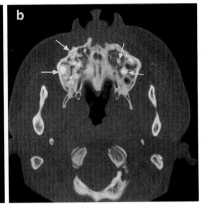

图 5.4　Gardner 综合征患者的多发骨瘤。冠状位 CT 图像(**a**)可见起自左眶骨内侧壁的巨大骨瘤(箭头所示)，导致突眼及视觉障碍。轴位 CT 图像(**b**)可见上颌多发小骨瘤(箭头所示)。(Image courtesy of Dr. Gul Moonis, Boston, MA.)

其他要点

- 与 Gardner 综合征相关：消化道息肉、皮肤病变(硬纤维瘤)、骨瘤。常染色体显性遗传。
- 与结节性硬化症相关。

鉴别诊断

- 骨旁骨肉瘤：通常有骨皮质受侵，而骨瘤中罕见，由于软组织包块的存在而较骨瘤周边密度减低。
- 骨软骨瘤：宿主骨髓腔与病变相连续。
- 肢骨纹状肥大：更多沿长轴生长，可累及多骨(沿生骨节分布)。
- 骨岛：发生于髓腔内而非表面。
- 骨旁脂肪瘤：有 MRI 中明确可见的脂肪成分。
- 骨化性肌炎：不如骨瘤密度均匀，且与骨表面无连接。

骨样骨瘤

流行病学

- 7~25 岁高发。婴幼儿、老年人及黑人中罕见。
- 男性多于女性，比例为 3:1。

- 占良性骨肿瘤的 12%，原发骨肿瘤的 3%。
- 根据发病位置分为：皮质内、髓腔内(松质骨)和骨膜下。

来源

为具有高度血管化结缔组织核心的成骨性肿瘤。

发病部位

- 股骨和胫骨是最常见的发病部位(60%)。
- 脊柱(附件占 90%)、长骨、距骨和手(近节指骨和掌骨)。
- 颅骨、锁骨及胸骨(未见报道)非常罕见。

临床表现

- 几乎都有疼痛，若无疼痛则需考虑其他诊断。
- 疼痛夜间加剧，服用阿斯匹林可迅速缓解(可干扰肿瘤释放前列腺素)。
- 脊柱病变可引起痛性脊柱侧弯或斜颈(通常位于接近侧弯弧顶的凹侧)。
- 无痛病变罕见，但如无症状，多数发生于手。
- 骺端病变罕见，但可导致发育障碍、炎

症性滑膜炎、关节积液和肿胀。

影像特征

- 通常为骨皮质内发病（占 80%）（图 5.7），但也可位于髓腔内（松质骨）（图 5.6）或骨膜下（图 5.5）。

- 通常位于长骨骨干。

- 肿瘤为圆形溶骨灶（瘤巢），而周围硬化则表示周围骨对肿瘤的反应。

- 大多数瘤巢小于 1cm。

- 硬化的多少取决于病变位置，关节内病变可由于其周围缺乏骨膜而很少有硬化（图 5.8）。

- X 线片
  - 骨皮质增厚。
  - 由于反应性硬化密度高而常无法看到瘤巢。
  - 脊柱和骨盆的病变难以辨认。

- CT
  - 为显示溶骨性瘤巢最好的检查方式（基于美国放射协会适宜性指南）。
  - 溶骨性瘤巢内可存在不等量的中心性矿化（点状、不定型、环状或高密度），表明为矿化的骨样基质。
  - CT 可见有 50% 的病变瘤巢内有矿化。

- 应采用骨窗及薄层扫描（1mm）。

- MRI
  - 单凭 MRI 难以评估。
  - 瘤巢的显示不如 CT。
  - 瘤巢为 T1 低信号和 T2 高信号，但通常被周围的骨髓水肿所掩盖。
  - 水肿与强化的表现可以类似于侵袭性病变。

- 核素骨显像
  - 在所有 3 个时相（血管相、血池相及延迟相）中均有摄取。
  - "双密度"征：中心高摄取而周围摄取略低。

恶性潜能

- 无。
- 生长缓慢。

治疗

- 可自愈，可能是由于瘤巢的梗死。
- 可使用 NSAIDS 类药物治疗。
- 痛性病变可切除或使用射频消融治疗。
- 术前定位可使用 CT 引导。
- 瘤巢去除的不完全可导致复发。

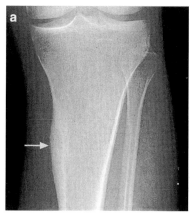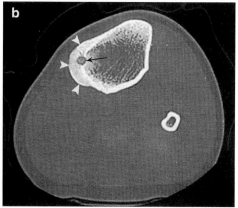

图 5.5 骨样骨瘤（箭头所示）造成胫骨骨皮质平滑的非侵袭性骨膜反应（**a**）。CT（**b**）比 X 线片可更好地显示溶骨性瘤巢（黑色箭头所示）以其周围的骨皮质增厚（三角箭头所示）及硬化。

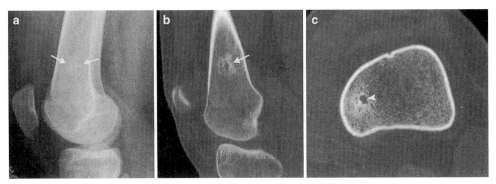

120 **图 5.6** 髓腔内骨样骨瘤(箭头所示)在 X 线片(**a**)中很少看到硬化,而在矢状位 CT 图像(**b**)中显示得更清楚。轴位 CT 图像(**c**)显示溶骨性瘤巢(三角箭头所示)位于髓腔内而非骨皮质内。

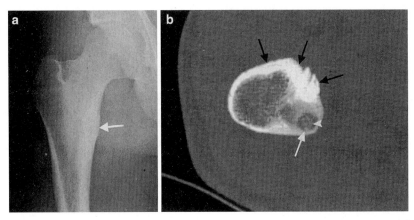

图 5.7 位于股骨内侧骨皮质的骨样骨瘤。注意 X 线片(**a**)上高密度的骨皮质增厚(箭头所示)掩盖了瘤巢。溶骨性瘤巢(白色箭头所示)在轴位 CT 图像(**b**)上清晰可见,可见不定型的中心性矿化(三角箭头所示)和邻近骨皮质的增厚(黑色箭头所示)。

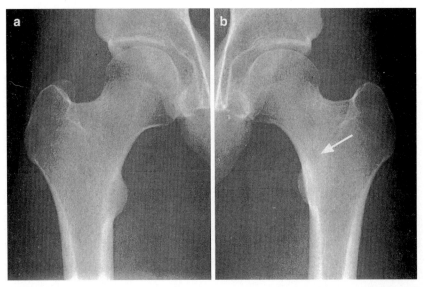

图 5.8 位于左股骨颈(**b**)的关节内骨样骨瘤(箭头所示),可见关节内骨样骨瘤特征性的溶骨性瘤巢周围的少量硬化。正常的右侧股骨可作为对照(**a**)。

鉴别诊断

● 应力性骨折:可见线性溶骨灶并与骨皮质表面垂直。

● Brodie 脓肿:为髓内病变且可有窦道。

● 骨母细胞瘤:瘤巢大于 2cm,常见于脊柱。

● 骨肉瘤:更具侵袭性,可见软组织包块。

● 骨瘤:无瘤巢,核素骨显像无摄取,MRI无水肿。

● 骨岛:无瘤巢,核素骨显像无摄取,MRI无水肿。

● 软骨母细胞瘤:可有反应性硬化及骨髓水肿;位于髓内及骺端有助于和骨样骨瘤鉴别,而骨样骨瘤通常位于骨皮质及骨干。

骨母细胞瘤

121

别名

巨型骨样骨瘤、成骨性纤维瘤、骨化性巨细胞瘤。

流行病学

● 10~35 岁高发。

● 男性多于女性,比例为 2:1。

● 占所有骨肿瘤的 1%,良性骨肿瘤的 3%。

来源

● 为含有大量骨母细胞及富血管的骨样基质的良性骨形成肿瘤。

● 组织学表现与骨样骨瘤相同。

发病部位

● 半数见于脊柱(附件)及骶骨。

● 股骨、下颌骨及胫骨为其次好发部位。

● 大多数位于髓腔内,偶尔位于骨皮质。

临床表现

● 疼痛及压痛,但较骨样骨瘤为轻。

● 脊柱病变引发的脊柱侧弯、背肌痉挛和神经症状。

● 若发生在下颌骨可引起牙痛。

● 对阿司匹林反应不如骨样骨瘤敏感。

● 可导致全身性骨软化症,可能与释放损伤肾脏近曲小管功能的体液因子有关。

影像特征

● 取决于病变位置的多样化的表现 (4 种类型):

　　(1)与骨样骨瘤类似的、轻度膨胀、界限清楚的溶骨性病变,周围被反应骨完全包绕,瘤巢大于 2cm(图 5.9)。

　　(2)动脉瘤样骨囊肿样溶骨性膨胀性病变,其中心呈高密度(常见于脊柱)。

　　(3)具有骨膜反应的侵袭性病变,常见于"侵袭性骨母细胞瘤"。

　　(4)极少见的有皮质旁(骨膜)肿物,周围具有骨膜形成的薄骨壳。

● 溶骨性瘤巢大于 2cm 的溶骨性病变(骨样骨瘤的瘤巢小于 2cm)。

● 大多数大小为 2~3cm,而巨大的骨母细胞瘤可大于 15cm。

● 可有局灶性病灶内钙化(30%)。

● 可有软组织肿块,这与骨样骨瘤不同。

● CT

　　-为最佳的影像学检查。

普通型与侵袭性(恶性)骨母细胞瘤

● 两种病变之间没有非常明确的区分

● 少数"侵袭性"骨母细胞瘤患者的死亡引发了争论

● 大多数是病理学上的区别

● 可见非典型性细胞,常见核分裂和多核巨细胞

● 类似于普通型骨肉瘤

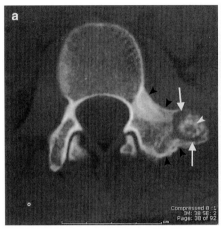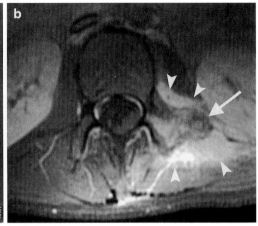

图 5.9　22 岁男性，左侧横突骨母细胞瘤。注意 CT 图像(**a**)中可见位于椎弓根及横突的巨大溶骨性瘤巢(箭头所示)，明显的内部钙化(白色箭头)和其周围较厚的反应性硬化骨(黑色箭头)。MR 增强 T1 加权像(**b**)可见瘤巢(箭头所示)及周围软组织(三角箭头所示)均有强化。

－非常有助于脊柱病变的识别。

－同样有助于显示瘤巢和中央的钙化。

- MRI

－有助于评价脊柱损伤。

－可有动脉瘤样骨囊肿样的液－液平面。

－可显示骨髓及软组织受侵的范围。

- 核素骨显像

－在所有 3 个时相中均为高摄取。

恶性潜能

- "侵袭性骨母细胞瘤"的组织学表现更令人担忧，有少数关于复发病变导致死亡的病例报道。

122

治疗

- 刮除或切除。
- 复发率为 10%~15%。
- 侵袭性骨母细胞瘤复发率可达 50%。
- 不像骨样骨瘤那样可以缩小，甚至消失。

其他要点

- 有些学者认为骨样骨瘤和骨母细胞瘤是同样的病理学疾病。

- 骨母细胞瘤可以合并继发的动脉瘤样骨囊肿(ABC)。

鉴别诊断

- 动脉瘤样骨囊肿：具有液－液平面，无内部矿化。
- 骨样骨瘤：瘤巢小于 2cm。
- 骨肉瘤：可有软组织肿块。
- Brodie 脓肿：可有窦道或邻近的脓肿。

骨肉瘤

123

普通型骨肉瘤

别名

髓内骨肉瘤、经典型骨肉瘤、成骨肉瘤、中心型骨肉瘤、原发性骨肉瘤。

流行病学

- 10~25 岁高发。
- 男性多于女性，比例为 3:2。
- 骨原发肿瘤中第二常见 (第一为骨髓瘤)，占所有骨恶性肿瘤的 20%，骨肉瘤的 75%。

- 30%的骨肉瘤发生于 40 岁以上的患者（通常有诱因如 Paget 病或放疗后）。

来源

为产生骨样基质的髓内恶性肿瘤。

发病部位

- 股骨远端(40%)、胫骨近端及肱骨近端最常见(图 5.10)。
- 通常位于干骺端(90%)。
- 手、足发病非常罕见。

临床表现

- 钝性酸痛,夜间为著。
- 活动范围受限。
- 可触及包块。
- 无显著增大的淋巴结(如果出现,则考虑骨髓炎)。
- 碱性磷酸酶和乳酸脱氢酶升高。

影像特征

- X 线片表现多样,取决于骨样基质的多少(不定型或云雾状)和侵袭性的大小(图5.11)。
- 通常一处病灶内可出现溶骨和硬化混合的情况。

- 与正常组织间的移行区较宽,具有侵袭性表现(骨皮质穿透及软组织肿块)。
- 侵袭性骨膜反应(紊乱、日光放射状及 Codman 三角)。
- 分期检查
  - CT 和 MRI 有助于术前计划。
  - 核素骨显像可用于评价跳跃病灶（即同一骨内的转移灶）和远处转移。
  - 胸部 CT 用于检查肺转移。

恶性潜能

- 转移至肺(80%)和骨提示预后很差。

治疗

- 术前化疗可以减少血供,之后行手术切除。
- 术前期望达到 90%以上的肿瘤坏死。
- 优先考虑保留膝关节的手术方式。
- 异体骨置换(康复期长、晚期并发症多)。
- 肿瘤型人工假体(远期并发症为假体松动)。

其他要点

- 骨肉瘤肺转移可出现气胸,源于胸膜表

124

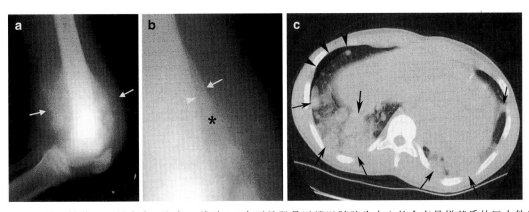

图 5.10 股骨远端普通型骨肉瘤。注意 X 线片(**a**)中可见股骨远端以髓腔为中心的含有骨样基质的巨大软组织肿块(箭头所示)。放大图像(**b**)显示股骨前侧骨皮质处的 Codman 三角包含了 3 个部分:①掀起的骨膜(箭头所示)、②股骨骨皮质(三角箭头所示)和③软组织肿块(星号)。胸部 CT 图像(**c**)显示就诊时即已存在的多发肺转移(箭头所示),提示预后极差。右侧的气胸(三角箭头所示)源于胸膜表面的肿瘤坏死。

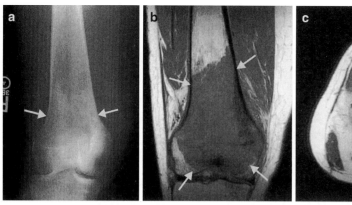

图 5.11　骨样基质较少的普通型骨肉瘤。股骨远端正位 X 线片(**a**)显示仅有少量轻度的硬化(箭头所示)。肿瘤(箭头所示)在 MR T1 加权像(**b**)中呈低信号。MR 轴位图像(**c**)中，巨大的软组织肿块(箭头所示)扩展至股骨骨皮质边缘(三角箭头所示)以外，而未见骨皮质破坏，好似"自骨内渗出"。

面的肿瘤坏死。

- 有骨样基质的肺转移灶预后较没有者差。
- 可含有成软骨或成纤维成分(即成软骨细胞型骨肉瘤)。但即使仅有 1% 的骨性成分，也应归于骨肉瘤。

鉴别诊断

- 具有溶骨性表现的骨肉瘤
  - 感染：可有感染病史、窦道、软组织溃疡，较少出现肿块。
  - 骨折：可有外伤史，无软组织包块，可愈合。
- 具有成骨性表现的骨肉瘤
  - 软骨肉瘤：发生于中轴骨的概率更高，并具有软骨样基质。
  - 骨化性肌炎：不起自骨，且周围钙化更成熟。
  - 撕脱性骨皮质不规则(骨皮质硬纤维瘤)：发生于股骨远端干骺端后侧。

毛细血管扩张型骨肉瘤

别名

恶性骨动脉瘤、出血性骨肉瘤、动脉瘤样骨囊肿样骨肉瘤。

流行病学

- 与普通型类似，10~25 岁高发。
- 男性多于女性，比例为 2:1。
- 占骨肉瘤的不足 5%。

来源

为包含坏死和含出血巨大囊腔的恶性骨形成肿瘤。

发病部位

- 与普通型类似：股骨远端、胫骨近端和肱骨近端(图 5.12)。

临床表现

- 疼痛。
- 25% 的病例在就诊时即有病理性骨折。

影像特征

- X 线片显示溶骨性、膨胀性地图样病变。
- 很少或没有矿化或硬化。
- 89% 的病例在 MRI 中可见骨皮质穿透及软组织肿块。
- MRI 及 CT 可显示多个充满血液的囊

125

腔、"液–液"平面、"血囊"(图 5.13)。

● 核素骨显像显示周边环状摄取,中心为放射缺损区,呈"面包圈征"。

恶性潜能

● 在骨肉瘤各亚型中侵袭程度最高。

● 预后与普通型骨肉瘤类似,5 年生存率为 68%。

治疗

● 肿瘤切除并保肢。

● 化疗(术前及术后)。

其他要点

● 可被误诊为动脉瘤样骨囊肿(需在毛细血管扩张型骨肉瘤中寻找结节样肿瘤成分)。

● 与 Paget 病及视网膜母细胞瘤相关。

鉴别诊断

● 动脉瘤样骨囊肿(ABC):与 ABC 不同,毛细血管扩张型骨肉瘤具有以下特点:

(1)囊腔周围有较厚的实性结节样组织。

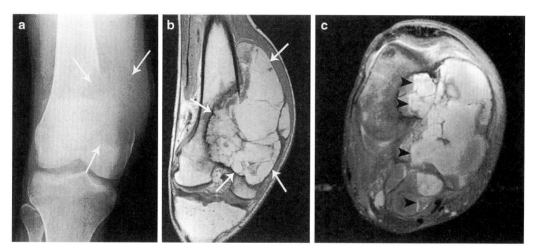

图 5.12 股骨远端毛细血管扩张型骨肉瘤。注意 X 线片(**a**)中伴有骨皮质穿透的侵袭性溶骨病变(箭头所示)。在 MR 冠状位(**b**)和轴位(**c**)T1 加权像中,可见巨大的囊性软组织肿块(箭头所示)。轴位 MR图像可见数个液–液平面(三角箭头所示)。患者扫描时肢体处于侧位。(Image courtesy of Dr. Daniel Siegal, Detroit, MI.)

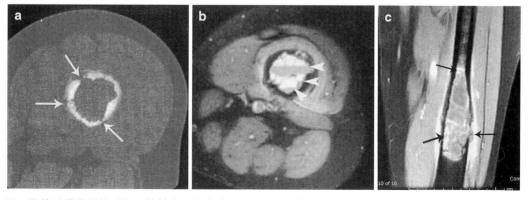

图 5.13 股骨远端骨干的毛细血管扩张型骨肉瘤。注意 CT 图像(**a**)中的侵袭性骨皮质穿透(箭头所示),MR 轴位 STIR 像(**b**)中的液–液平面(三角箭头所示)和 MR 冠状位 T1 增强抑脂加权像(**c**)中的周边强化的结节成分(黑色箭头所示)。

(2)周边基质有矿化,CT 显示最佳(但可能只有极少量)。

(3)有骨皮质破坏和无包膜的软组织肿块。

●骨巨细胞瘤(GCT):位于骺端,无骨样基质。

●普通型骨肉瘤:通常有更多骨样基质,无液-液平面。

●骨髓炎:液-液平面及出血少见。

●纤维结构不良:磨砂玻璃样改变,不伴骨皮质穿透或出血。

127 ## 骨旁骨肉瘤

别名
皮质旁骨肉瘤。

流行病学
●50%的患者年龄超过 30 岁(较普通型年长)。

●女性多于男性。

●占骨肉瘤的 4%。

来源
为起自骨膜外层的骨形成肿瘤。

发病部位
●与普通型骨肉瘤类似。

●股骨远端后侧(70%)、肱骨近端及胫骨近端(图 5.14)。

●扁平骨中少见(髂骨及肩胛骨)。

临床表现
●无痛或痛性肿胀。

●若发生在股骨远端后侧,可导致屈膝困难。

影像特征
●病变与宿主骨间存在"缝隙"(图 5.15)。

●"贴附于"骨表面上的菜花样表现。

●偶尔可包绕在骨周围。

●CT 及 MRI 有助于明确包块的范围及其与神经血管结构和关节的相邻关系。

●可有与骨膜骨肉瘤和骨软骨瘤类似的软骨帽样区域。

●偶可侵及骨髓和软组织(25%)。

恶性潜能
●较普通型骨肉瘤预后好,原因在于病变

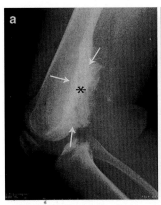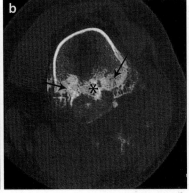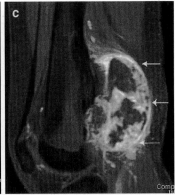

图 5.14 16 岁女性,股骨远端骨旁骨肉瘤。X 线片(**a**)和轴位 CT 图像(**b**)可见肿瘤发生处有骨皮质表面的广泛增厚(箭头所示)。注意病变与宿主骨间缺乏髓腔和骨皮质的连续性(星号),这有助于和骨软骨瘤相鉴别。在 MR 矢状位 T1 抑脂增强图像(**c**)中,巨大的软组织肿块(箭头所示)呈不均质的信号强度。

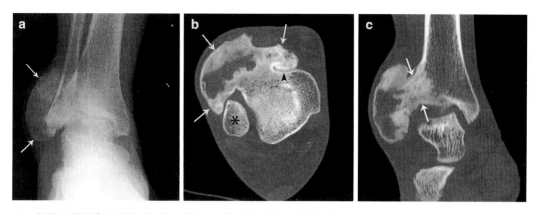

图 5.15 胫骨远端骨旁骨肉瘤。仅凭 X 线片(**a**)很难分辨病变(箭头所示)是起自骨还是完全位于软组织内。轴位 CT 图像(**b**)显示病变(箭头所示)起自胫骨并包绕腓骨远端(星号)。注意病变与胫骨之间形成的"缝隙"(黑色三角箭头所示)。同样需注意冠状位 CT 重建图像(**c**)中可见髓腔并不与宿主骨相连续(箭头所示),这有助于将这个"菜花样"骨旁骨肉瘤和骨软骨瘤相鉴别。

通常为低度恶性(5 年生存率为 91%)。

- 复发后退分化的病变预后不良。
- 可转移至肺。

128

治疗

- 肿瘤切除并保肢。
- 化疗。

鉴别诊断

- 骨化性肌炎:与骨分离。
- 骨软骨瘤:与宿主骨髓腔相连续。
- 骨膜骨肉瘤:难以区分,但骨膜骨肉瘤较骨旁骨肉瘤更少见,且骨膜骨肉瘤更可能有日光放射状骨膜反应。
- 骨旁脂肪瘤:有脂肪成分,且更为罕见。
- Nora 病损(也被称为奇异性骨旁骨软骨瘤样增生或 BPOP):通常发生于手或足。

129 **骨膜骨肉瘤**

别名

皮质旁骨肉瘤、皮质旁软骨母细胞瘤性骨肉瘤。

流行病学

- 10~30 岁(较普通型稍年长)。
- 非常罕见。

来源

- 为起自骨膜内层的骨形成肿瘤(骨旁骨肉瘤起自骨膜外层)。
- 常含有大量软骨样基质。

发病部位

- 下肢(股骨、胫骨)、肱骨及其他长骨。
- 更多见于骨干而非干骺端,这与很多其他骨肉瘤亚型不同。

临床表现

- 无痛性包块伴肿胀。
- 缓慢生长直至出现疼痛和压痛。

影像特征

- X 线片表现多样,从垂直于骨皮质的针状骨膜反应(日光放射状)到起自骨表面的平滑高密度包块均可出现。

● 可见外侧骨皮质的贝壳样受侵,伴软骨样软组织肿块。

● 通常不侵及髓腔(图5.16)。

● 由于有骨样物质的形成,骨皮质明显增厚且密度增高。

● CT与MRI对于分期及手术计划非常重要。

恶性潜能

● 较骨旁骨肉瘤差,但好于普通型骨肉瘤。

治疗

● 肿瘤切除并保肢。

● 化疗。

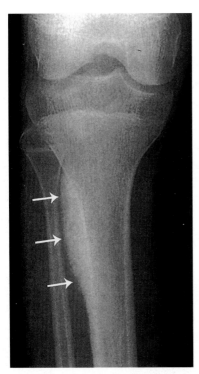

图5.16 胫骨近端干骺端的骨膜骨肉瘤。注意起自外侧骨皮质、未侵及髓腔的高密度骨膜成骨(箭头所示)。(Image courtesy of Dr. Andrew Haims, New Haven, CT.)

鉴别诊断

● 皮质旁(骨膜)软骨瘤/软骨肉瘤:可有压迹和软骨样基质,但和骨膜骨肉瘤难以鉴别。

● 骨表面高度恶性型骨肉瘤:影像学上难以鉴别。

● 骨旁骨肉瘤:影像学上难以鉴别。

● 骨软骨瘤:髓内部分与宿主骨相连续。

● 骨样骨瘤:具有瘤巢,无软组织包块。

● 骨髓炎:常有周围骨膜受累,而不是骨皮质表面的局灶性包块。

其他骨肉瘤亚型

130

● 骨表面高度恶性型(图5.18)

  – 非常罕见,占骨肉瘤的不足1%。

  – 与普通型组织学表现相同,但起自骨表面。

  – 好发于长骨(股骨、胫骨、肱骨和腓骨)。

  – 与骨膜骨肉瘤难以鉴别。

● 髓内低度恶性型(图5.17)

  – 与普通型类似但为低度恶性。

  – 发病人群较普通型年长,男女比例相等。

  – 组织学难以诊断。

  – 影像表现为较低侵袭性,硬化更多,但可有骨皮质穿透区域。

  – 较普通型预后好,但若切除不彻底可复发为高度恶性病变。

● 小细胞骨肉瘤

  – 占骨肉瘤的1.5%。

  – 组织学上是由小细胞组成的。

  – 与Ewing肉瘤类似。

  – 女性略多于男性。

  – 主要是溶骨性和穿透样的表现,但可能包含小片区域的骨样基质。

  – 倾向于沿骨干生长。

  – 较普通型预后略差。

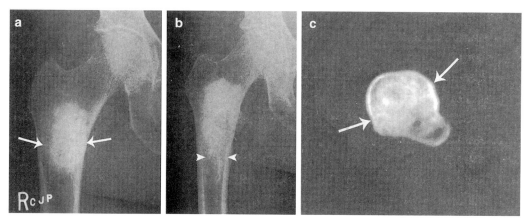

图 5.17　77 岁女性,股骨近端大片硬化性病变。在原始 X 线片(**a**)中,病变(箭头所示)没有侵袭性特征(无骨皮质破坏或骨膜反应,且移行区较窄)。3 个月后的随访 X 线片(**b**)可见肿瘤在远端部分的生长(三角箭头所示)成为不典型的巨大骨岛。轴位 CT 图像(**c**)显示填充了大部分髓腔的高密度病变(箭头所示)。活检证实为低度恶性骨肉瘤。

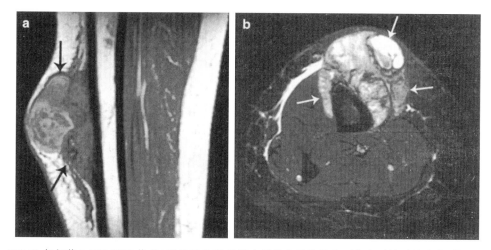

132　**图 5.18**　MR T1 加权像(**a**)和 STIR 像(**b**)显示起自胫骨前内侧骨皮质的骨表面高度恶性型骨肉瘤(箭头所示)。病变有较大的软组织包块而无髓内受累。

131　● 继发性骨肉瘤
　　–发生于更年长的患者, 并有长期存在的骨病变。
　　Paget 病(图 5.19)
　　▪ Paget 病患者中的发生率不足 1%。
　　▪ 占 Paget 病所致肉瘤的 50%~60%。
　　▪ 更倾向发生于多骨型 Paget 病而非单骨型。
　　既往放疗
　　▪ 占放疗所致肉瘤的 50%~60%。

　　▪ 尤其好发于儿童。
　　▪ 放疗后的中位发病时间为 11 年。
　　▪ 放疗剂量越大,风险越高(通常大于 55Gy)。
　　骨坏死
　　▪ 纤维结构不良。
　　▪ 成骨不全。
　　▪ 金属内置物。
　　▪ 骨髓炎。

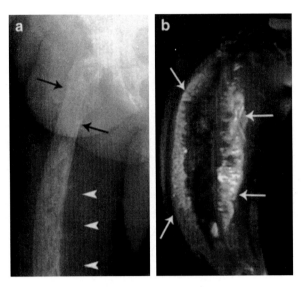

图 5.19　长期患有 Paget 病的患者，股骨干继发性骨肉瘤。X 线片（**a**）可见股骨骨皮质与髓腔分界模糊、骨小梁增粗（黑色箭头所示），与既有的 Paget病相符。继发性骨肉瘤造成了沿股骨内侧骨皮质表面的日光放射状骨膜反应（三角箭头所示）。MR 冠状位 STIR 像（**b**）显示肿瘤的巨大软组织包块（箭头所示）。

牛晓辉　马珂　译

133 **推荐读物**

1. Chai JW, Hong SH, Choi JY, et al. Radiologic diagnosis of osteoid osteoma: from simple to challenging findings. Radiographics. 2010;30:737–49.
2. Deyrup AT, Montag AG, Inwards CY, Xu Z, Swee RG, Unni KK. Sarcomas arising in Paget disease of bone: a clinicopathologic analysis of 70 cases. Arch Pathol Lab Med. 2007;131:942–6.
3. Fletcher CD, Unni KK, Mertens F, editors. WHO classification of tumours: pathology and genetics of tumours of soft tissue and bone. Lyon, France: IARC; 2002.
4. Greenspan A. Benign bone-forming lesions: osteoma, osteoid osteoma, and osteoblastoma. Clinical, imaging, pathologic, and differential considerations. Skeletal Radiol. 1993;22:485–500.
5. Greenspan A, Jundt G, Remagen W. Differential diagnosis in orthopaedic oncology. 2nd ed. Philadelphia, PA: Lippincott Williams & Wilkins; 2007.
6. Greenspan A, Steiner G, Knutzon R. Bone island (enostosis): clinical significance and radiologic and pathologic correlations. Skeletal Radiol. 1991;20:85–90.
7. Jelinek JS, Murphey MD, Kransdorf MJ, Shmookler BM, Malawer MM, Hur RC. Parosteal osteosarcoma: value of MR imaging and CT in the prediction of histologic grade. Radiology. 1996;201:837–42.
8. Kransdorf MJ, Stull MA, Gilkey FW, Moser Jr RP. Osteoid osteoma. Radiographics. 1991;11:671–96.
9. Kroon HM, Schurmans J. Osteoblastoma: clinical and radiologic findings in 98 new cases. Radiology. 1990;175:783–90.
10. Moore TE, King AR, Kathol MH, el-Khoury GY, Palmer R, Downey PR. Sarcoma in Paget disease of bone: clinical, radiologic, and pathologic features in 22 cases. AJR Am J Roentgenol. 1991;156:1199–203.
11. Murphey MD, Robbin MR, McRae GA, Flemming DJ, Temple HT, Kransdorf MJ. The many faces of osteosarcoma. Radiographics. 1997;17:1205–31.
12. Murphey MD, Jelinek JS, Temple HT, Flemming DJ, Gannon FH. Imaging of periosteal osteosarcoma: radiologic–pathologic comparison. Radiology. 2004;233:129–38.
13. Murphey MD, wan Jaovisidha S, Temple HT, Gannon FH, Jelinek JS, Malawer MM. Telangiectatic osteosarcoma: radiologic–pathologic comparison. Radiology. 2003;229:545–53.
14. Resnick D, editor. Diagnosis of bone and joint disorders. 4th ed. Philadelphia, PA: W.B. Saunders; 2002.
15. Suresh S, Saifuddin A. Radiological appearances of appendicular osteosarcoma: a comprehensive pictorial review. Clin Radiol. 2007;62:314–23.

6 纤维性肿瘤

本类病变包括含有纤维成分(如胶原)的肿瘤性和非肿瘤性病变。世界卫生组织(WHO)将骨的纤维性病变分为两类:①成纤维性肿瘤和②纤维组织细胞性肿瘤。但与 WHO 分类不同的是,这一章还包括了纤维结构不良(FD)和纤维性黄色瘤[纤维性骨皮质缺损(FCD)和非骨化性纤维瘤(NOF)]。虽然 FD 和纤维性黄色瘤均含有纤维成分,但 WHO 仍将纤维结构不良归类为"未确定肿瘤性质"的杂类病变,并剔除了纤维性黄色瘤,其原因可能在于它们为更易自愈的发育性缺陷而非真性骨肿瘤。虽然如此,这类病变仍为常见病变,所以我们将其包含在本章内以求完整,而除了纤维性黄色瘤和FD 之外的其他大多数病变却反而是很少见的。由于缺少成熟的骨基质,纤维性病变在 X线片上通常表现为溶骨破坏。

纤维性黄色瘤为含有纤维组织细胞成分的良性发育性病损,包括纤维性骨皮质缺损(FCD)和非骨化性纤维瘤(NOF)。这两种病变具有相同的组织学特征,但骨破坏大小和表现却有差别。FCD 的骨破坏偏小且位于皮质中心,而 NOF 则更大且居于髓腔中心。尽管 FCD通常被认为的大小上限为3cm,但实际两者骨破坏大小并没有公认的分界值。纤维性黄色瘤极为常见,尤其在 0~20 岁的人群中,常为无症状偶然发现,大多数发生于膝关节周围即股骨

远端或胫骨近端的干骺端后部。

根据 WHO 分类,纤维结构不良(FD)和骨性纤维结构不良(OFD)是"未确定肿瘤性质的肿瘤",它们可能具备肿瘤的细胞发生学特征,但却表现得更像非肿瘤性病变。FD 是一种相对常见的非遗传性发育异常,单骨型尤为常见,可为偶然发现,也可合并核素骨扫描的明显浓聚表现。FD 的典型表现为长骨上的长病变,并呈磨砂玻璃样密度;也可发生于扁平骨,且其影像学表现也可多种多样,包括囊性或软骨样表现。多骨型纤维结构不良可与 McCune-Albright 综合征和 Mazabraud 综合征相关。OFD是一种少见的纤维骨性病变,常发生于婴幼儿期的胫骨前侧骨皮质,可与恶性的釉质瘤相混淆,但 OFD 发病年龄更小,且少有侵袭性表现。OFD 与 FD 的组织病理学和影像学表现截然不同,其与釉质瘤的关系尚有争议。

成纤维性肿瘤的 WHO 分类包括促结缔组 织增生性纤维瘤(DF)和纤维肉瘤,二者均少见。DF 更像发生于骨内的软组织硬纤维瘤,而后者更为常见,但 OFD 局部侵袭性更强,表现为骨皮质穿透和软组织肿块,可与恶性病变相混淆。纤维肉瘤是一种少见的恶性肿瘤,影像学呈现非特异性侵袭性表现,但有些纤维肉瘤可含有死骨。

纤维组织细胞性肿瘤的 WHO 分类虽早已

被接受,但现在关于其组织发生学的确切性仍存在争议。这类肿瘤包括良性纤维组织细胞瘤和骨的恶性纤维组织细胞瘤(MFH),二者均少见。良性纤维组织细胞瘤在组织学上与 FCD 和 NOF 类似,但其发生于成人且发病部位也不同于 NOF。MFH 是骨内高度恶性肿瘤,类似于软组织恶性纤维组织细胞瘤。约 1/4 的 MFH 和纤维肉瘤继发于既有的骨异常如 Paget 病、骨梗死或放疗等。

136

成纤维性肿瘤

促结缔组织增生性纤维瘤(DF)

纤维肉瘤

纤维组织细胞性肿瘤

良性纤维组织细胞瘤

恶性纤维组织细胞瘤(MFH)

纤维性黄色瘤(不在 WHO 分类中)

纤维性骨皮质缺损(FCD)

非骨化性纤维瘤(NOF)

纤维结构不良(FD)

单骨型纤维结构不良

多骨型纤维结构不良

　　McCune-Albright 综合征

　　Mazabraud 综合征

骨性纤维结构不良(OFD)

137 ## 促结缔组织增生性纤维瘤

别名

骨的硬纤维瘤。

流行病学

- 少见,约占全部原发骨肿瘤的 0.1%。
- 发生率为软组织硬纤维瘤的 1/10~1/5。
- 最常见于青少年和年轻成人。
- 男女比例相等。

来源

- 为软组织硬纤维瘤的骨内型,富含胶原和成纤维细胞。

发病部位

- 股骨、胫骨、肱骨、桡骨、下颌骨和骨盆为最常见发病部位。

临床表现

- 直到病灶增大才出现症状。
- 慢性疼痛或肿胀。
- 15%会发生病理骨折。

影像特征

- 为合并窄移行带的分叶状地图样溶骨破坏,常见膨胀和骨皮质变薄,偶可见骨皮质破坏和软组织肿块。
- 通常可见残存骨小梁,呈现"皂泡样"或"蜂窝样"改变(图 6.1)。
- 骨膜反应少见。
- MRI
  - 为低-中 T1 信号和混杂 T2 信号,T1 低信号表示其成分为胶原和/或硬化。
  - 增强扫描后可呈现各种不同的强化形式和程度,尤其是在富含细胞区域。
- 核素骨显像
  - 浓聚。

恶性潜能

- 为良性病变,呈局部侵袭性和缓慢进展性。
- 局部复发率:刮除的为 72%,切除的为 17%。
- 局部复发最长可达初次手术后 8 年。

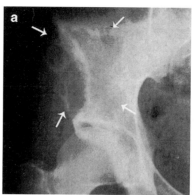

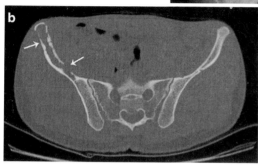 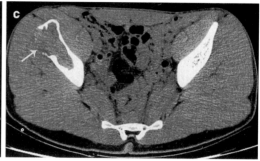

138 **图 6.1** 髋部 X 线片(**a**)显示右髂骨的促结缔组织增生性纤维瘤(DF),表现为"皂泡样"膨胀性溶骨病变(箭头所示)。(**b**)CT 能更清晰的显示病变的边缘。需注意骨膨胀、骨皮质穿透和没有骨膜新生骨的形成(箭头所示)。(**c**)软组织窗显示突破到骨皮质外的软组织肿块(箭头所示)。

治疗

- 行整块切除或彻底刮除以及植骨。

其他要点

- 骨皮质穿透(见于 29% 的病例)不应与恶性肿瘤相混淆。

鉴别诊断

- 骨巨细胞瘤(GCT):二者均可侵犯骨骺,但 GCT 的骨破坏更圆,而促结缔组织增生性纤维瘤(DF)更椭圆。
- 纤维结构不良(FD):骨的累及范围更长,可见典型的"磨砂玻璃样"骨基质,常可见硬化缘。
- 动脉瘤样骨囊肿(ABC):与梭状 DF 相比,多为偏心生长并呈"气球样"膨胀。

- 非骨化性纤维瘤(NOF):偏心生长、有贝壳样边缘和硬化缘,NOF 的假性骨小梁更倾向于曲线生长。
- 单纯性骨囊肿(SBC):X 线片上可能不能区分,但在 CT 和 MRI 上可有液性成分。
- 低度恶性纤维肉瘤:与地图样破坏的 DF 相比,纤维肉瘤为穿透样破坏,并有较宽的移行带,但二者在组织学上很难鉴别。
- 成纤维细胞为主的低度恶性骨肉瘤:组织学上也很相似,但有矿化的肿瘤基质。

纤维肉瘤

138

流行病学

- 不常见, 不足全部原发恶性骨肿瘤的 5%。
- 发病率无法精确统计,源于纤维肉瘤与

骨的恶性纤维组织细胞瘤(MFH)定义的混淆。

- 相对公认的发病年龄为 10~60 岁。
- 男女比例相等。

来源

- 含有不等量胶原的恶性梭形细胞肿瘤,呈"人字形"样式,无其他分化特征,如骨或软骨。
- 大多数为原发肿瘤,约 25%继发于其他疾病,如放疗、Paget 病、骨梗死、慢性骨髓炎。

发病部位

- 发生于长骨干骺端或干骺端偏骨干部,可侵犯骨骺。
- 40%~80%发生在膝关节周围(股骨远端、胫骨近端),也可见于肱骨、髂骨、骶骨(图6.2)。

临床表现

139

- 局部疼痛和肿胀。
- 19%会发生病理骨折。

影像特征

- 为溶骨性病变,主要为穿透样或虫蚀样,无硬化缘,常有骨皮质破坏和软组织肿块。

- 可有死骨。
- CT
  - 与肌肉密度相同,可有继发于坏死的低密度区。
- MRI
  - 为非特异性改变,呈中-低 T1 信号、不均匀的中-高 T2 信号,常可见出血和坏死。
  - 钆造影剂增强扫描明显不均匀强化。
- 核素骨显像
  - 呈非特异改变:周缘浓聚。
  - 可显示其他部位病变。

恶性潜能

- 易出现复发和转移。
- 较好的影像学表现:偏心生长、地图样破坏、骨皮质破坏不超过 1/2 周径。
- 预后不良因素:年龄大于 40 岁、累及中轴骨、高度恶性肿瘤。
- 转移常见,发生率为 45%或更多,可转移至肺和其他部位。
- 10 年生存率低度恶性的为 83%、高度恶

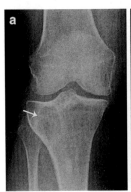
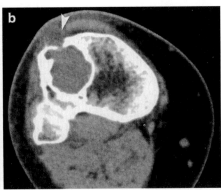
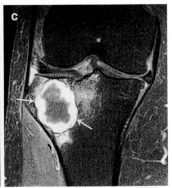

140 图 6.2 X 线片(a)显示胫骨近端外侧的溶骨性纤维肉瘤(箭头所示)。病变常发生在膝关节周围,常于干骺端中心起病,可侵及骨骺。该病的骨破坏中地图样改变少见,而常见虫蚀样或穿透样改变,并可有较宽的移行带。但是轴位 CT(b)可显示其侵袭性表现,包括骨皮质穿透和突出于骨前侧的软组织肿块(三角箭头所示)。增强后的冠状位 MR(c)显示较宽的周缘强化(箭头所示)。

性的为 34%。

治疗

- 需要广泛边界的外科手术切除,必要时可行截肢。
- 高度恶性肿瘤行辅助化疗可提高生存率。
- 放疗通常无效。

其他要点

- 合并"死骨"(侵袭性溶骨病变中的小片皮质骨和/或松质骨)的侵袭性病变的鉴别诊断应包括纤维肉瘤,死骨的鉴别诊断包括骨髓炎、MFH、淋巴瘤和 LCH。
- 出现病变内或外周的钙化提示纤维肉瘤继发于骨梗死。

鉴别诊断

纤维肉瘤呈现非特异性侵袭性表现,因此鉴别诊断很多。

- 软骨肉瘤:有软骨样基质。
- 骨肉瘤:有骨样基质。
- 骨巨细胞瘤(GCT):可侵及软骨下骨。
- 促结缔组织增生性纤维瘤(DF):更多地为地图样改变。
- 恶性纤维组织细胞瘤(MFH):很难鉴别,都有死骨。
- Ewing 肉瘤:可有较大的软组织肿块,更常见硬化成分,可见骨皮质的碟形压迹,骨膜新生骨更常见。
- 朗格汉斯细胞组织细胞增生症(LCH):板层状骨膜新生骨更常见。

140 恶性纤维组织细胞瘤

别名

恶性组织细胞瘤、黄肉瘤、恶性纤维黄色瘤、纤维黄肉瘤。

流行病学

- 少见,不足全部原发恶性骨肿瘤的 2%。
- 10~80 岁,最常见于 40 岁以上。
- 男性稍多于女性。

来源

- 为包含呈席纹状(涡漩状)排列的成纤维细胞、组织细胞和多形性细胞的恶性肿瘤。
- 约 28% 为继发性肿瘤,可发生于 Paget 病、骨梗死、放疗后、慢性骨髓炎。

发病部位

- 90% 为长骨干骺端中心起病,常可侵及骨骺。
- 起自骨干的病变很少见,且常为偏心起病。
- 大多发生于膝关节周围。
- 常见发病部位为股骨(30%~45%)、胫骨、肱骨、髂骨。

临床表现

- 常有疼痛,其次是肿胀(平均 7~9 月)。
- 约 20% 会发生病理骨折。

影像特征 141

- 为虫蚀样、穿透样和/或部分地图样溶骨病变,常合并骨皮质破坏和软组织肿块。
- 可有部分硬化缘,尤其在干骺端。
- 骨膜反应不常见,但为典型侵袭性表现。
- 由于骨膜反应的存在,可在软组织肿块边缘见到矿化,而骨基质的钙化却很少见。
- 继发性恶性纤维组织细胞瘤(MFH)可见到其原发病变存在的证据。
- CT
  - 有助于显示骨皮质破坏,但 MRI 更有助于观察骨内和骨外病变范围。

- **MRI**
  - 为非特异性侵袭性病变,呈中—低 T1 信号、中—高 T2 和 T2 抑脂像信号,可见出血灶和肿瘤外周的水肿,钆造影剂增强扫描后呈不均质和结节状强化,周缘尤为明显。
  - 治疗后肿瘤体积增大的表现可与肿瘤进展相混淆,增大原因为不强化的坏死灶和出血;而钙化可见于坏死区。
- **核素骨显像**
  - 有助于发现转移灶。
  - ^{99m}Tc MDP:肿瘤的骨内部分呈普遍非特异性浓聚(机制不明)。
  - ^{67}Ga:原发病灶和(骨外)转移病灶均比 ^{99m}Tc MDP 明显浓聚。

恶性潜能

- 高度恶性,易于转移和复发。

治疗

- 行术前化疗、广泛的整块切除,可针对残余肿瘤实施放疗。
- 转移:肺转移率可达 50%,淋巴结转移率为 4%。
- 10 年生存率:低度恶性的为 60%,高度恶性的为 46%,继发性 MFH 为 36%。
- 切除后标本的坏死范围明显影响预后。

其他要点

- 在继发于骨坏死的 MFH 中,其骨破坏常始于梗死边缘(图 6.3)。
- MRI 中可见 30% 的关节侵犯。

鉴别诊断

为非特异性侵袭性表现。

- 鉴别诊断类似于纤维肉瘤。

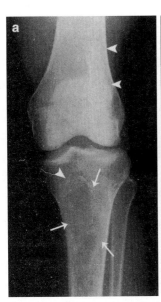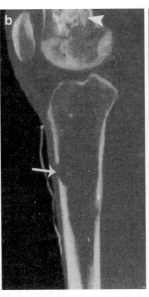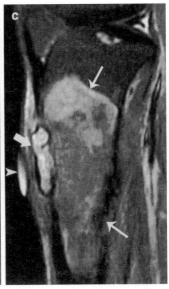

142 **图 6.3**　膝关节正位 X 线片(**a**)显示胫骨近端继发于骨梗死的 MFH 导致的溶骨性病变(箭头所示)。该患者在 15 年前因淋巴瘤而接受 CHOP 方案化疗的过程中出现骨梗死,其股骨远端和胫骨近端均可见骨梗死(三角箭头所示)。矢状位 CT(**b**)很好地显示了胫骨近端 MFH 所致的骨皮质破坏(箭头所示)和股骨远端的骨梗死(三角箭头所示)。在矢状位抑脂 T1 加权像中(**c**),恶性纤维组织细胞瘤(MFH)呈混杂高信号(箭头所示),并可见骨外软组织肿块(粗箭头所示),以表明其骨皮质缺损,前侧皮肤表面可见椭圆形皮肤标记(三角箭头所示)。

● 对于继发恶性纤维组织细胞瘤(MFH)，需寻找基础病变。

142 纤维性黄色瘤：纤维性骨皮质缺损和非骨化性纤维瘤

别名

纤维黄色瘤、纤维性干骺端缺损、非成骨纤维瘤、黄色肉芽瘤。

流行病学

● 常见，可见于 30% 的 0~20 岁正常人群。

● 峰值发病年龄为 10~20 岁，影像学上很少见于 20 岁以上的人群。

● 男女比例为 2:1。

来源

● 纤维性骨皮质缺损(FCD)和非骨化性纤维瘤(NOF)：本质上是同一种病变，但大小和发病部位不同。

● 为包含成纤维性梭形细胞、胶原、巨细胞和出血的良性发育性缺陷。

● 病变本身不成骨，但可在外周形成反应骨，最终导致愈合。

● 可因肌腱和韧带附丽处的创伤性骺板损伤所导致的局灶性出血而发生，负重时的肌肉牵拉也可导致本病。

发生部位

● 多为长骨干骺端，通常发生于后侧和内侧(外侧少见)。

● 随着患者年龄的增长和骨骼的变长，病变可由干骺端移行至骨干。

● 55% 发生于膝关节周围(股骨远端、胫骨近端)，还可见于胫骨远端，偶发于腓骨。

● 很少发生于上肢(肱骨近端、桡骨远端)。

临床表现

● 纤维性骨皮质缺损(FCD)通常无症状。

● 非骨化性纤维瘤(NOF)通常无症状，除非病灶较大(图 6.6)。

　　– 可有疼痛、局灶性骨膨大，病理骨折发生率可达 20%。

　　– 病灶长度大于 3cm、直径大于 50% 并位于负重骨，更易出现骨折。

　　– 也可发生应力性骨折。

影像特征

● 影像学即可诊断，为经典的"无需治疗"病变。

● 纤维性骨皮质缺损(FCD)和非骨化性纤维瘤(NOF)这两个概念常被交叉使用，但 FCD 更小且在骨皮质上更居中，而 NOF 病灶更大并向髓腔膨胀。事实上，尽管 3cm 被认为是 FCD 的大小上限，但 FCD 和 NOF 间的大小并无公认的分界值。

● FCD：为 1~3cm 大小、边缘清楚、圆形或椭圆形、有窄硬化缘、位于长骨干骺端骨皮质中心的溶骨性病变，长度大于宽度，几乎不累及髓腔。

● NOF：0.5~7cm 大小、边缘清楚、椭圆形、有窄硬化缘、位于长骨干骺端髓腔偏心的溶骨性病变，常累及但不穿透骨皮质(例如内骨膜贝壳样受侵、骨皮质变薄和轻度骨皮质膨胀)，常呈"葡萄串样"分叶状表现，其"皂泡样"改变源于骨皮质内面的骨嵴形成(图 6.4)。

● 病变内无骨基质矿化。

● 大多会出现部分或完全的自发性消退(愈合)，通常在青少年末期开始出现，可持续 1 年(FCD)或更长时间(NOF)，可见到逐渐出现的由外周到中心的骨小梁填充长入(图 6.5)。

● CT

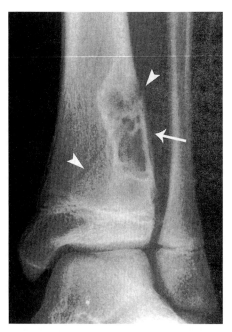

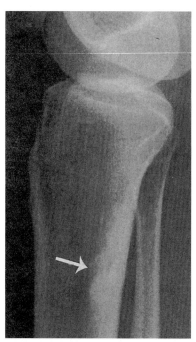

144 **图 6.4**　胫骨远端非骨化性纤维瘤(NOF)(箭头所示)。注意其位于干骺端偏心位置、"葡萄串样"表现、硬化缘和轻度骨膨胀，其发生于骨骼发育成熟前、骨骺未闭合的患者。该患者可见穿越病变的病理骨折(三角箭头所示)。

图 6.5　胫骨近端已愈合的非骨化性纤维瘤(NOF)(箭头 145 所示)，可见残存的骨硬化。

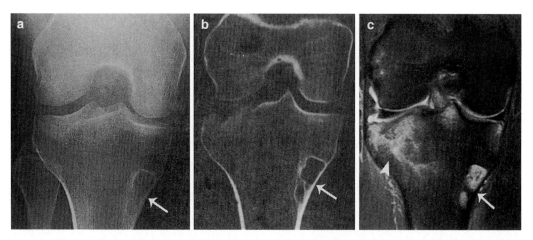

图 6.6　X 线片(**a**)显示胫骨近端邻近骨皮质的非骨化性纤维瘤(NOF)(箭头所示)。冠状位重建 CT(**b**)可显示病变的完整范围(箭头所示)，包括其多房性表现和周围骨质的硬化。冠状位 MRI 抑脂 PD 加权像(**c**)显示病变(箭头所示)呈多房性表现，但边缘清楚、呈混杂高信号、无周边水肿，胫骨近端另一侧的水肿(三角箭头所示)源于无移位的骨折。由此可见，NOF 通常是无症状、偶然发现的。

−边缘清楚,CT 值(Hu)可比正常骨髓高。

- MRI
  −呈与肌肉等 T1 信号、混杂 T2 信号,源于其混杂的组织学成分(可有高信号成分)。
  −外周硬化缘呈低 T2 信号。
  −FCD 增强后呈不均匀强化,NOF 增强后则呈周缘强化。
  −病灶周围骨质正常,除非出现骨折。
- 核素骨显像
  −并非常规检查。
  −三相核素骨扫描所显示的浓聚可因病变的成熟度不同而有差异。
  −病变愈合中:可显示轻度充血和中度浓聚。
  −病变愈合后:无浓聚或轻微浓聚。
  −合并骨折或其他病变:明显充血、显著浓聚。

恶性潜能

- 无。

治疗

- 无需治疗,除非出现非典型性临床或影像学表现,或病灶过大而有骨折风险;治疗方式为活检、刮除和植骨填充。
- 较小的无症状病灶可依靠系列 X 线片随访,如果 3 个月无变化,可延长至 6~12 个月,直至病变消退或出现症状。

144 ## 其他要点

- 不会首发于成人。
- 软组织肿块的出现可排除纤维性骨皮质缺损(FCD)或非骨化性纤维瘤(NOF)的诊断。
- 发生在腓骨或尺骨的病变可占据整个髓腔,可被误诊为单纯性骨囊肿、ABC 或朗格汉斯细胞组织细胞增生症。

- 被认为与抗维生素 D 佝偻病和骨软化症相关联,尽管其机制不明,但肿瘤去除后这两种疾病也可消失。
- 8%的 NOF 为多发,若为多发病变,可为家族性的或见于神经纤维瘤病(Von Recklinghausen 病)或 Jaffe-Campanacci 综合征。
- 良性纤维组织细胞瘤是一种罕见病变,其存在与否尚有争议,其病理与纤维黄色瘤(NOF)相同,但患者更年长且常有症状,影像学显示病灶更大、膨胀更明显且髓腔更易受累。

鉴别诊断

- 撕脱性骨皮质不规则(骨皮质硬纤维瘤):发生于股骨远端后正中,但在骨皮质外形成碟形压迹,与非骨化性纤维瘤(NOF)的外凸相反;其边缘不清,可有相邻区硬化、骨膜反应和软组织肿胀。
- 纤维结构不良:更倾向于骨干或干骺端偏骨干、中心性起病。
- 脓肿:可有相关的骨髓和软组织水肿,T2 高信号区范围更大。
- 骨样骨瘤:可有更明显的硬化、周边骨髓和软组织水肿及特征性的临床症状。
- 动脉瘤样骨囊肿(ABC):膨胀更明显,MRI 可见液平面。
- 单纯性骨囊肿:为中心性起病、单房性囊状破坏。

纤维结构不良
146

别名

纤维软骨发育不良、骨的全身性纤维囊性病、纤维骨性发育不良、Lichtenstein-Jaffe 病。

流行病学

- 约占良性骨肿瘤的 5%。
- 单骨型发病率为多骨型的 6 倍。

- 可见于任何年龄，但大多在 30 岁以下，多骨型发生年龄更小。
- 男女比例相等。

来源

- 为与 GNASI 基因突变相关的良性非遗传性发育异常。
- 为未成熟编织骨和已成熟板层骨的异常重塑形，导致了发育不良的纤维组织和不成熟骨小梁的出现，可合并各种囊性、软骨性和骨性成分。

发病部位

- 位于骨干和干骺端偏骨干的髓腔内。
- 单骨型：常见发病部位为股骨(35%~40%)、胫骨(20%)、颅面骨(10%~25%)、肋骨(10%)，少见于手、足、脊柱和锁骨。
- 多骨型
  - 可累及两骨以上，甚至是全身75%的骨。
  - 大多累及单侧肢体。
  - 常见发病部位为颅面骨(50%)、股骨(91%)、胫骨(81%)、骨盆(78%)、足骨(73%)(图6.11)。

临床表现

- 单骨型常为无症状，X 线片可偶然发现。
- 一般来说，多骨型的起病年龄更大、病灶更大、骨累及范围和程度更重、临床症状的发生频度更高。
- 常见疼痛、压痛、肿胀和跛行。
- 可有下肢内翻及不等长、颅面部畸形(面部器官间距过宽、眼球突出、颅神经病、鼻窦异常)、脊柱侧弯。
- 可合并病理性或应力性骨折。

综合征和联合征

- McCune-Albright 综合征：为三联征即①多骨型 FD；②牛奶咖啡斑(不规则边缘、"缅因海岸")；③性早熟和(或)其他内分泌异常，如肢端肥大症、Cushing 综合征、甲状旁腺功能亢进症、甲状腺功能亢进症和糖尿病。完整的三联征不常见，三联征中需要 2~3 项即可确诊，女性多于男性。
- 骨性狮面畸形：罕见，为多骨型 FD 累及颅面骨，从而导致颅面部畸形和膨大。
- 巨颌症：为常染色体显性遗传，可见下颌骨、上颌骨和其他颌部结构的纤维骨性膨大，尽管原来将其归因于 FD，但现在认为是巨细胞肉芽肿的　种变异。
- Mazabraud 综合征：是一种极为罕见的、纤维结构不良(主要为多骨型)合并肌内黏液瘤的综合征。
- 低血磷性佝偻病和骨软化症：可见于单骨型和多骨型纤维结构不良(FD)，可在 FD 骨病灶切除后好转。

影像特征

- 为边缘清楚的发生于长骨骨干或颅骨、肋骨、骨盆的溶骨性(磨砂玻璃样)或混合性病变，其外周硬化缘厚度不一，偶尔可见内骨膜贝壳样受侵和轻度骨膨胀(图6.7)。
- 密度不一，其取决于其内部成分。
  - 编织骨为主：呈模糊的磨砂玻璃样改变。
  - 纤维性或囊性成分更多：呈溶骨性改变(图6.9)。
  - 骨化更多：可密度更高。
  - 有些软骨成分多些，则可见软骨样钙化(纤维软骨性发育不良)。
- 通常无骨膜反应，除非出现骨折或恶变。
- "长骨的长病变"：表明其更易于沿长骨的长轴生长(图6.8)。
- "牧羊人手杖"畸形：为股骨颈和近端骨干的内翻畸形(图6.10)。

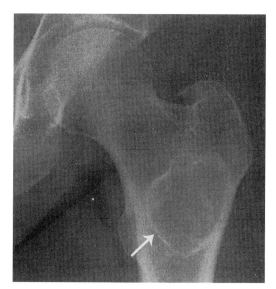

149　图 6.7　股骨近端正位显示纤维结构不良(FD)(箭头所示)的常见位置和表现。病变位于股骨近端,可见模糊的磨砂玻璃样密度和硬化缘。这种表现为 FD 所特有,但鉴别诊断应包括骨的脂肪硬化性黏液纤维性肿瘤。

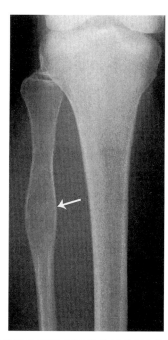

图6.8　纤维结构不良(FD)为典型的"长骨的长病变"。膝关节正位显示发生于腓骨近端的局灶性狭长的溶骨性病变(箭头所示),即使是这种小直径骨,也可发生轻微的内骨膜贝壳样受侵、骨皮质变薄和轻度膨胀。该病变的磨砂玻璃样密度与其周围骨密度类似,但稍有不同的是,其缺少正常的骨小梁结构。

- "鹦鹉嘴"畸形:为沿股骨颈内侧的应力性骨折,可见垂直于骨皮质的放射性溶骨线,被反应骨所包绕。
- 弓状畸形:包括髋内翻、胫骨前弓和髋臼内陷。
- 肋骨:可见单根或多根肋骨梭形膨大。
- 颅骨:可见板障间隙增宽、外板隆凸及眶骨、蝶鞍、鼻窦和颅孔的畸形。
- 脊柱:为多发分隔的边缘清楚的膨胀性溶骨破坏,常见于椎体,偶见于椎弓和椎弓根,可合并神经孔狭窄,很少有椎旁软组织肿块和合并成角畸形及脊髓压迫的椎体塌陷。
- 罕见的外生型纤维结构不良(FD)可被误诊为骨软骨瘤或骨旁病变。
- CT
  - 能很好地显示颅骨、骨盆和脊柱的纤维结构不良。
  - 可清晰地显示边缘清楚的地图样边缘和骨膜反应的缺失。
- MRI
  - 其表现取决于内部成分。
  - 边缘清楚,呈低至中低 T1 信号、混杂(低至高)T2 信号。
  - 可有不同厚度的低信号边缘。
  - 偶有分隔、囊性改变。
  - 钆造影剂增强后呈混杂强化。
  - 如存在近期骨折,可见骨膜和皮质旁强化。
- 核素骨显像
  - 有助于显示多骨病灶。
  - 正常或明显浓聚。
  - 并非所有磨砂玻璃样或囊性病变都浓聚。

恶性潜能

- 恶变非常少见,一般为 0.4%~4%,单骨型和多骨型 FD 皆可发生,既往可有放疗病史。

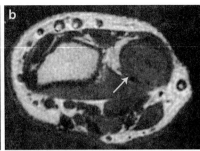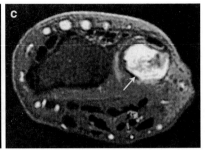

150 图 6.9　纤维结构不良。腕关节正位 X 线片(**a**)显示尺骨远端的地图样溶骨病变(箭头所示),可见骨皮质变薄,且呈现类似动脉瘤样骨膨胀。骨皮质的变形(三角箭头所示)表明了微小病理性骨折的存在。MR 轴位 T1 加权像(**b**)显示病变(箭头所示)与肌肉等信号,而相应的抑脂 T2 加权像则为高信号。

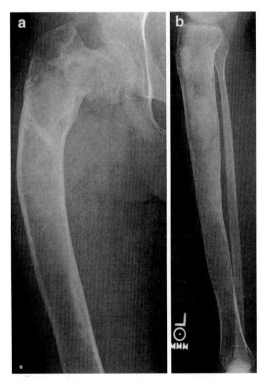

图 6.10　纤维结构不良。股骨正位(**a**)显示发生于长骨的长条状病变,可见典型的磨砂玻璃样基质和"牧羊人手杖"畸形(弓状内翻)。胫骨侧位(**b**)显示同侧的纤维结构不良病灶,可见其内密度更高、硬化更明显的基质,远端可见骨皮质变薄和轻度骨膨胀。

- 表现为快速进展的疼痛和肿胀、病变增大、骨皮质破坏和软组织肿块。
- 可恶变成骨肉瘤、纤维肉瘤、软骨肉瘤或 MFH。

148

治疗
- 通常应保守治疗。
- 单骨型和多骨型 FD 在青春期可停止生长或缓慢生长,但多骨型 FD 的畸形在青春期后仍可进展。
- 二磷酸盐的早期应用可缓解症状。
- 如发生骨折、畸形、病变出现症状和神经压迫,应施行手术治疗。

其他要点
- 是肋骨最常见的良性病变。
- 可在月经期或妊娠期出现疼痛,原因在于病灶内含有雌激素受体。
- 恶变、囊性变或继发动脉瘤样骨囊肿可导致病灶增大。

鉴别诊断
- 单骨型
  - 单纯性骨囊肿:在 X 线片上密度更低、更膨胀,随骨骼的生长而远离生长板。
  - 动脉瘤样骨囊肿:更偏心、动脉瘤样成分更多,骨皮质明显变薄,液平更典型。
  - 骨巨细胞瘤:居于干骺端中心位置、偏心生长,可侵及骨骺和软骨下骨。
  - 非骨化性纤维瘤:位于干骺端偏心位

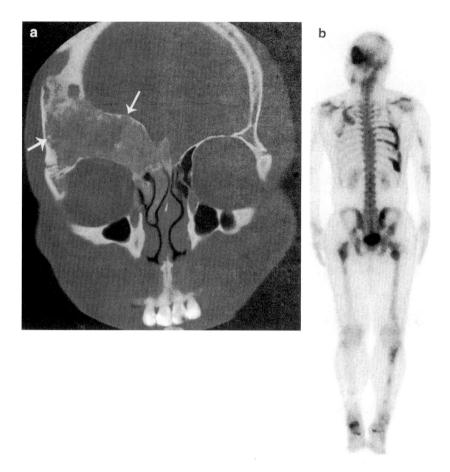

151 **图 6.11**　冠状位重建 CT(**a**)显示发生于眶骨和筛窦的纤维结构不良(箭头所示),可见磨砂玻璃样基质、板障间隙膨胀和骨畸形。核素骨扫描(**b**)有助于显示多骨型 FD 的侵及范围和分布部位,注意位于颅骨、下颌骨、肋骨、骨盆和四肢的病变。

置、中心性生长,无病变内骨化,由外周向内"愈合"。

- 骨性纤维结构不良:少见,几乎总发生于胫骨或腓骨,多位于前侧皮质中心。

- 低度恶性中心性(髓内)骨肉瘤:为骨肉瘤的少见亚型,无反应骨,呈穿透样边缘,矿化明显,侵袭性更强,随疾病进程不同而表现不同。

- Paget 病(溶骨期):多为年长患者,可见骨皮质增厚、骨小梁增粗,血清碱性磷酸酶明显增高。

- 骨的脂肪硬化性黏液纤维性肿瘤(LSMFT):几乎没有可供鉴别的影像学特点,多呈 T2 高信号,可有小灶脂肪,LSMFT 几乎只发生于股骨转子间区。

● 多骨型

- 多发性内生软骨瘤:内生软骨瘤可侵及骨骺,其放射性溶骨带可由生长板延伸至干骺端。

- 神经纤维瘤病:可有长骨畸形,但没有纤维结构不良典型的髓腔内骨密度改变。

- Jaffe-Campanacci 综合征(多发非骨化性纤维瘤,NOF):NOF 的表现如前所述,可合并其他非骨骼系统的特征。

151 骨性纤维结构不良

别名
胫骨和(或)腓骨骨化性纤维瘤、骨皮质内或骨皮质纤维结构不良、Kempson-Campanacci病、先天性胫骨纤维缺损、先天性纤维性骨炎、先天性假关节、幼稚型釉质瘤。

流行病学
- 罕见,见于0.2%已取活检的原发骨肿瘤。
- 通常小于10岁,罕见于16岁以上的患者。
- 男性稍多于女性。

来源
- 良性自限性纤维骨性病变,通常于婴儿期和儿童期起病于胫骨中段骨干的前侧皮质。
- 纤维结缔组织和不成熟的非板层骨。

152 发病部位
- 常见于胫骨(75%~80%),近端或中段1/3最常见。
- 通常位于胫骨前侧骨皮质的中心,髓腔受侵不到10%。
- 可为双侧,可累及同侧或对侧腓骨,很少发生于桡骨和尺骨。

临床表现
- 可无症状。
- 可有局部疼痛和/或肿胀,可见胫骨前弓或隆起,可有病理骨折。

影像特征
- 为多房性溶骨破坏,可见边缘清楚的硬化缘,常居于胫骨中段骨干前侧皮质的中心,可向内侵及髓腔(图6.12)。

- 单独的溶骨性病灶可有模糊的磨砂玻璃样密度,紧密相邻的溶骨性病变构成整体的分叶状外形,合并贝壳样、锯齿样或皂泡样表现,可为多灶性,范围从长径3cm直至侵及骨的全长。
- 可有前弓畸形(大于80%)、骨折(13%)和假关节。
- CT
  - 可很好地显示其特征,即皮质内中心起病、有硬化缘、无软组织肿块。
- MRI
  - 为多发皮质内低-中T1/高T2信号灶,被低T1/低T2信号的皮质骨和硬化性反应骨所分隔,可明显强化。

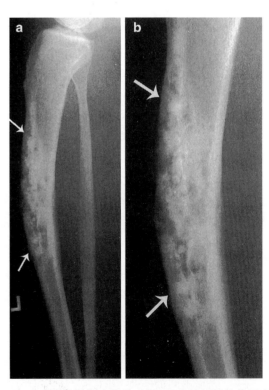

图6.12 胫骨侧位X线片(a)显示骨性纤维结构不良 153 (OFD)(箭头所示)。注意胫骨的前弓畸形。病灶位于前侧皮质中心,但侵犯髓腔。病变的放大视图(b)显示融合成团的圆形、"皂泡样"溶骨破坏(箭头所示),形成分叶状外形。单独的溶骨破坏通常有磨砂玻璃样密度。

- 核素骨显像
  - 浓聚。

恶性潜能

- 尚有争议：有人认为该病为（恶性）釉质瘤的前兆，但也许并非如此；另一些人则将不同于普通型骨性纤维结构不良（OFD）的疾病描述为釉质瘤的 OFD 亚型。
- 在儿童期缓慢生长而直至 15 岁，然后愈合或自发修复。
- 可呈局部侵袭性，切除后常会复发。

治疗

- 对于 15 岁以内的儿童，可针对假关节、明显的前弓畸形和/或已经骨折或有骨折风险的较大病灶进行手术治疗。
- 可行刮除、冷冻治疗和植骨，或行广泛切除和植骨。

其他要点

- 有人认为骨性纤维结构不良（OFD）是纤维结构不良的一个亚型，但此种观点并未被广泛接受。
- 其与釉质瘤的关系尚有争议，可能是两种不同的病变同时存在，也可能是两种相关的病变由良性变为恶性。根据 WHO 分类，有一种不同于普通型原发 OFD 的釉质瘤的 OFD 亚型，有报道其罕见的进展为釉质瘤。在影像学和组织学上区分 OFD 样釉质瘤和真性 OFD 都很困难。
- 发生在腓骨的 OFD 可侵犯腓骨全径。

鉴别诊断

- 釉质瘤：患者更年长，病变侵及范围更广、侵袭性更强。
- 纤维结构不良（FD）：为髓腔中心起病、骨皮质变薄（少有"皂泡样"表现）。
- 骨髓炎：临床表现不同，可有骨髓和软组织水肿，没有磨砂玻璃样改变。

王涛 译

¹⁵³ 推荐读物

1. Betsy M, Kupersmith LM, Springfield DS. Metaphyseal fibrous defects. J Am Acad Orthop Surg. 2004;12:89–95.
2. DiCaprio MR, Enneking WF. Fibrous dysplasia. Pathophysiology, evaluation, and treatment. J Bone Joint Surg Am. 2005;87:1848–64.
3. Fitzpatrick KA, Taljanovic MS, Speer DP, et al. Imaging findings of fibrous dysplasia with histopathologic and intra-operative correlation. AJR Am J Roentgenol. 2004;182:1389–98.
4. Frick MA, Sundaram M, Unni KK, et al. Imaging findings in desmoplastic fibroma of bone: distinctive T2 characteristics. AJR Am J Roentgenol. 2005;184:1762–7.
5. Kahn LB. Adamantinoma, osteofibrous dysplasia and differentiated adamantinoma. Skeletal Radiol. 2003;32:245–58.
6. Link TM, Haeussler MD, Poppek S. Malignant fibrous histiocytoma of bone: conventional x-ray and MR imaging features. Skeletal Radiol. 1998;27:552–8.
7. Ritschl P, Hajek PC, Pechmann U. Fibrous metaphyseal defects: magnetic resonance imaging appearances. Skeletal Radiol. 1989;18:251–9.
8. Taconis WK, Mulder JD. Fibrosarcoma and malignant fibrous histiocytoma of long bones: radiographic features and grading. Skeletal Radiol. 1984;11:237–45.
9. Weidner N. Review and update: oncogenic osteomalacia-rickets. Ultrastruct Pathol. 1991;15:317–33.

7 杂类肿瘤

本书的前几章阐述了具有相似的特定细胞类型的病变，其取决于病变的几种分化形式，包括骨性、软骨性和纤维性病变。在本章中，我们将阐述多种不同组织来源的病变，包括骨髓成分(淋巴瘤/白血病、骨髓瘤、Ewing 肉瘤、朗格汉斯细胞组织细胞增生症、骨巨细胞瘤和骨内脂肪瘤)、血管结构(血管瘤和血管肉瘤)、平滑肌(平滑肌瘤和平滑肌肉瘤)和脊索组织(脊索瘤)，也包括组织来源不能确定的肿瘤(孤立性或单房性骨囊肿、动脉瘤样骨囊肿和釉质瘤)。世界卫生组织(WHO)把骨肿瘤总共分为 10 个不同的种类，包括如下不同的分类即 Ewing 肉瘤/原始神经外胚层肿瘤、造血系统肿瘤、巨细胞肿瘤、脊索肿瘤、血管肿瘤、肌源性、脂肪源性、神经源性和上皮源性肿瘤，还包括未明确来源的肿瘤以及前几章提到的软骨性、骨性、纤维性和纤维组织性肿瘤。出于本书要达到的目标，我们把以上病变类别组合成一组成分多样的"杂类"分组，这是因为这类病变大部分都表现为非特异性的溶骨性病变。实际上，年龄、病变部位和临床表现被证明是鉴别这些病变最有帮助的因素，这与成骨性、软骨性和纤维性病变明显不同，后者的病变基质对表现其特征起到很重要的作用。本章所述的杂类肿瘤可进一步分类为的良性和恶性杂类病变。

良性	恶性
朗格汉斯细胞组织细胞增生症(LCH)	Ewing 肉瘤
骨内血管瘤	釉质瘤
骨巨细胞瘤(GCT)	脊索瘤
单纯性骨囊肿(SBC)	淋巴瘤
动脉瘤样骨囊肿(ABC)	非霍奇金淋巴瘤
骨内脂肪瘤	霍奇金淋巴瘤
	白血病
	血管肉瘤
	多发性骨髓瘤
	浆细胞瘤
	POEMS

156 **良性**

朗格汉斯细胞组织细胞增生症

别名

嗜酸性肉芽肿、组织细胞增生症 X、朗格汉斯细胞肉芽肿。

流行病学

- 相对少见,占所有骨病变的比例小于 1%。
- 80%~85% 年龄低于 30 岁。
- 男女比例为 2:1,超过 95% 的为白种人。

来源

- 为来源于骨髓前体朗格汉斯细胞的增生。
- 可能是肿瘤(过去被认为是免疫调节性疾病)。

发病部位

- 孤立性病变是弥漫性病变的 2 倍。
- 70% 的病变累计扁平骨,最常见于颅骨(25%)和骨盆(20%)。

临床表现

- 目前 WHO 将此病称为朗格汉斯细胞组织细胞增生症,分为 4 个亚类:①NOS;②单发型;③多发型;④弥漫型。学者们建议应废弃诸如嗜酸性肉芽肿、Letterer-Siwe 病、Hand-Schüller-Christian 病和弥漫性网状内皮细胞增生症等曾用的术语。定义朗格汉斯细胞组织细胞增生症(LCH)的首选方式是判断病变是累及单个部位(器官)还是为弥漫性病变。
- LCH 在过去曾被认为是三种临床综合征,其发病年龄越小,病情越严重。
  - Letterer-Siwe 病:为病情进展迅速的综合征,最常见于小于 3 岁的儿童,可累及多个内脏器官,包括手和足的任何骨均可受累,大部分于 1~2 年内死于败血症。
  - Hand-Schüller-Christian 综合征:为包含骨病变、糖尿病性尿崩症和突眼的三联征,颅骨受累率高于 90%,骨骼病变可广泛分布,预后可有不同,通常病程为较长期的,致死率达 10%~30%。
  - 骨嗜酸性肉芽肿(EGB):为成人单骨或少数骨发病,可为偶然发现,可有疼痛、压痛、肿胀、发热、ESR 升高,可有神经症状(椎体塌陷)、中耳炎或乳突炎(颞骨)及牙齿松动(下颌骨)。

影像特征

- 早期:为侵袭性穿透样溶骨灶,伴有层状骨膜反应。
- 中期:为边缘清晰的可有膨大的溶骨性病变,可有内骨膜贝壳样受侵、硬化缘、较厚的骨膜新生骨形成和软组织肿块(见 5%~10% 的病变中)。
- 晚期:可见外周硬化或片状弥漫性硬化(提示愈合)和成熟的骨膜新生骨。
- X 线片
  - 长骨:为骨干的溶骨性病变(79%)。
  - 颅骨:为 1~4cm 大小的溶骨性病变,呈"穿凿样"、特征性的斜面样边缘(由于内板和外板不相等的受累),在溶骨性病变的中心可有由残存骨组成的纽扣样死骨。
  - "洞中洞":多个小病变融合和重叠,从 157 而导致一个圆形溶骨灶叠加在另一病灶上。
  - 脊柱:严重的压缩被称为"扁平椎"或"银币样"表现(愈合时可恢复部分高度)。

–下颌骨/上颌骨："悬浮牙"，即牙齿被溶骨性病变包围。

• CT：适合于有骨骼重叠的区域，如脊柱和骨盆（图7.1）。

• MRI

–可显示X线或核素骨扫描上隐匿的病变。

–呈T1中低信号、T2不均质高信号。

–局灶性病变被广泛边缘不清的骨髓和软组织水肿所包绕（图7.2）。

–能显示病变的侵袭性，如骨皮质破坏、软组织肿块和线状骨膜T2高信号。

–可见明显的钆造影剂强化，包括病变外周的强化。

• 核素骨显像

–可显示未知病变的分布。

–活性表现各异（55%增加、35%正常及10%减低）（图7.3）。

恶性潜能

• 有单克隆起源的证据（即来源于共同的起源细胞，也是肿瘤的一个特征），但孤立性骨病变并不转移。

治疗

• 预后和治疗取决于就诊时疾病的范围和是否累及"危险"脏器（如肝、脾、肺和骨髓）。

• 孤立性病变可行保守治疗和随访，可自愈。

• 如果有症状或不稳定，可行刮除或切除，会出现复发。

• 放疗适合于较大的、逐渐增大的或椎体的病变。

其他要点

• 婴儿或儿童在骨盆或颅骨出现溶骨性病变时应考虑朗格汉斯细胞组织细胞增生症（LCH）。

• 溶骨性病变的快速进展和消失是其特征性表现。

• 骨扫描有助于与Ewing肉瘤相鉴别，后者很少为多发病灶。

鉴别诊断

• 孤立性、侵袭性的

–Ewing肉瘤：发生于较年轻的患者、软组织肿块较大。

–骨髓炎：可能难以鉴别。

–毛细血管扩张型骨肉瘤：为较大的膨胀

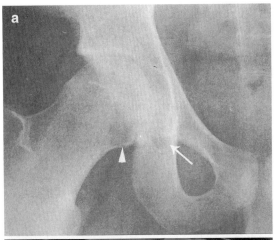
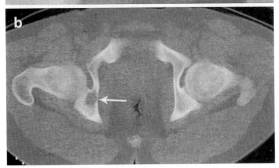

158 图7.1 朗格汉斯细胞组织细胞增生症。由于骨骼的重叠，后柱的局灶性溶骨病变（箭头所示）在髋关节X线片（**a**）中难以看清。股骨头内下方的溶骨灶（三角箭头所示）表明为正常的应力遮挡。轴位CT（**b**）清晰地显示了局灶性溶骨病变（箭头所示），无基质矿化，可见轻微的硬化缘和骨皮质中断。

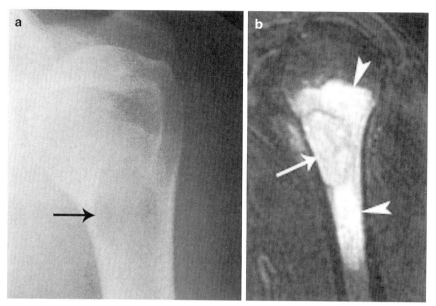

图 7.2 朗格汉斯细胞组织细胞增生症。X 线片(**a**)显示干骺端边缘清晰的溶骨性病变(箭头所示),无硬化缘。MR 抑脂 T2 加权像(**b**)显示局灶性病变(箭头所示)周围的大片骨髓水肿区(三角箭头所示),内侧的小范围软组织水肿区也可看到。

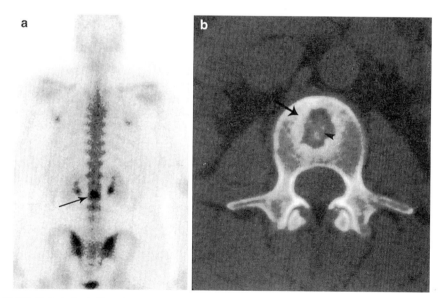

159 **图 7.3** 朗格汉斯细胞组织细胞增生症。核素骨显像(**a**)显示在腰 2 椎体的活性增强灶(箭头所示),与某个年轻成人患者的症状部位相符合。轴位 CT 图像(**b**)显示边缘清楚的溶骨性病变(箭头所示),伴周围反应性硬化和中心性死骨(三角箭头所示),符合朗格汉斯细胞组织细胞增生症。

性病变,可有液平面。
- 孤立性、边缘清晰的
  - 骨巨细胞瘤(GCT):呈膨胀性,可侵及

软骨下骨骺。
- 单纯性骨囊肿(SBC):为单房性囊性病变,无骨或软组织水肿,除非出现

骨折。

- 棕色瘤：存在甲状旁腺功能亢进症的其他表现。
- 动脉瘤样骨囊肿(ABC)：为膨胀性、多房性囊性病变，可有多发液平面。
- 纤维结构不良：为长病变，可有磨砂玻璃样密度，可能有骨膨胀。

● 孤立性、愈合期
- 非骨化性纤维瘤：呈分叶状，通常紧邻后侧皮质。

● 多灶性
- 与血源性骨髓炎难以鉴别，但多灶型朗格汉斯细胞组织细胞增生症(LCH)可有其他症状、体征和全身表现。

159 骨内血管瘤

别名

毛细血管海绵状、静脉或组织细胞样血管瘤，血管瘤。

流行病学

- 可见于10%的脊柱尸检中。
- 发病率随年龄增大而增加，大部分在40岁后发病。
- 男女比例为2:3。

来源

- 为由内皮细胞组成的腔隙所构成的良性错构瘤，大部分为毛细血管状或海绵状，罕见动静脉瘘。

发病部位

- 椎体、颅盖骨（尤其是额骨和顶骨）。

临床表现

- 绝大部分为无症状、偶尔发现。
- 脊柱附件的病变更易引起症状。
- 可膨胀或出现骨折（合并血肿），并压迫脊髓和(或)神经。
- 可在怀孕期间增大而导致脊髓压迫。

影像特征

160

- 椎体：为合并粗糙垂直竖条纹的局灶性溶骨病变，而条纹表明为增粗的垂直骨小梁（"条纹样"、"蜂窝样"或"圆点样"表现）(图7.4)。
- 扁平骨：为溶骨性病变，伴有特征性的

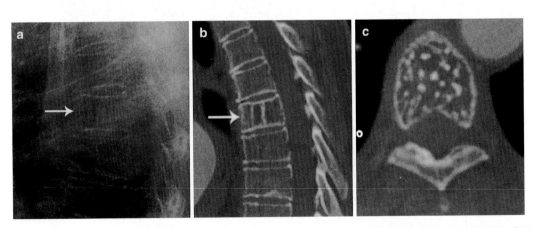

161 图7.4 X线片(**a**)和矢状位 CT 图像(**b**)显示与椎体血管瘤(箭头所示)相关的增粗的垂直骨小梁，被称为"条纹状"征。在轴位 CT 图像(**c**)中，这些增粗的骨小梁可有特征性的"圆点样"表现，这种表现连同外周的脂肪密度即为血管瘤的特征性表现。

放射状骨小梁形态,产生"轮辐样"、"网状"或"日光放射样"表现,可导致颅骨的轻微膨胀(外板大于内板)。

- 短管状骨:可为膨胀性的,与动脉瘤样骨囊肿(ABC)相似。

- 骨膜或骨皮质病变:有骨皮质破坏和骨膜反应。

- CT
  - 为脂肪密度,横断面上增粗骨小梁的"圆点状"表现可诊断血管瘤。

- MRI
  - 通常表现为源于脂肪成分的 T1 高信号和由于血流缓慢的 T2 高信号,而脊柱病变中 T1 高信号的存在则高度提示为血管瘤(图 7.5)。
  - 可见轻度到明显的钆造影剂强化。
  - 非典型性血管瘤亚型不表现为 T1 高信号,从而与其他病变不易鉴别,包括转移瘤。
  - 很少见到非典型性血管瘤破坏骨皮质

而侵及软组织,并有脊髓和神经根压迫的潜在可能。

- 核素骨显像
  - 常正常,可从不浓聚到中度活性增强。

恶性潜能

- 恶变为血管肉瘤很罕见。

治疗

- 大部分为偶然发现,不需治疗。

- 对脊柱压缩需手术治疗,可行术前血管造影和(或)栓塞。

- 对有疼痛或复发的椎体病变,需行放疗和(或)栓塞。

- 椎体成形术可治疗疼痛,但对长期缓解可能是无效的。

其他要点

- 血管瘤病:多发血管瘤或较大范围的血

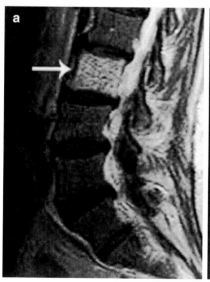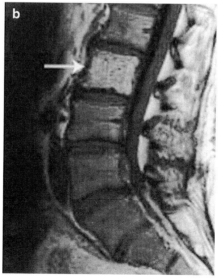

161 **图 7.5** MR 抑脂 T2 加权像(**a**)显示腰 3 椎体内非特异性的弥漫性高信号。MR T2 加权像(**b**)中可见腰 3 椎体呈高信号(来自脂肪),确诊为骨内血管瘤。注意轻微低信号的垂直条纹,表明为增粗的骨小梁。椎体内血管瘤也可表现为较小的局灶性圆形病灶。

管瘤。

髌骨。

鉴别诊断

- 血管肉瘤：大部分呈浸润性，不含脂肪。
- Paget 病（椎体）：骨质增粗、终板增厚、骨纹理不规则。
- 转移癌：无病变内增粗的骨小梁或脂肪。
- 朗格汉斯细胞组织细胞增生症：更常表现为椎体压缩性骨折（对血管瘤来说少见）和不含脂肪。
- 骨内脂肪瘤：多数可见特征性的中心性或环状钙化或骨化。

临床表现

- 疼痛、肿胀、压痛，可有邻近关节的活动受限。
- 5%~10%的患者可发生病理性骨折。

162

骨巨细胞瘤

别名

破骨细胞瘤。

流行病学

- 相对常见，占所有原发骨肿瘤的 4%~5%。
- 峰值发病年龄为 20~45 岁，在骨骼发育成熟后。
- 良性的男女比例为 1.5:1，侵袭性的男女比例为 3:1。

来源

- 由破骨细胞样巨细胞和肿瘤性单核细胞组成，可包含出血、坏死和 ABC 样区域。
- 可为原发性或继发性（表 7.1）。

发病部位

- 起自干骺端并侵及关节下骨骺或骨骺等同部位。
- 大多发生于长骨（75%~90%），最多见于膝关节周围（股骨远端、胫骨近端）。
- 也可见于桡骨远端、肱骨近端、骶骨和脊柱（椎体）。
- 少见于手和足、坐骨、肩胛骨、肋骨和

影像特征

- 为偏心性、边缘清晰的地图样溶骨破坏，可见非硬化的边缘，并位于干骺端中心，可侵及关节下骨（图 7.6）。
- 骨皮质变薄常见，20%~50%的患者可见膨胀和骨皮质穿透。
- 骨膜反应不常见。
- 可有假性骨小梁，而非真性分隔。
- 高达 44%的患者可见软组织肿块（在 CT 中）。
- 14%的患者可见继发性动脉瘤样骨囊肿（ABC），如果存在这种表现，则在 X 线表现更具侵袭性。
- 可发生病理性骨折（达 1/3）。
- 偶尔有较宽的移行区。
- Campannacci 定义了三种 X 线表现形式，但 X 线表现并不能反映组织学或临床行为。
    - Ⅰ型（静止性病变）：边缘清晰，可见明显的硬化缘，骨皮质受累少见。
    - Ⅱ型（活跃性病变）：边缘清晰，但无硬化缘，可见骨皮质变薄和膨胀；70%~80%的骨巨细胞瘤（GCT）为Ⅱ型。
    - Ⅲ型（侵袭性病变）：常伴有骨皮质破坏和软组织肿块（图 7.7）。
- CT
    - 可显示骨皮质的细节、骨膜新生骨、液平面，并可确认没有基质。
    - CT 中常可见外周硬化，发生于约 20%的患者。
- MRI

164 **表 7.1 含继发性巨细胞瘤的病变**

- 动脉瘤样骨囊肿(ABC)
- 单房性骨囊肿(UBC)
- 非骨化性纤维瘤(NOF)
- 软骨黏液样纤维瘤(CMF)
- 棕色瘤
- 软骨母细胞瘤
- 纤维结构不良及其亚型
- 骨母细胞瘤
- 巨细胞修复性肉芽肿

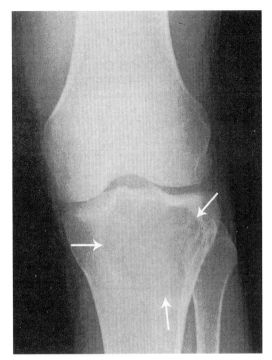

图 7.6 骨巨细胞瘤的典型表现(箭头所示):偏心性、165 边缘清晰的地图样溶骨性病变,居于干骺端中心并侵及关节下骨。绝大多数 GCT 无硬化缘。注意其内部的假性骨小梁,其既不是真性分隔也不是内部基质。

　　-最适于显示关节或周围软组织受累。

　　-为边缘清晰的病变,伴较薄的低信号缘。

　　-呈 T1 中低信号;绝大部分呈 T2 中低信号(由于含铁血黄素或纤维化的存在),但也可为 T2 不均质或高信号(图 7.8)。

　　-可能有囊性区和液平面(由于 ABC 的存在),后者呈 T2 高信号、T1 高或低信号。

　　-可见实性部分的轻度到明显的强化和囊性部分的边缘强化。

　　-病变周围的骨髓可见 T2 高信号并可强化,这是由于病变内高水平前列腺素所导致的炎症反应(图 7.9)。

　　-复发:呈结节样、肿块样的骨髓替代(并非弥漫性)。

- 核素骨扫描

　　-大多显示增强的血池和骨活性。

　　-49%的患者中可见"面包圈征",即由于反应性新生骨或充血而出现的边缘明显浓聚。

　　-由于充血偶尔可见邻近的关节或骨活性增强,但不应误诊为肿瘤的侵犯。

恶性潜能

- 绝大部分是良性,5%~10%或更少是恶性。

- 良性骨巨细胞瘤(GCT)呈局部侵袭性并可出现局部复发。

- "恶性 GCT"指一组具有恶性生物学行为并可出现肺转移灶的含有巨细胞的病变。在下表中有详细的说明,但这个概念最常用于指代先前的良性 GCT 的新发恶变(表 7.2)。

- 即使良性 GCT 在组织学上为良性,但仍有 2%~3%的病变是可远隔转移到肺的"良性转移性 GCT",外科手术切除肺部转移灶可提高生存率。转移灶没有核异型性,实际上可能是种植的。

- 临床、组织学或影像学特征均不能预测临床生物学行为。

- 恶变可自发出现,或于多次复发手术切除后发生,或于良性肿瘤放疗后出现,可恶变为纤维肉瘤、恶性纤维组织细胞瘤(MFH)和骨

164　表7.2　恶性骨巨细胞瘤(占所有 GCT 的 5%~10%或更少)

疾病	定义	特征
良性转移性 GCT	良性原发性 GCT,伴组织学上良性(无核异型性)的转移	良性 GCT 的肺转移可达 2%~5%,通常发生于初始诊断后 3~4 年 其影像学表现可为更具侵袭性的病变,如有软组织肿块的病变、复发在 1 次以上的病变和桡骨远端的病变 预后较好、生存期长、可切除,能自发消退,但偶可致死
普通型 GCT 的原发性新发恶变	良性原发性 GCT 发生肉瘤变,未曾接受过治疗	很少见,小于 1%
继发性恶性 GCT	在曾接受治疗的良性原发性 GCT 的基础上发生的肉瘤(需有先前的手术或放疗史)	其发生率在放疗剂量大于 40Gy 时高达 29%,通常在 5~8 年内 比原发性恶性 GCT 预后更差
破骨细胞(巨细胞)肉瘤	含有巨细胞的肉瘤	少见,预后更差 当与其他疾病如严重的 Paget 病相关时,比新发病变更常见

肉瘤。

治疗

- 骨巨细胞瘤(GCT)需要治疗,原因在于其发病于关节下并有发生病理性骨折的风险,尤其是较大的病变。

- 可行刮除和填充(C&P)、冷冻治疗或整块切除。考虑到其位于软骨下,最大的挑战在于如何避免行关节置换。

- C&P 的复发率为 40%~60%,常发生于 3 年内。

- 用甲基丙烯酸甲酯骨水泥(PMMA)而不是单纯的植骨填充 GCT 的空腔被认为可减少复发,可能是由于细胞毒性效应和/或高温。PMMA 周围小于 2mm 的 X 线溶骨区是正常的,而不是复发。

- 骨的复发表现为新出现的溶骨区(尽管术后早期 X 线片可显示不完全的融合或早期移植物的吸收),而周围软组织的复发可表现为软组织肿块的钙化。

- 由于会有迟发的复发/转移,故需要长期随访。

- 放疗有恶变为肉瘤的风险。

其他要点
164

- 局限于干骺端发病的非常少见,常发生于骨骼发育未成熟的患者。

- 多发性肿瘤很罕见(≤1%),某些与 Paget 病有关。

- 可有富含巨细胞的骨肉瘤、纤维肉瘤和恶性纤维组织细胞瘤(MFH),在病理上不应与恶性骨巨细胞瘤(GCT)相混淆。

鉴别诊断

- 原发性动脉瘤样骨囊肿(ABC):骨骼发育成熟后可侵及关节下骨端,常见于更年轻的患者,液平面是 ABC 的特征性表现,但骨巨细胞瘤(GCT)可有继发性 ABC,而在 ABC 中没有明显的实性部分。

- 棕色瘤:类似于 GCT,也被认为是"破骨细胞瘤",需寻找其他病变和甲状旁腺功能亢进症的其他征象。

- 软骨下囊肿或骨内腱鞘囊肿:有硬化缘,呈 T2 高信号。

- 骨髓瘤和转移瘤:发生于更年长的患者。

- Brodie 脓肿:有明显的外周硬化。

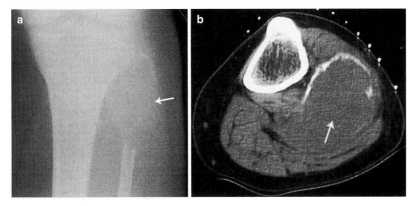

图 7.7 X 线片(**a**)显示腓骨近端的骨巨细胞瘤(箭头所示),伴有明显的骨膨胀和骨皮质破坏。轴位 CT 图像(**b**)更好地显示了骨皮质破坏的程度并可见软组织肿块的存在(箭头所示)。这表明为 Campannacci Ⅲ 型病变。

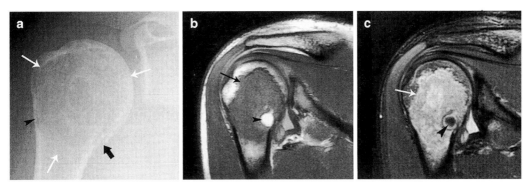

166 **图 7.8** X 线片(**a**)显示骨巨细胞瘤(箭头所示)为地图样溶骨性病变,居于肱骨干骺端中心并侵及骨骺。尽管 GCT 通常是偏心生长,但较大的病变可充满整个骨质而显得像中心发病。注意轻度的内骨膜贝壳样受侵(三角箭头所示)和病理性骨折(粗箭头所示)。骨巨细胞瘤(箭头所示)在 MR T1 加权像(**b**)中边缘清晰并与肌肉信号相等,而小圆形 T1 高信号灶(三角箭头所示)则代表局灶性脂肪。在 MR 增强后 T1 抑脂加权像(**c**)中,GCT 呈不均质的内部强化,而在 T1 高信号脂肪灶(三角箭头所示)周围呈边缘强化。

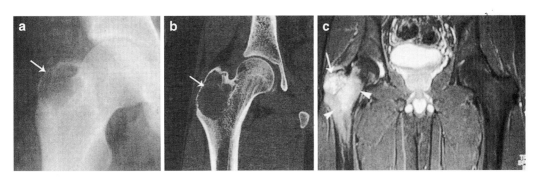

图 7.9 X 线片(**a**)显示居于大转子中心的边缘清晰的溶骨性破坏(箭头所示),其发生于骨骼发育成熟的患者。骨巨细胞瘤可发生于如大转子一样的骨突处和其他骨骺等同部位。CT(**b**)更好的描绘了病变的边缘和可见细微的骨皮质穿透(箭头所示)。此病变(箭头所示)在 MR 抑脂 T2 加权像(**c**)中呈不均质的高信号,但 GCT 在 T2 加权像中由于含铁血黄素或纤维化的存在而可呈低信号。注意明显的骨髓反应性水肿表现(三角箭头所示),其出现是由于某些 GCT 中较高的前列腺素水平所致。

- 透明细胞软骨肉瘤：形态更圆，存在软骨样钙化，且发生于骨骺。

单纯性骨囊肿

166

别名

孤立性骨囊肿、单房性骨囊肿、青少年骨囊肿、原发性骨囊肿

流行病学

- 占所有活检骨肿瘤的 3%。
- 大多数小于 20 岁（85%）。
- 男女比例为 3:1。

来源

- 为内壁覆衬间皮细胞的单腔病变，其内充满浆液性或血浆性液体。
- 发病机制不明：形成于儿童期，可能由于骨骺生长缺陷或静脉梗阻所致，并非肿瘤。

发病部位

167

- 为长骨干骺端中心性发病，可向骨干移行。
- 90%的病变发生于肱骨近端、股骨近端和胫骨近端。
- 如果发病年龄超过 20 岁，则多见于髂骨、跟骨和距骨。

临床表现

- 大多数无症状，少数可有局部疼痛和肿胀。
- 50%甚至更多的病例首发症状为病理性骨折。

影像特征

- 为干骺端中心起病的边缘清晰的溶骨性地图样骨破坏，可侵及骺板，可有轻微骨膨胀或无骨膨胀。

- 边缘光滑或呈轻度分叶状，可有薄层硬化缘。
- 无基质矿化或骨外软组织肿块。
- 与动脉瘤样骨囊肿（ABC）不同的是，其宽度不超过相邻骺板的宽度，且除非合并病理性骨折，否则没有骨膜反应。
- "落叶征"：骨折碎片落入囊肿的下垂部分，说明其为充满液体的病变，这对单纯性骨囊肿有诊断价值（图 7.10）。
- "折叶征"：骨折碎片仍附着于骨膜上，但向囊肿内折叠。
- 病理骨折可导致生长停滞或股骨头坏死。
- CT
  - 为均一液体，CT 值为 15~20。
  - 可有液平面或液–气平面（骨折后气泡会出现于病变的最顶端）。
  - CT 有助于识别落叶征。

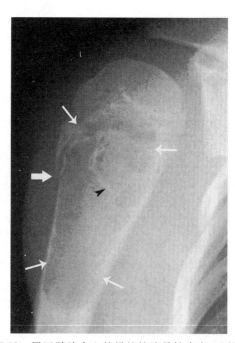

图 7.10 居于髓腔中心的局灶性溶骨性病变，可见骨皮质变薄和轻度骨膨胀（箭头所示）。骨骺尚未闭合并可见病理性骨折（粗箭头所示），其中心的线状高密度影（三角箭头所示）代表了患者处于仰卧位时下垂的"落叶征"。

168

- MRI
  - 为均一液体信号,可有液–液平面(但通常只有一个)(图 7.11)。
  - 呈 T1 中低信号、T2 均匀高信号,合并薄层低信号边缘,并可见薄层的周缘钆造影剂强化(图 7.12)。
  - 合并骨折时成像较复杂:可伴出血和较多混杂信号,病灶内可见间隔、液平面及较厚的周缘强化(可达 1cm)。

- 核素骨显像
  - 如无骨折可为正常。
  - 周缘活性增强而中心无活性。

恶性潜能

极罕见。

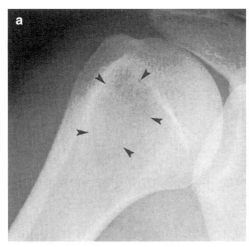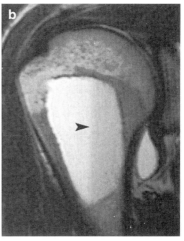

图 7.11　X 线片(**a**)显示肱骨近端合并薄层硬化缘的轻微溶骨灶(三角箭头所示),这符合单纯性骨囊肿的表现。在 MR 抑脂 T2 加权像中(**b**),该病变由单房组成并可见一个液平面(三角箭头所示),上层的液体较单一并呈 T2 高信号,下层的液体含有血液或其他蛋白质性成分而呈 T2 低信号(患者为健侧卧位)。

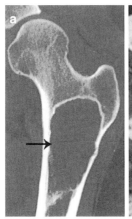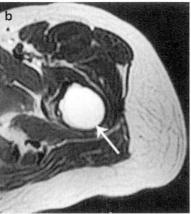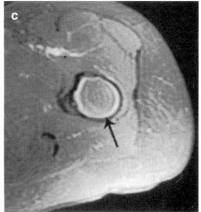

169　**图 7.12**　X 线片(**a**)显示股骨近端典型的单纯性骨囊肿(箭头所示),为干骺端髓腔中心起病,可见薄层硬化缘且无"基质"矿化。病变(箭头所示)在 MR T2 加权像中呈均匀高信号(**b**)。轴位增强 T1 抑脂加权像(**c**)显示病灶中心无强化而周缘强化(箭头所示),由单一囊腔构成。

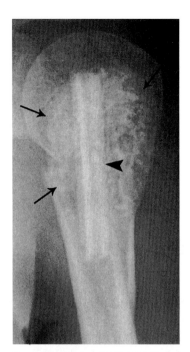

图 7.13 单纯性骨囊肿行刮除植骨治疗，其空腔以碎骨粒(箭头所示)和一段腓骨干(三角箭头所示)填充。

治疗
- 可自愈，或为自发，或为骨折后。
- 刮除和植骨，复发率低(10%~20%)。
- 病变内注射类固醇类药物：有效率为70%~95%。

其他要点
- 单房性提示本病变由单一囊腔构成。
- 可能需要多方位的 X 线片来确切地辨别"落叶征"，可行正位和斜位像，透视或 CT 也可供选择。

鉴别诊断
- 动脉瘤样骨囊肿(ABC)：偏心生长，膨胀明显，通常伴有坚实的骨膜反应，呈多房性和多个液-液平面。
- 内生软骨瘤：呈分叶状轮廓，发生在手足之外的内生软骨瘤应可见软骨样基质。
- 纤维结构不良：呈磨砂玻璃样密度，缺乏骨小梁，没有"落叶征"(需警惕：纤维结构不良的囊肿亚型)。
- 骨巨细胞瘤(GCT)：可侵及软骨下骨，骨骺已闭合。

动脉瘤样骨囊肿
170

别名
多房性血性囊肿、巨细胞修复性肉芽肿。

流行病学
- 占所有活检原发骨肿瘤的 1%。
- 大多数为 5~20 岁。
- 男女比例相等。

来源
- 为非肿瘤，病因不明，可能源于骨内静脉梗阻或动静脉瘘，可与创伤相关。
- 可为原发性(约 70%)，也可继发于其他良性或恶性骨肿瘤(表 7.3)。

发病部位
- 大多发生于干骺端并呈偏心性生长。
- 大多发生于长骨即股骨、胫骨及肱骨。
- 也可发生于脊柱(常见于附件，胸椎>腰椎>颈椎>骶椎)、骨盆和手。

临床表现
- 疼痛和肿胀。
- 10%~20%的患者可有病理性骨折。
- 脊柱病变可导致脊髓压迫和神经症状。

影像特征
- 为明显膨胀的多房性地图样溶骨性病变，边缘清晰，但少有或没有硬化缘(图 7.14)。
- 呈偏心性生长，但较大的病变可表现为中心性生长。
- 骨皮质明显变薄，可完整存在却在 X 线

171　表7.3　包含继发性动脉瘤样骨囊肿的病变

良性病变
- 棕色瘤
- 软骨母细胞瘤
- 软骨黏液样纤维瘤
- 朗格汉斯细胞组织细胞增生症
- 纤维结构不良
- 巨细胞修复性肉芽肿
- 血管瘤
- 骨巨细胞瘤
- 非骨化性纤维瘤
- 骨母细胞瘤
- 单纯性骨囊肿

恶性病变
- 血管肉瘤
- 软骨肉瘤
- 纤维肉瘤
- 血管内皮瘤
- 恶性纤维组织细胞瘤
- 毛细血管扩张型骨肉瘤

片中不可见。

- 完整的或合并病理性骨折的动脉瘤样骨囊肿(ABC)均可见到(层状或坚实的)骨膜新生骨。
- 少数可合并骨外软组织肿块。
- 在儿童中,病变可累及或穿过骺板,导致骨骺早闭或成角畸形。
- 可跨过椎间盘累及多个椎体。
- 如为继发性 ABC,可出现其原发骨病变的证据。
- CT
  - 可有助于显示 X 线片中见不到的骨皮质(图 7.15)。
  - 可显示因血液成分分层而出现的内部分隔和液–液平面(图 7.16)。
- MRI
  - 呈 T1 和 T2 混杂信号,并可见多个液–

液平面(下层液体因含高铁血红蛋白而呈 T1 高信号),还可见周缘和内部分隔的钆造影剂强化。
- 核素骨显像
  - 无特异性,64%的病变可出现周缘浓聚,其他的则表现为弥漫性均匀浓聚。

恶性潜能

- 为有局部复发倾向的良性病变。
- 极少数关于恶变的报道尚存争议。
- 可作为继发性 ABC 而见于恶性肉瘤,特别是骨肉瘤;怀疑为继发性 ABC 时可行活检。

治疗
171
- 罕有自愈倾向。
- 刮除术或冷冻手术辅以植骨,有时可行边缘或广泛切除,可在术前行栓塞治疗。
- 刮除术后复发率不一(20%~70%),复发多发生于术后 2 年内。
- 少数切除不彻底、侵袭性强和/或复发的动脉瘤样骨囊肿(ABC)可予低剂量放疗,但在儿童中存在抑制骨骼生长的风险。

其他要点

- 大体病理呈"充满血液的海绵状结构"表现。
- 液–液平面是动脉瘤样骨囊肿(ABC)的特征性表现,但并非特异性表现(表 7.4)。
- 有争议的动脉瘤样骨囊肿(ABC)的实性亚型被称为巨细胞修复性肉芽肿,多见于手足的短管状骨。

鉴别诊断

- 骨巨细胞瘤(GCT):膨胀较轻微,可侵及软骨下表面,为实性成分,很少有硬化缘,无

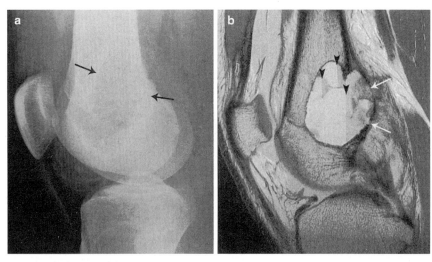

172　**图 7.14**　X 线片(**a**)显示动脉瘤样骨囊肿(ABC)呈地图样溶骨性病变，为干骺端偏心起病，有薄层硬化缘(箭头所示)。MR PD 加权像(**b**)显示其特征性的多个液–液平面(三角箭头所示)，并伴有动脉瘤样骨膨胀及后侧骨皮质变薄(箭头所示)。

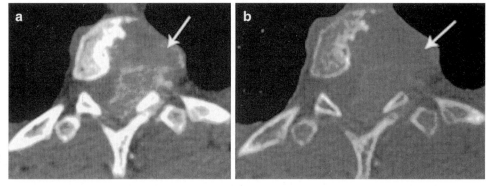

图 7.15　轴位 CT 软组织窗(**a**)及骨窗(**b**)显示的位于胸椎的动脉瘤样骨囊肿(ABC)。病变(箭头所示)呈多房性、地图样溶骨性改变(箭头所示)，其中部分高密度区为血液成分。脊柱的动脉瘤样骨囊肿(ABC)可导致脊髓受压及神经症状，其更常发生于附件且最常见于胸椎。

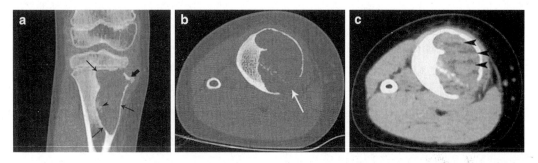

图 7.16　冠状位 CT 图像(**a**)显示发生于儿童的动脉瘤样骨囊肿(ABC)(箭头所示)，可见沿病灶边缘内表面的骨膜下反应骨的薄壳(三角箭头所示)，还可见提示骨折的干骺端骨皮质的变形(粗箭头所示)。轴位 CT 图像(骨窗)(**b**)显示骨皮质明显膨胀和变薄，胫骨后内侧的骨皮质无矿化(箭头所示)，但骨膜仍完整。CT 图像(软组织窗)(**c**)显示多个液–液平面(三角箭头所示)，提示其多发性内部分隔形成。

171　表 7.4　鉴别诊断：合并液平面的溶骨性病变

- 单纯性骨囊肿合并骨折
- 动脉瘤样骨囊肿
- 骨巨细胞瘤：累及软骨下骨
- 软骨母细胞瘤：骺端中心起病
- 骨母细胞瘤：多见于脊柱附件
- 毛细血管扩张型骨肉瘤：厚壁，并有成骨

骨膜反应。

- 单纯性骨囊肿(SBC)：中心而非偏心起病，膨胀极轻微，呈单房结构，只有合并骨折时才会出现骨膜新生骨，落叶征和气泡征具有诊断意义。
- 非骨化性纤维瘤(NOF)：膨胀较轻微，无液-液平面。
- 血友病性假性肿瘤：合并血友病的其他临床及影像学征象。

173　## 骨脂肪瘤

别名

骨内脂肪瘤、骨化性脂肪瘤、骨旁脂肪瘤。

流行病学

- 不足原发骨肿瘤的 0.1%，但有人认为其更为常见。
- 10~80 岁。
- 男女比例为 1.6:1。
- 骨旁脂肪瘤亚型：非常少见，占所有脂肪瘤的 0.3%，大多数患者的诊断年龄为 40~60 岁，男女比例为 9:7。

来源

- 为由成熟脂肪细胞构成的良性肿瘤，可含有纤维或血管组织。
- 有观点认为，多数骨内脂肪瘤实际上是原发的骨梗死或正常密度的脂肪组织，而并非真性肿瘤。

- 骨旁脂肪瘤(曾被称为骨膜脂肪瘤)：为与软组织脂肪瘤相同的亚型，但起自骨的外表面，并与骨膜相连。

发病部位

- 位于髓腔，少数位于骨皮质内或沿骨表面起病。
- 股骨近端、跟骨、髂骨、胫骨、腓骨为最常见部位。
- 骨旁脂肪瘤通常沿长骨骨干起病。

临床表现

- 常为无症状、偶然发现。
- 可有疼痛，多为偶然发作，但可由骨内压力变化或缺血所致。
- 病理性骨折少见。
- 骨旁脂肪瘤通常无症状，但可表现为包块或导致神经压迫，并可出现继发性肌肉萎缩。

影像特征

- 为地图样溶骨性病变，边缘清晰锐利，移行带较窄，外周为薄或厚的硬化缘。
- 57% 的病例可见特征性的中心性或环状钙化或骨化(图 7.17)。
- 特异性改变：发生于跟骨体的中心性或环状钙化。
- Milgram 组织病理学分期(与影像学相关)
  - 1 期：仅见活性脂肪细胞；呈溶骨性，边缘清晰，常有轻度膨胀性重塑形，可见外周骨嵴。
  - 2 期：部分脂肪坏死及钙化；中心性或外周性钙化或骨化。
  - 3 期：脂肪坏死，合并少许钙化、形态不一的囊性变，纤维性增生及反应性编织骨——纤维性增生及囊性退变被骨化缘、脂肪以及最外层的骨化或纤维囊包裹，形成特征性的"牛

眼"征。

- CT
  - 可根据脂肪密度来诊断(CT值小于-100~-60HU)。
  - 由于缺少细胞成分，可略低于正常脂肪性髓腔的密度。
  - 可有中心性液化及中心性或外周性钙

化或骨化。

- MRI
  - 与骨髓及皮下脂肪信号相同，呈T1高信号/T2中等信号，不被钆造影剂所强化(图7.18)。
  - 脂肪瘤的T1信号有时比髓内脂肪略高。

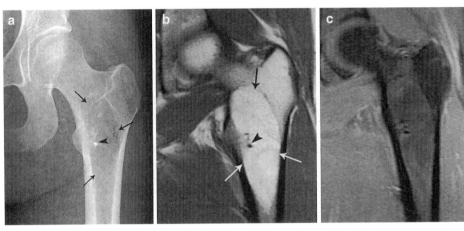

174 **图7.17**　X线片(**a**)显示股骨近端的骨内脂肪瘤(箭头所示)，表现为边缘清晰的地图样溶骨性病变，可见薄层硬化缘，注意其特征性的中心性钙化(三角箭头所示)。病变(箭头所示)在MR T1加权像(**b**)中呈高信号，而其中心的低信号钙化(三角箭头所示)则来自脂肪的坏死。病变内脂肪信号在频率选择性T1抑脂加权像(**c**)中被选择性抑制，这确证了T1高信号为脂肪成分，而非出血或含蛋白质的液体。

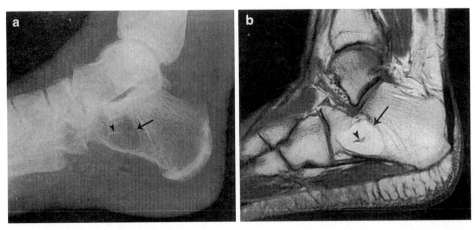

175 **图7.18**　X线片(**a**)显示跟骨体的骨内脂肪瘤(箭头所示)，而跟骨体为常见发病部位，其中心高密度灶(三角箭头所示)符合脂肪坏死后的中心性钙化或骨化。鉴别诊断包括单纯性骨囊肿和动脉瘤样骨囊肿(ABC)。脂肪瘤(箭头所示)在MR T1加权像(**b**)中呈高信号，频率选择性T1抑脂加权像可确证此病变内容物为脂肪而非出血或含蛋白质的液体。

–并非只有脂肪信号才能诊断,T2 高信号的液化及低信号的钙化或骨化也较常见。

- 核素骨显像:无浓聚或中度浓聚。
- 骨旁脂肪瘤:其表现具有诊断意义。病变呈分叶状的外生溶骨性脂肪性包块,毗邻骨皮质生长,可有不同程度的骨皮质增厚或骨膜反应以及骨受侵或弓状畸形;病变在 X 线片中可见;与骨软骨瘤的区别在于病变的髓腔与宿主骨不相通;MRI 最有利于制订术前计划。

治疗

- 无需治疗,如有症状可行刮除植骨。
- 骨旁脂肪瘤:完整手术切除,如有神经卡压应避免拖延而导致不可逆的神经损伤,罕有复发。

恶性潜能

- 可忽略不计,肉瘤变极为罕见(个案报道)。
- 骨旁脂肪瘤:无恶变报道。

其他要点

有个案报道,多发性骨内脂肪瘤有时与高脂蛋白血症相关。

鉴别诊断

- 骨梗死:无骨膨胀,边缘迂曲(相对于圆滑边缘)。
- 单纯性骨囊肿(跟骨):无中心性钙化,为液性成分而非脂肪。
- 动脉瘤样骨囊肿(跟骨):更为膨胀,多见于跟骨后侧和跖侧。
- 软骨母细胞瘤(跟骨):通常毗邻距下关节。
- 假性肿瘤(跟骨):无囊性成分或中心性钙化。

恶性
175

Ewing肉瘤

别名

Ewing 瘤、周围神经上皮样瘤、周围神经母细胞瘤、Askin 瘤。

流行病学

- 为第二常见的儿童骨与软组织肉瘤,仅次于骨肉瘤。
- 大约 80%的患者小于 20 岁,其峰值发病年龄为 10~15 岁。
- 男女比例相等。
- 多见于白人,极少见于黑人或亚裔儿童。

起源

- 为伴有不同程度神经外胚层分化的圆细胞肉瘤(未见于 Ewing 肉瘤,可见于原始神经外胚层肿瘤或 PNET)(表 7.5)。
- Ewing 肉瘤家族(Ewing 肉瘤、非典型性 Ewing 肉瘤、原始神经外胚层肿瘤 PNET,Askin 瘤或胸肺部恶性小细胞肿瘤)均有相同的染色体异位。

发病部位

- 干骺端偏干多于骨干。
- 任何含有红骨髓的骨,包括股骨、髂骨、肱骨和胫骨、腓骨、肋骨和中轴骨。
- 初发时常为单发(90%)。

临床表现
176

- 疼痛、肿胀,偶伴局部发热。
- 可出现全身症状,出现转移时尤为显著,包括发热、血沉增高、体重下降、贫血及白细胞增多。

177 **表 7.5 小圆细胞肿瘤**

- 退分化滑膜肉瘤
- 结缔组织增生性小圆细胞肿瘤
- Ewing/PNET
- 髓母细胞瘤
- 间叶性软骨肉瘤
- 神经母细胞瘤
- 非霍奇金淋巴瘤
- 横纹肌肉瘤
- 小细胞骨肉瘤

- 易误诊为骨髓炎。

影像特征

- X 线片常低估病变范围。
- 为长骨干骺端偏干或骨干及扁平骨的穿透样或虫蚀样溶骨性病变，伴侵袭性骨膜反应和巨大软组织肿块(图 7.19)。
- 可见反应骨，从而造成溶骨和硬化混合性表现，或偶可见明显的硬化性表现。

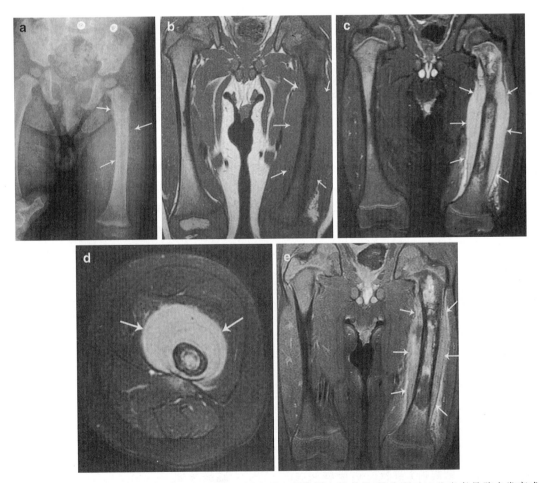

178 **图 7.19** Ewing 肉瘤。X 线片(**a**)显示股骨干的穿透样溶骨和硬化混合性病变(箭头所示)，此患者骨骼未发育成熟。MR 冠状位 T1 加权像(**b**)和抑脂 T2 加权像(**c**)显示正常骨髓信号的广泛替代和起源于骨的巨大软组织肿块(箭头所示)。与其他圆细胞病变(淋巴瘤、骨肉瘤)一样的是，即使没有明显的骨皮质破坏，也会形成巨大的软组织肿块(箭头所示)，正如 MRI 轴位抑脂 T2 加权像所见(**d**)。冠状位增强后 MR 影像(**e**)显示骨与软组织成分的不均质强化(箭头所示)。(Images courtesy of Dr. Daniel Siegal, Detroit, Michigan.)

- 常见不规则的骨皮质变薄和破坏。
- 85%有骨膜反应,通常为层状或葱皮样,也可为立发状/日光放射状、Codman 三角。
- 病理性骨折发生率为 10%~15%。
- "骨皮质的碟形压迹"继发于软组织肿物的外部压力和骨膜表面的破坏,若同时伴有穿透样病变和肿块,碟形压迹高度提示 Ewing 肉瘤的可能。
- 原始神经外胚层肿瘤(PNET):骨骺受累、病理性骨折及转移较 Ewing 肉瘤更常见。
- CT
  - 可显示骨破坏、骨髓密度的改变、骨膜新生骨形成和软组织肿块。
- MRI
  - 为显示髓内累及范围、软组织肿块、预测可切除性、同一骨或邻近骨的跳跃转移灶(比骨肉瘤少见)以及评价治疗反应的最佳方式(图 7.20)。
  - 病变呈 T1 中低信号、T2 混杂中高信号。
  - 边缘不清,明显的反应性水肿可造成对髓内累及范围的过高估计。
  - 立发状骨膜新生骨表现为 T2 低信号的条纹。
  - 动态造影剂增强有助于鉴别快速强化的肿瘤和反应性髓腔内水肿及非肿瘤

性软组织水肿。
  - 在治疗后,动态增强有助于鉴别残余活性肿瘤(早期快速增强)和坏死。
- 核素骨显像
  - 为非特异性活性增强(即使 X 线片上的硬化并不显著),可有助于检测转移灶,血池相可见软组织肿块。
  - ⁶⁷镓–柠檬酸盐显像活性增强,可显示软组织成分,并可用于监测治疗反应。
  - FDG PET 在检测转移灶方面高度敏感,并可显示治疗反应。
- 分期检查:原发部位的 X 线片和 MRI、胸部 X 线片和胸部 CT、骨扫描、骨髓活检,还有全血细胞计数(CBC)、红细胞沉降率(ESR)和化学。

恶性潜能

- 为高度恶性,但生存率和保肢手术率大大提高。
- 就诊时约 25%的病例出现肉眼可见的转移(肺多于骨、骨髓),且几乎所有病例均有微转移灶。
- 5 年生存率:初诊时 55%~70%为局灶者,而转移者近 25%。
- 治疗后 20 年在放射野发生继发性骨肉瘤的风险增高(10%~30%)。

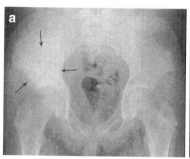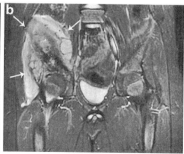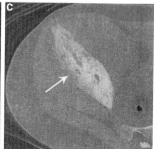

图 7.20　X 线片(**a**)显示表现为巨大溶骨和硬化混合性病变得右髂骨 Ewing 肉瘤(箭头所示),伴有侵袭性骨膜新生骨形成。软组织肿块的侵及范围(箭头所示)在 MR 抑脂 T2 加权像中显示最佳(**b**)。轴位 CT 图像(**c**)则能更好地显示骨的穿透和破坏范围。(Images courtesy of Dr. Daniel Siegal, Detroit, Michigan.)

治疗

- 新辅助化疗、切除原发肿瘤(可能的情况下保肢)、术后化疗,如担心外科边界则可行术前或术后放疗。
- 30%~40%表现为局灶性 Ewing 肉瘤的患者会发展为复发性疾病。

其他要点

- Ewing 肉瘤可穿越骶髂关节。
- 极少数情况下,Ewing 肉瘤的软组织亚型可于骨外发病。

鉴别诊断

- PNET:骨骺受累、病理性骨折及转移较 Ewing 肉瘤更常见,另外在影像学上难以鉴别。
- 骨髓炎和朗格汉斯细胞组织细胞增生症:影像学基本上难以鉴别,且可有相似的临床表现,与 Ewing 相比少有较大的软组织肿块。
- 淋巴瘤:难以鉴别,可发生于相同年龄的患者,且常有软组织肿块。
- 转移性神经母细胞瘤:发生于更年轻的患者,常小于 5 岁。

179 釉质瘤

别名

颌骨外釉质瘤、长骨釉质瘤、青少年骨皮质内釉质瘤和血管网状细胞瘤。

流行病学

- 少见,占所有原发骨肿瘤的 0.1%~0.5%。
- 中位年龄为 25~35 岁。
- 男性多于女性(稍多)。

起源

- 为在纤维性和纤维骨性基质中包含纤维上皮细胞的低度恶性肿瘤。

- 可分为两型:①经典型;②骨纤维结构不良样。
- 发病机制:上皮细胞在胚儿发育期内陷于骨或骨膜。

发病部位

- 90%发生于胫骨,几乎均位于前侧骨皮质。
- 近 10%可伴有同侧腓骨病变。
- 骨干向干骺端偏干发展。

临床表现

- 肿胀、伴或不伴疼痛,持续数月至数年。
- 有触痛、质硬且固定的包块。

影像特征

- X 线片(图 7.21)
  - 狭长的边缘清晰的溶骨和硬化混合性病变,居于胫骨前侧骨皮质中心,沿骨干或干骺端偏干以分叶状边缘生长。
  - 病变较大,80%的病变长度超过 5cm。
  - 大多侵及髓腔内松质骨,可有软组织肿块(见于 9%的病例)。
  - 可有内部分隔、外周硬化、骨皮质增厚、膨胀性重塑形和板层或实性骨膜反应。
  - 圆形溶骨灶可有磨砂玻璃样改变。
  - "锯齿状"骨皮质破坏为特征性表现。
  - 同一骨可有多灶性卫星病变(表现为病变被插入的骨皮质所分隔,但组织学却显示病变是相连续的)(图 7.22)。
  - 生长速度可以很慢。
- CT:可更好地显示溶骨和硬化区域及骨皮质的异常。
- MRI
  - 为术前计划显示髓内和软组织受累的范围。
  - 呈 T1 中低信号、均匀或不均质的 T2

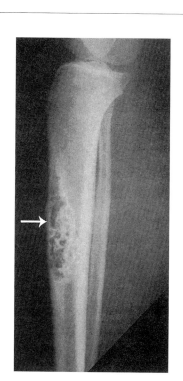

180 **图 7.21** 典型的釉质瘤（箭头所示）表现为狭长的、边缘清晰的溶骨和硬化混合性病变，并居于胫骨前侧骨皮质中心。肿瘤包含多个圆形溶骨灶，伴有磨砂玻璃样表现和"锯齿状"骨皮质破坏。

高信号，可见显著的局灶性钆增强。

● 核素骨显像：活性增强。

恶性潜能

● 为低度恶性、局部侵袭性。

● 经典型：12%~29%转移至区域淋巴结和肺。

● OFD 样釉质瘤不转移，但复发后则可转化为经典型并可转移。

● 10 年生存率为 10%~65%。

治疗

180

● 广泛的整块切除和植骨。

● 局部复发和肺转移可出现于术后数年，因此需要进行长期的临床和影像学随访。

其他要点

● 现在认为釉质瘤和下颌骨成釉细胞瘤是两个独立的疾病。

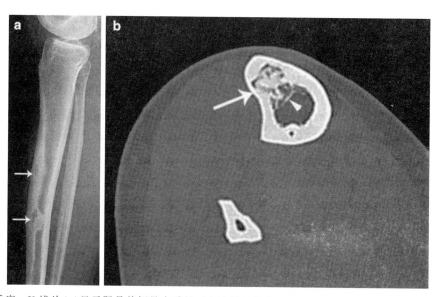

181 **图 7.22** 釉质瘤。X 线片（**a**）显示胫骨前侧骨皮质的两个溶骨和硬化混合性病变。同一骨内的多灶性病变（箭头所示）虽表现为各自独立，但在组织学中却是连续的。轴位 CT 图像（**b**）显示病变（箭头所示）中心居于前侧骨皮质中心并侵及髓腔内松质骨（三角箭头所示）。

●任何胫骨前侧骨皮质病变，即使其很小、无侵袭性表现、症状轻微或无痛性生长，也需考虑鉴别釉质瘤。

●行活检时，鉴于经典型釉质瘤的带状组织学表现(大量的上皮位于中央而稀疏的上皮位于外周)，肿瘤中心部位的取材对于鉴别经典型和OFD样釉质瘤很重要。

鉴别诊断

●骨性纤维结构不良：见于更年轻的患者(釉质瘤很少发生于骨骺闭合前)，通常边缘清晰且破坏较少，除非病变巨大。

●纤维结构不良：在髓腔内更为居中。

●非骨化性纤维瘤：见于更年轻的患者，表现为病变向髓腔内的膨胀。

●骨髓炎：可有类似表现，但可见死骨和骨膜新生骨形成。

脊索瘤

流行病学

●占所有原发恶性骨肿瘤的1%~4%。

●大多数确诊年龄为40~70岁。

●男女比例为2:1。

起源

●为起源于胚胎期脊索残迹的低至中度恶性肿瘤，包含"空泡样"细胞和细胞内黏液样物质。

●可分为三种类型：普通型、软骨样和退分化。

发病部位

●常见于脊柱，可位于脊索的任何部位(图7.24)。

●60%位于骶尾部，25%位于蝶骨-枕骨-鼻骨(主要为斜坡)。

●居于椎体中心，通常不累及后侧附件及

椎间盘，常位于硬膜外。

临床表现

●症状与部位及范围有关。

●生长缓慢，常为持续数月至数年的非特异性症状。

●蝶-枕部：可有头痛、视神经和颅神经麻痹、继发于垂体受压的内分泌功能异常，可类似于小脑脑桥角肿瘤或引起鼻塞和出血。

●脊柱：可有神经或脊髓压迫。

●骶尾部：可有下腰痛和感觉异常、肛门直肠或膀胱功能障碍，直肠指诊可触及。

影像特征

●为中轴骨孤立的、膨胀性的、极具破坏性的溶骨性病变，位于中线，伴有软组织肿块并常有残存骨(图7.23)。

●边缘不规则，呈贝壳样改变。

●可见硬化缘、基质钙化、病理性骨折。

●常合并较大的分叶状软组织肿块和局部软组织浸润，肿块可侵及多个椎体节段，但不侵犯椎间盘。

●可位于旁正中，可表现为骨硬化。

●CT：可更好地显示骨性边缘和残存骨碎片。

●MRI

－为较大的破坏性病变，可有软组织肿块、分叶状边缘、推挤(而非侵犯)肠管和膀胱。

－呈非特异性T1中低-高信号、不均质T2高信号，可有T1高信号的病灶和T2低信号的分隔，钆剂增强后呈不均质强化。

－如为黏液样，则呈T2极高信号。

●核素骨显像：中心为放射性缺损，而外周活性增强。

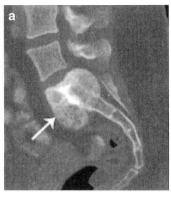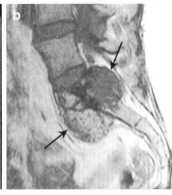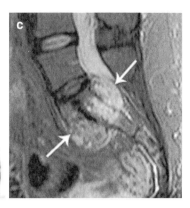

182 图 7.23 脊索瘤。矢状位 CT 图像(**a**)可见居于骶 1 中心的脊索瘤向前侧及后侧膨胀,病变通常为溶骨性破坏,但如此例所见也可有硬化(箭头所示)。病变的部位、膨胀性表现、MR T1 加权像(**b**)和抑脂 T2 加权像(**c**)中的不均质信号(黑箭头所示和箭头所示)均支持诊断。一般来说,强化可强弱不等。

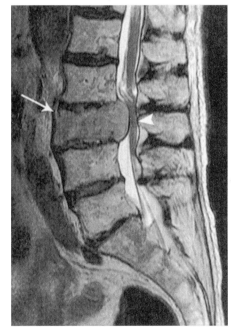

183 图 7.24 虽然脊索瘤最常见于斜坡和骶骨,但仍可发生于脊索残迹行径的任意部位,此处即位于腰 3 椎体内(箭头所示)。注意骨的膨胀及对腰骶神经根的压迫(三角箭头所示)。

恶性潜能

- 生长缓慢,呈局部侵袭性,常有局部复发。
- 远期预后差。

治疗

- 应行积极的手术切除和放疗,转移灶则采用化疗。
- 由于其所处部位和浸润性边缘,完全切除有困难。
- 远隔转移出现较晚,部位为肺、骨、淋巴结和皮肤。

其他要点

- 罕见情况下,脊索瘤仅表现为软组织肿块而无骨受累。

鉴别诊断

- 软骨肉瘤:可有"弧形和环形"的软骨样钙化(但脊索瘤也可有少见的软骨样亚型)。
- 转移瘤:转移瘤的软组织肿块较少见。
- 浆细胞瘤:骨扫描较少表现为阳性。
- 骨髓炎、淋巴瘤:具有相似的影像,临床资料可有助于鉴别。

淋巴瘤

别名

网状细胞肉瘤、淋巴肉瘤,原发性非霍奇

183

金淋巴瘤、霍奇金淋巴瘤、骨恶性淋巴瘤、骨淋巴瘤。

流行病学

- 骨原发性非霍奇金淋巴瘤罕见,在所有原发恶性骨肿瘤中所占比例不足5%。
  - 大多数为弥漫大B细胞淋巴瘤,老年患者居多,男性多于女性。
  - 诊断需要有无远隔软组织或淋巴结受累的证据,也有人认为是诊断后6个月内应无骨外或淋巴结受累。
- 非霍奇金淋巴瘤(NHL)的继发性骨骼受累(转移)发生于10%~20%的成人和20%~30%的儿童,常于首发表现之后。
- 骨原发性霍奇金淋巴瘤极为少见,但继发性受累可出现于播散性疾病中。
- 骨原发性NHL远多于骨原发性霍奇金淋巴瘤。

起源

- 非霍奇金淋巴瘤(NHL)为一组不同种类的肿瘤系列,大多数为大细胞。
- 霍奇金淋巴瘤常起自淋巴结组织,伴有迟发性血行播散,以Reed-Sternberg细胞为特征。

发病部位

- 原发非霍奇金淋巴瘤(NHL):长骨(股骨、胫骨)、骨盆、肋骨和椎体。
- 通常为骨干,接近干骺端。
- 继发NHL:中轴骨。

临床表现

- 可无症状。
- 疼痛和肿胀。
- 全身性症状(发热、体重减轻)很少见于原发NHL。
- 25%可出现病理性骨折。

影像特征

- 原发性NHL
  - 如无骨皮质破坏则X线片可近乎正常。
  - 接近长骨末端的溶骨性病变最为常见,常较大且边缘不清,也可为溶骨—成骨混合性病变(图7.25)。
  - 病理性骨折和软组织肿块常见。
  - 骨膜反应常见,既可为侵袭性,也可为非侵袭性。
  - 死骨可见于16%的骨原发淋巴瘤。
  - 可穿越关节播散,是少有的有此特性的肿瘤之一。
- 继发性NHL
  - 为单发,更常见的为多发溶骨性病变,伴不清晰的边缘和虫蚀样或穿透样骨破坏。
  - 可有邻近软组织的浸润。
  - 硬化罕见(更常见于霍奇金淋巴瘤)。
- 霍奇金淋巴瘤
  - 10%~25%病例可有X线表现。
  - 常见于脊柱、骨盆、肋骨、股骨、胸骨,为多灶性或孤立性病变。
  - 呈硬化性、溶骨性或混合性。
  - "象牙质样椎体"——为弥漫性硬化。
- Burkitt淋巴瘤:面骨受累是其特征。
- 治疗的肌肉骨骼并发症
  - 化疗(包括类固醇药物)引起的骨坏死,在治疗后1~3年出现。
  - 甲氨蝶呤性骨关节病:可有疼痛、骨质减少、骺线早闭、干骺端高密度带和骨折,病因不明。
- CT:可显示骨破坏、早期骨皮质受侵、死骨和软组织肿块(图7.26)。
- MRI
  - 可最准确的确定髓内和软组织受侵范围。

184

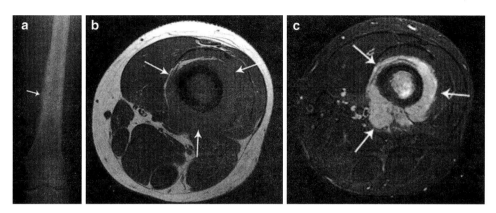

185　**图 7.25**　股骨远端正位 X 线片(**a**)显示远端骨干密度增高和侵袭性骨膜新生骨形成(箭头所示)。大多数淋巴瘤为溶骨性,但也有一小部分表现为硬化。本图的密度增高也可能是由于前侧和后侧骨表面的骨膜新生骨形成的重叠所致。MR 轴位 T1 加权像(**b**)和抑脂 T2 加权像(**c**)显示正常的髓内脂肪被肿瘤所替代(箭头所示)。肿瘤均匀的自中心部位"渗出"骨外并侵入周围软组织。软组织肿块伴有极细微骨皮质破坏是淋巴瘤的一个特征,亦可见于其他圆细胞病变。

–可见局灶性或弥散性骨髓受累(即使X线片正常也可有广泛累及),伴或不伴软组织肿块。

–T1 中与肌肉信号相同或稍高,而 T2 常比肌肉信号高而与脂肪等信号,但可见稍低或不均质 T2 信号,可见肿瘤周围和反应性骨髓水肿,强化表现强弱不等。

–肿瘤穿透或"渗透"骨皮质而进入软组织,仅伴有少量的骨皮质破坏,这高度提示淋巴瘤或其他圆细胞肿瘤的可能(可能是由于其沿跨皮质血管播散,或是由于破骨细胞因子的作用)(图7.25)。

●核素骨显像:即使是 X 线表现阴性时也常为阳性。

恶性潜能

●为恶性肿瘤,骨皮质穿透、病理性骨折和软组织肿块提示预后不良。

185　**治疗**

●骨原发淋巴瘤通常对放化疗联合治疗

敏感(总反应率为 94%),5 年的生存率为 61%。

其他要点

●真正的原发骨病变考虑为 Ⅰ 期非霍奇金淋巴瘤,而当骨病变合并其他部位病灶时,则考虑为Ⅳ期。

●原发性多灶性骨淋巴瘤:为尚有争议的好发于膝关节周围骨的疾病,如病变位于股骨远端、胫骨近端和颅骨,则考虑此诊断(少见的转移形式)。

鉴别诊断

●Ewing 肉瘤、骨髓炎、朗格汉斯细胞组织细胞增生症:均为难以鉴别的圆细胞病变。

●转移瘤、浆细胞瘤:呈穿透样或虫蚀样表现,但骨膜反应少见。

●Paget 病("象牙质样椎体"):椎体膨大、骨皮质和骨小梁增厚。

186

白血病

流行病学

●ALL(急性淋巴细胞白血病):儿童和青

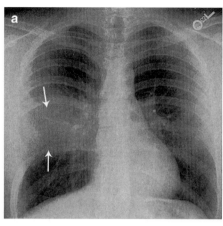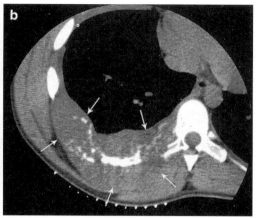

186 **图 7.26** X 线片(**a**)可见右侧第八肋受到破坏(箭头所示),并可见由于软组织肿块而造成的与右中肺重叠的高密度软组织。经过第八肋的轴位 CT(**b**)显示广泛的骨破坏,并可见周围的软组织肿块(箭头所示)。

少年。

• AML(急性粒细胞白血病):青少年和年轻成人。

• CLL(慢性淋巴细胞性白血病):成人。

• CML(慢性粒细胞白血病):大于 25 岁的成人。

• 毛细胞白血病:为少见的 B 细胞肿瘤,占所有白血病的 2%,通常累及中年人。

• 所有亚型均为男性稍多见。

起源

• 为累及骨髓及外周血的不同类群的淋巴样肿瘤。

发病部位

• 不定:在粒细胞白血病中,绿色瘤导致的溶骨性病变依次常见于颅骨、脊柱、肋骨、胸骨。

临床表现

• 发热、出血、乏力、淋巴结病、肝脾肿大,骨髓细胞系和全血细胞计数(CBC)发生改变,易出现感染。

影像特征

• ALL
  – 呈弥漫性骨质减少。
  – 为局灶性虫蚀样或穿透样溶骨病变,并可见由于骨膜下白血病细胞而出现的骨膜新生骨。
  – 儿童:干骺端溶骨带(表 7.6),或者是由于骨质疏松(较窄且边缘锐利),或者是由于白血病浸润(较宽、不规则且界限不清)和生长停滞。
  – 可有病理性骨折和骨梗死。

• AML、CLL 和 CML 187
  – 呈弥漫性骨质减少和局灶性溶骨病变。
  – 绿色瘤(粒细胞肉瘤):为可导致溶骨病变或软组织肿块的粒细胞团块(AML>CML)。
  – 骨髓纤维化造成骨髓硬化症:通常作

表 7.6　鉴别诊断:干骺端溶骨带 187

• 正常变异
• 白血病
• 转移性神经母细胞瘤
• 代谢性疾病:佝偻病和坏血病
• 经胎盘感染(梅毒)

为白血病的前期而见于粒细胞和巨核细胞系,儿童期罕见。

- MRI
  - 骨髓被弥漫性或局灶性界限不清的 T1 中低信号和 T2 抑脂中高信号所取代,常伴有少许造影剂强化。
  - 当存在基线红细胞生成性骨髓(儿童)和正常骨髓强化(7 岁以下儿童的椎体)时,评估可有困难(图 7.27)。
  - 现已采用 T1、STIR 和造影剂增强模式来监测肿瘤对化疗的反应。
  - 绿色瘤:表现各异,边缘可清晰或模糊,呈 T1 中低信号、T2 中高信号及明显的造影剂强化。

治疗

- 所有亚型均采用化疗进行治疗,AML 和 CML 则采用骨髓移植。
- ALL——5 年生存率大于 70%;AML——可获得良好缓解,但仅有少数可达到 5 年后无疾病生存;CLL——化疗,结果各异,可进展为原始细胞危象。

鉴别诊断
在影像上很难与其他圆细胞病变相鉴别。

血管肉瘤

别名
血管内皮瘤、恶性血管内皮瘤、高度恶性血管内皮瘤、血管肉瘤、血管内皮肉瘤、血管纤维肉瘤、上皮样血管肉瘤。

流行病学
- 极少发生于骨(较软组织更为少见)。
- 几乎平均分布于 10~80 岁,男女比例相等。

起源
- 肿瘤新生血管伴有恶性内皮细胞。

发病部位
- 最常见于长骨(60%)和中轴骨(主要为脊柱)。

188

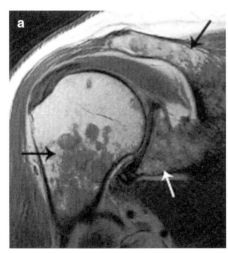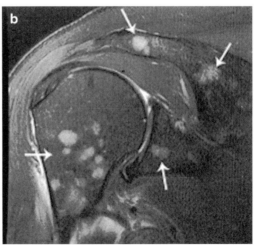

图 7.27 白血病性沉积物可表现为骨髓内的多发局灶性病变(箭头所示),其在 MR T1 加权像(**a**)中与肌肉等信号,而在抑脂 T2 加权像(**b**)中呈高信号。白血病也可造成更为弥漫的浸润。当存在基线红细胞生成性骨髓时,评估可有困难。

● 约 1/3 为多发。

临床表现

● 局部疼痛和肿胀,偶有病理性骨折。

影像特征

● 无特异性,不能区分良恶性。

● 为一个或多个位于或接近骨端的大小不一的溶骨性病变,常有侵袭性,伴软组织肿块。

● 呈"蜂窝样"或"洞中洞"样表现的簇状多中心病变提示血管性肿瘤的可能(图 7.28)。

● 较小的低度恶性病变通常界限清楚并有硬化缘。

● 血管肉瘤(AS)可与骨梗死、之前的放疗相关。

● 推荐行骨骼检查,原因在于其多发病灶的高发病率和病理性骨折的风险。

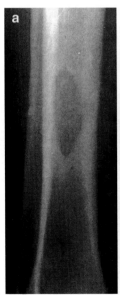
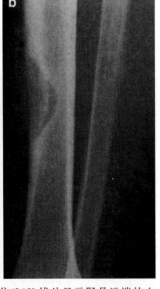

189 **图 7.28** 正位(**a**)和侧位(**b**)X 线片显示胫骨远端的血管肉瘤。较小的病变通常界限更清晰,且为低度恶性时可有外周硬化,但较大的病变可表现出较强的侵袭性。血管肉瘤亦可出现类似于骨内血管瘤的呈 "蜂窝样"或"洞中洞"样表现的簇状多中心病变。

● 血管造影:高密度清晰染色区域提示为早期灌注和分流。

● CT:无特异性。

● MRI
　－为非特异性浸润性病变, 不同于血管瘤的是其不含有脂肪成分。
　－可见明显迂曲的高流空(所有序列中呈低信号)或低流空(T2 高信号)血管,周边更多见,这一点高度提示血管性病变的可能。

● 核素骨显像:活性增强。

恶性潜能

● 血管肉瘤是侵袭性恶性肿瘤,常见局部复发和远隔转移(肺、骨和淋巴结);高度恶性的总生存率不足 20%。

治疗

● 通过手术切除、放疗和辅助化疗来进行治疗。

其他要点

● Kasabach-Merritt 综合征:为伴有血小板减少症和紫癜的血管瘤、血管内皮瘤或血管肉瘤的联合症,伴有血管内凝血、出血倾向和继发于反复关节积血的关节病。

● 细针抽吸或活检常难以诊断血管性病变并增加出血的风险。

鉴别诊断
189
● 血管瘤:少有浸润性边缘,并可见脂肪过度生长。

● Kaposi 肉瘤、转移瘤、骨髓瘤:MRI 中缺乏明显的血管影像。

● 杆菌性血管瘤病: 可见于艾滋病(AIDS),通常伴有皮肤病变、全身症状和骨膜反应。

- 囊状血管瘤病:可有类似表现,但内脏受累常见,好发于脊柱。

多发性骨髓瘤

别名

浆细胞骨髓瘤、孤立性骨浆细胞瘤、硬化性骨髓瘤,多神经病、POEMS。

流行病学

- 为最常见的骨原发恶性肿瘤。
- 大多数患者的发病年龄为 50~70 岁。
- 少见于 40 岁以下人群(<10%)。
- 男女比例相等。

起源

- 为浆细胞的肿瘤性单克隆增殖,起源于骨髓,但可浸润其他组织,骨髓瘤细胞产生破骨细胞刺激因子从而导致骨吸收。

发病部位

- 可累及任何骨,但中轴骨最常见。
- 主要累及含有成人造血骨髓的骨骼,包括椎体、肋骨、颅骨、骨盆、股骨、锁骨和肩胛骨。
- 少见于肘关节和膝关节以远(仅 10%)。

临床表现

- 骨痛,最常见于腰部和胸部。
- 常出现病理性骨折。
- 可有虚弱、乏力、发热、体重减轻、出血、细菌感染、压缩骨折导致的神经症状或浆细胞的软组织浸润。
- 可有肾功能不全、高黏血症和来自淀粉样变性的症状。
- 可有贫血、高钙血症、碱性磷酸酶升高、发生于 99%患者血清或尿的单克隆 M 成分高峰和发生于 75%患者血清的单克隆轻链(本周蛋白)。

- 孤立性骨浆细胞瘤(SPB):为孤立性骨髓瘤病变,患者的平均年龄较多发性骨髓瘤小 10~15 岁, 男性发病率为女性的 2 倍,50%~60%的 SPB 患者在初次放疗后进展为多发性骨髓瘤且多在 4 年内,起病时的血清学检查可为阴性, 最初的检查应包括脊柱 MRI 或全身 PET/CT 来评估多发病变。

- POEMS 综合征(多发性神经病、内脏巨大症、内分泌病、单克隆 γ 球蛋白血症和皮肤改变):男性多于女性, 比多发性骨髓瘤(MM)更多见于年轻患者, 也被称作硬化性骨髓瘤,骨病变可为单发或多发。尽管病变可为溶骨和硬化混合性表现、极小的硬化表现或仅如薄层硬化缘一样的极少硬化成分,但 97%的病变在 X 线片中仍可见少许骨硬化成分。生存期长于骨髓瘤,而治疗依病灶的范围而采用放疗或化疗。

- MGUS(意义未定的单克隆 γ 球蛋白血症):患者血液中单克隆蛋白升高,但无其他表现或症状,19%的患者 10 年内进展为侵袭性。

影像特征

- 四项 X 线表现:弥漫性骨质减少、弥漫性骨髓瘤病(多发性溶骨病变)、硬化性骨髓瘤和浆细胞瘤。
- 起病时有 12%~25%的患者有全身性骨质减少,但无可见的局灶性溶骨病灶。
- 呈典型的多发性较小的大小均一且边缘清晰的"穿凿样"溶骨性病变,直径可达 5cm,可导致内骨膜贝壳样受侵(鼠咬征)及小直径骨的膨胀,无硬化缘或骨膜新生骨形成(图 7.29)。
- 80%的患者骨骼检查异常。
- 可有椎体压缩骨折,严重者可出现"扁平椎"。
- 少于 3%的病变为纯硬化性,通常但不总是与 POEMS 综合征相关。
- 少于 3%的病变有弥漫性硬化,可类似

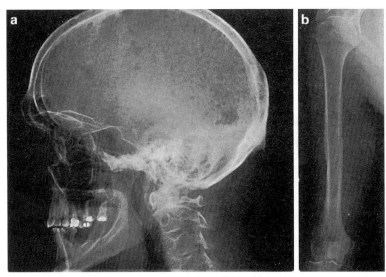

192 **图 7.29**　颅骨 X 线片(**a**)显示多发性较小的边缘清晰的"穿透样"溶骨性病变,无硬化缘,为多发性骨髓瘤的典型表现。肱骨正位 X 线片(**b**)显示因骨髓瘤而出现的无数较小的"穿透样"溶骨性病变。这种伴有骨皮质内隧道样改变的表现可能很难与严重的骨质疏松相鉴别,但应提示考虑进行针对骨髓瘤的实验室检查。

于成骨性转移瘤、淋巴瘤、肥大细胞增多症、肾性骨营养障碍和骨髓纤维化。

- 孤立性浆细胞瘤:为单发性较大的膨胀性皂泡样溶骨性病变,边缘表现各异,有时可伴有增厚的骨小梁、硬化、钙化或骨化及软组织肿块。如果发生于脊椎,则可出现塌陷、侵及椎体或跨越邻近椎体。
- 检查项目:包括肱骨和股骨的 X 线骨骼检查、骨髓穿刺/活检,对于伴有骨痛但 X 线阴性的患者应行 CT、MRI 或者 PET/CT。
- CT:可显示某些 X 线片中未显示的病变。
- MRI
  - 总体较 X 线片、骨扫描或 CT 更敏感(但在肋骨不如 X 线片敏感)。
  - 四种表现(可共存)。
    - 正常。
    - 局灶性病变:T1 信号常与肌肉相等或稍低,除非因出血而呈较高信号;个别病灶可为 T2 低或高信号;病变呈弥漫性强化;与转移瘤表现相同

(图 7.31)。
    - 混杂性病变:由于无数 T1 低信号灶而呈混杂信号(图 7.30)。
    - 弥漫性病变:呈均匀性异常的骨髓信号。
  - 治疗后反应为①无强化、伴或不伴病变消退;②病变信号由 T2 高信号转变成 T2 低信号。
- 核素骨显像:通常正常,仅有少部分病变可被检测到。
- FDG PET/CT 扫描
  - 为活性增强的溶骨性病变。
  - 高度敏感,治疗后反应呈活性减低。

恶性潜能

- 恶性,难以治愈。
- 尽管进行治疗,部分患者仍快速进展,而其他患者却并非如此。
- 中位生存期为 3 年,10 年生存率为10%。
- 孤立性病变预后较好。

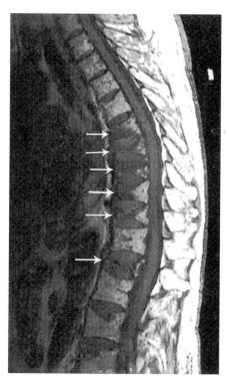

图 7.30 MR 矢状位 T1 加权像显示广泛的骨髓浸润和多发性压缩骨折(箭头所示),包括一些完全被压扁的扁平椎。这个年龄段的正常骨髓应该为 T1 加权像高信号,而影像中显示的所有椎体中的细小低信号点状灶则与多发性骨髓瘤相关。

治疗

● 自体造血细胞移植。

● 化疗,常包括类固醇类药物。

● 双膦酸盐可用于治疗骨质吸收。

其他要点

● Durie-Salmon 分期系统包括作为肿瘤细胞群测量方法的骨骼检查结果,同时结合其他标准:Ⅰ 期——无全身性骨病变;Ⅱ 期——或 Ⅰ 期,或 Ⅲ 期;Ⅲ 期——进展性溶骨性病变。更新的国际分期系统现在用于明显的有症状的骨髓瘤。

● 锁骨远端、肩峰、肩盂和鹰嘴的受累及颅骨的多发性孤立病变在骨髓瘤中较转移瘤更常见。

鉴别诊断

● 溶骨性转移瘤:很少呈孤立分布及大小均一,且不会出现与多发性骨髓瘤一样的不连续内骨膜贝壳样改变,在脊柱好发椎弓根而非椎体,骨扫描常呈阳性。

● 棕色瘤:伴发于甲状旁腺功能亢进症的其他表现。

● 骨巨细胞瘤、动脉瘤样骨囊肿(ABC)、骨母细胞瘤:见于更年轻的患者,骨母细胞瘤可有基质矿化。

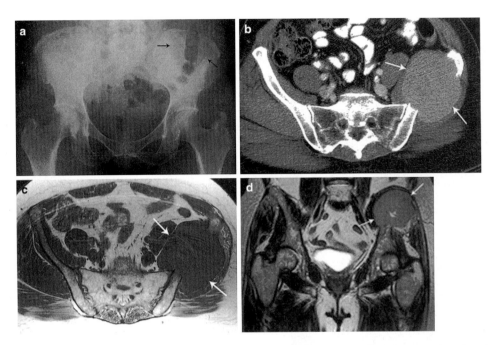

193 **图 7.31** X 线片(**a**)中所见的左髂骨浆细胞瘤(箭头所示)较大，但却很难发现。中轴骨是浆细胞瘤的常见发病部位，原因在于其总有红骨髓。轴位 CT 图像(**b**)显示浆细胞瘤整个累及范围，为界限清楚的肿块，较肌肉信号高(箭头所示)。注意骨内边缘清晰的"穿透样"边缘，无硬化缘。浆细胞瘤(箭头所示)在 MR T1 加权像(**c**)中与肌肉等信号，而在 T2 加权像(**d**)中呈相对较低信号并稍许不均质。

杨发军　刘巍峰　孙扬　译

推荐读物

1. Antonescu CR, Erlandson RS, Huvos A. Primary leiomyosarcoma of bone: a clinicopathologic, immunohistochemical, and ultrastructural study of 33 patients. Am J Pathol. 1997;21(11):1281–94.
2. Delorme S, Baur-Melnyk A. Imaging in multiple myeloma. Eur J Radiol. 2009;70(3):401–8.
3. Grier HE. The Ewing family of tumors. Pediatr Clin North Am. 1997;44:4.
4. Guermazi A, Feger C, Pusselot P, et al. Granulocytic sarcoma (chloroma): imaging findings in adult leukemia. AJR Am J Roentgenol. 2002;178:319–25.
5. Hecht AC, Gebhardt MC. Diagnosis and treatment of unicameral and aneurysmal bone cyst in children. Curr Opin Pediatr. 1998;10:87–94.
6. Ishida T, Iijima T, Kikuchi F, et al. A clinicaopathological and immunohistochemical study of osteofibrous dysplasia, differentiated adamantinoma, and adamantinoma of long bones. Skelet Radiol. 1992;21:493–502.
7. Kleer CG, Unni KK, McLeod RA. Epithelioid hemangioma of bone. Am J Surg Pathol. 1996;20(11):1301–11.
8. Mankin HJ, Hornicek FJ, Ortiz-Cruz E. Aneurysmal bone cyst: a review of 150 patients. J Clin Oncol. 2005;23:6756–62.
9. McClain KL. Langerhans cell histiocytosis, Juvenile xanthogranuloma and Erdheim-Chester disease. Basow DS, editor. UpToDate. Waltham, MA: UpToDate; 2011.
10. Meyers SP, Hirsch Jr WL, Curtin HD, et al. Chordomas of the skull base: MR features. AJNR Am J Neuroradiol. 1992;13:1627–36.
11. Mulligan ME, McCrae GA, Murphey MD. Imaging features of primary lymphoma of bone. AJR Am J Roentgenol. 1999;173:1691–7.
12. Murphey MF, Faribarn KJ, Parman LM, et al. Musculoskeletal angiomatous lesions: radiologic–pathologic correlation. Radiographics. 1995;15:893–917.
13. Murphey MD, Nomikos GC, Fleming D, et al. Imaging of giant cell tumor and giant cell reparative granuloma of bone: radiologic pathologic correlation. Radiographics. 2001;21:1283–309.
14. Propeck T, Bullard MA, Lin J. Radiologic-pathologic correlation of intra-osseous lipomas. AJR Am J Roentgenol. 2000;175:673–8.
15. Stull MA, Kransdorf MJ, Devaney KO. Langerhans cell histiocytosis of bone. Radiographics. 1992;12(4):801–23.

8 骨转移瘤

　　转移瘤是最常见的骨肿瘤,其发生率是原发骨肿瘤的 20 倍, 而且骨转移瘤有多种多样的影像学表现,很难进行鉴别诊断,尤其是 40 岁以上且患有已知原发恶性肿瘤的患者更是如此。当肿瘤细胞从原发部位脱落并迁移到远隔部位并在这些部位黏附和生长时,即形成转移性病变。恶性肿瘤细胞最常通过血行转移,但也可通过淋巴系统转移或直接蔓延生长。肿瘤细胞为了生长必须能够①从原发部位转移出来并存活,且②一旦到达继发部位,形成肿瘤自身血供。因此,绝大多数骨转移瘤发生于脊柱和骨盆,而这些部位有高血运的红骨髓;反之,转移瘤却很少发生在手和足的骨,因为这些部位充满脂肪性骨髓。除了丰富的血液供应外,肿瘤细胞也会产生或刺激多种生长因子生成以利于其在继发部位的种植、生存和生长。

　　根据肿瘤造成的骨吸收和骨形成的相对量,骨转移瘤可分成溶骨性、硬化性或混合性。当骨吸收占优时,即产生溶骨性病变,占骨转移瘤的 75%;反之,当骨形成占优时,即产生硬化性病变。大多数病变内骨吸收和骨形成同时存在,但通常其中之一占优。对于硬化性病变,可见的密度增高可以为肿瘤造成的间质性骨形成和宿主骨的修复机制造成的反应骨形成的共同作用。反应骨形成在某种程度上可发生于所有骨转移瘤中,包括溶骨性转移瘤;但在破坏严重和增长迅速的肿瘤中,却没有足够的时间形成 X 线片上可见的硬化骨。

　　下文介绍了各种恶性肿瘤导致的骨转移瘤的最常见表现和特点,但与医学中的很多事情一样,总会存在例外。例如,虽然前列腺癌通常出现硬化性(成骨性)转移瘤而肾细胞癌出现溶骨性转移瘤,但在极少数情况下可出现相

溶骨性转移瘤(75%)

肾

肺

乳腺

甲状腺

胃肠道

硬化性转移瘤(15%)

前列腺

精原细胞瘤

乳腺

宫颈

卵巢

类癌

膀胱

骨肉瘤

溶骨和硬化混合性转移瘤(10%)

乳腺

肺

反的情况,而有时溶骨性病变在治疗后也可变成硬化性病变。

因子 β(TGFβ)和甲状旁腺激素相关性蛋白可能刺激破骨细胞活性。

196 一般特点

流行病学

- 通常大于 40 岁。
- 在美国每年新增癌症患者 1 500 000 例。
- 每年有 600 000 名患者死于癌症,其中 2/3 发生骨转移。
- 30%的恶性肿瘤患者会发生骨转移。
- 乳腺癌、前列腺癌、肺癌、肾癌和甲状腺癌发生的骨转移占所有骨转移的 80%。
- 前列腺癌占男性骨转移的 60%。
- 乳腺癌占女性骨转移的 70%。
- 大多数转移瘤出现在原发肿瘤诊断后 2 年内。

来源

- "种子和土壤"学说:某些癌细胞(种子)会生长在适宜的器官环境(土壤)中。
  - "好种子":容易转移到骨的恶性肿瘤包括乳腺癌、前列腺癌、肺癌、肾癌、甲状腺癌和结肠癌。
  - "坏种子":很少转移到骨的恶性肿瘤包括头颈肿瘤、胰腺癌、肝癌、食管癌、胃癌、子宫癌和卵巢癌。
  - "好土壤":有利于转移的部位包括红骨髓(肋骨、脊柱、骨盆和长骨近端)、肺和肝。
  - "坏土壤":不利于转移的部位包括脂肪性骨髓(骨远端)、放疗后骨、肌肉、心脏、胃肠脏器和子宫。
- 197 需要的生长因子和丰富血供。
  - 血管生成需要转移灶大于 2mm。
  - 血管内皮生长因子(VEGF)、转化生长

发病部位

- 转移瘤好发于富含造血骨髓的部位。转移瘤很少发生在脂肪性骨髓或者放疗后骨,是因为这些部位的血供较差。
- 在前列腺癌中, 转移瘤通过无瓣膜的 Batson 静脉丛转移至骨盆及脊柱。
- 脊柱、肋骨、颅骨和骨盆是转移瘤最常发生的部位,其次为股骨和肱骨。
- 脊柱转移瘤好发部位依次为腰椎、胸椎、颈椎。
- 椎弓根受累应高度怀疑转移瘤,但这通常来源于椎体转移瘤的蔓延生长。
- 膝关节或肘关节以远的孤立性转移瘤罕见。
- 50%的手或足转移瘤来源于肺癌、肾癌或乳腺癌。
- 生殖系统恶性肿瘤可直接侵犯骨。
- 发生于小转子和胸骨的病变高度怀疑转移性疾病。

临床表现

- 疼痛,表现为钝痛和酸痛。
- 体重减轻。
- 可无症状、偶然发现,或在对已知恶性肿瘤的影像学随访中发现。
- 对于罹患已知恶性肿瘤的患者,任何微小创伤导致的骨折都应怀疑发生转移。
- 为评估预防性内固定的必要性,需要评估和报告病理骨折的风险。
- 尽管已有几种适用于长骨的标准,但对于病理骨折风险的评估很难直接获得。
  - Fidler(1981 年):骨折风险随骨皮质受累周径的增加而增加。骨皮质受累不足 50%时的骨折风险为 2.3%,50%~

70% 时的骨折风险为 60%，超过 75% 时的骨折风险则为 80%。

- Harrington(1986 年)：对溶骨性病变需行内固定，当肿瘤累及骨的横径超过 50%、肿瘤直径超过 2.5cm，或有持续性疼痛，或放疗后进展。

- 针对即将发生病理骨折的 Mirels 分级系统(1989 年)：基于 4 个影像学及临床因素(部位、疼痛、病变和大小)，每项评分 1~3 分(总分 4~12 分)。≤7 分的病变不需要预防性固定，而 ≥8 分的病变需行固定以预防骨折(表 8.1)。

- 发生在股骨颈、股骨转子间及肱骨颈的病变有极高的骨折风险。

- 对骨折风险评估的新方法包括基于 CT 的生物力学分析。

● 如果肿瘤压迫脊髓或神经根可发生神经症状。

● 邻近关节的病变可类似于骨性关节炎，可能延误诊断。

● 骨吸收增加导致的溶骨性病变可出现高钙血症。

● 由于成骨性转移(前列腺癌)造成的钙的过度摄取可出现低钙血症。

影像特征

● 转移瘤的表现多种多样,这取决于骨吸收(溶骨)与骨形成(硬化)的总量,75% 的转移瘤为溶骨性。

● 一般来说,骨转移瘤的骨膜反应轻微且没有良性原发骨肿瘤常见的硬化缘。

● 大多数转移瘤位于髓腔内。

● 某些转移性病变具有特征性表现：

- 皂泡状、膨胀性、溶骨性病变是肾癌或甲状腺癌的特征。

- 多灶性、非膨胀性、高密度硬化性病变是前列腺癌转移的典型表现。

- 侵袭性骨膜反应(日光放射样)少见,但最常见于前列腺癌、类癌或神经母细胞瘤。

- 伴内部钙化的转移瘤包括结肠癌和甲状腺癌。

- 骨皮质病变提示乳腺癌或肺癌转移。

● X 线片

- 不是转移瘤检测最敏感的方法，但最容易实施。

- 只有当骨皮质破坏超过其厚度的 30%~50% 时,传统 X 线片才能发现这种改变。

208 **表 8.1　用于诊断长骨即将发生病理性骨折的 Mirels 评分系统**

参数	分值		
	1	2	3
部位	上肢	下肢	转子周围
疼痛	轻度	重度	功能性 *
病变	成骨性	混合性	溶骨性
大小(病变/骨的直径)	≤1/3	1/3~2/3	≥2/3

这 4 个参数的分值各为 1~3 分,总分范围为 4~12 分。

总分为 8~12 分的病变需要预防性内固定。

* 严重疼痛合并机械强度下降。

－由于肠气的重叠，即使骨盆转移瘤很大也很难显现和评估，应使用 CT 或 MRI 检查。

－骨骼检查对于多发性骨髓瘤和肾细胞很有用,这是因为此类病变反应性骨形成有限而在核素骨显像不显示活性。

- 核素骨显像
  －提供全身显像，有助于评价整体肿瘤负荷。

  －敏感性好,超过90%的转移瘤有摄取。

  －特异性差，因为许多非肿瘤性病变也可有摄取。

  －假阴性可以发生于①局部血流下降；②绝大多数破骨性(溶骨性)病变；③成骨活性水平较低的病变。

  －相邻肋骨的放射性示踪剂摄取提示为骨折而不是转移瘤。

  －如果首发病变位于难以实施活检的部位(如颈椎、肋骨和胸骨)，核素骨显像可有助于发现更易于活检的病变部位。

  －由于缺乏明显的骨代谢，某些溶骨性转移瘤(多发性骨髓瘤、肾癌、淋巴瘤和甲状腺癌)可能无法检测到。

  －转移瘤可以表现为冷病灶(无放射性核素活性)，因此不能仅局限于寻找示踪剂摄取区。

  －结合使用单光子发射计算机断层成像(SPECT)可提高检测的敏感性。

  －如果转移性疾病负荷广泛,可出现"超级扫描"的表现。在这种情况下，由于绝大多数放射性示踪剂被骨吸收,可出现肾脏和软组织的活性缺失。

    ▪ 最常见于前列腺癌和乳腺癌。

    ▪ 会出现对正常扫描的错误印象。

  －"闪烁现象"可出现于治疗后示踪剂摄取的反常增加。

    ▪ 表示源于骨性病变愈合和硬化的良

好治疗反应。

    ▪ 治疗 3 个月内出现，而会在 3~6 个月内消失。

    ▪ 相比放疗而言，"闪烁现象"更多见于化疗或激素治疗。

- CT
  －有助于确定骨皮质破坏的程度，特别是在有高风险病理性骨折时。

  －有助于评估 X 线片难以评价的部位，包括颅骨、胸骨、肋骨、骨盆。

  －左右两侧的骨髓 CT 值差异大于 20Hu 时应视为异常。

  －有助于显示转移瘤治疗后的硬化程度，从而表明对于治疗的良好反应。

- MRI
  －可能是显示转移性疾病最敏感的检查方法。

  －在显示脂肪性骨髓改变、软组织受累程度和与邻近结构关系方面效果最好。

  －用于发现 X 线片和 CT 难以发现的病变。

  －溶骨性转移瘤在 MR 影像中常为 T1 加权低信号和 T2 加权高信号，而硬化性转移瘤则在 T1 和 T2 加权像中均为低信号。

  －"靶环(晕轮)征":许多转移瘤均有围绕病变的 T2 高信号边缘。

  －同相位和异相位 T1 加权图像有助于鉴别良性和恶性病变。转移瘤不应含有极细微脂肪，所以不会在异相位显像中丢失信号(不同于混杂着少量脂肪的正常红骨髓)。

  －弥散成像有助于鉴别良性骨质疏松性椎体压缩性骨折与转移瘤导致的椎体压缩性骨折。

    ▪ 由于弥散受限,转移瘤比正常骨髓信号高。

- ▪ 转移瘤的表观弥散系数(ADC)值比良性椎体骨折的系数值低。
  - 静脉造影有助于评价肿瘤坏死的程度，并且有助于确定强化的肿瘤范围以作为经皮穿刺活检的靶区。
- ^{18}FDG-PET/CT
  - 对于大多数实体瘤骨骼转移的检测效果良好，特别是高代谢活性的肿瘤(乳腺癌、肺癌、结肠癌和淋巴瘤)。
  - 对于低代谢活性肿瘤的检测效果不佳(前列腺癌、类癌和支气管肺泡癌)。
  - 与核素骨显像的作用互补。
  - 对于具有成骨反应的早期，较小病灶的检测效果可与核素骨显像类似或更好。
  - 硬化性转移瘤(通常为前列腺癌)在核素骨显像中可为活性增强，但在^{18}FDG-PET/CT 中却无活性。这些病变具有明显的成骨活性，但却相对缺乏肿瘤细胞，从而导致 ^{18}FDG 活性的相对缺乏。
  - 一般来说，标准化摄取值(SUV)增高，更要考虑转移瘤的可能。
  - 将病灶的摄取强度与肝脏或纵隔血池的摄取强度相对比有助于控制 SUV 的校准。
  - 骨内非肿瘤性病变在 ^{18}FDG-PET/CT 中的高摄取会导致转移瘤的假阳性，如骨折、退行性改变、感染、Paget 病、

支持骨转移瘤诊断的特征 200

- 患者有原发恶性肿瘤
- 多发性病变
- 年长患者，40 岁以上患者随年龄增长而危险性增加
- 位于中轴骨，特别是脊柱和骨盆
- 转移性病变的大小比骨髓瘤更加变化不定
- 比原发骨恶性肿瘤的骨膜反应及软组织肿块更少

原发灶不明的癌 200

- 占所有恶性肿瘤的 2%~6%
- 预后较差，中位生存期为 11 个月
- 约 25% 的骨转移患者未发现原发病灶，甚至尸检后仍无法发现
- 不能确诊为良性的病变需要采用转移癌式排查方法寻找原发灶，需考虑最常见的可转移到骨的原发恶性肿瘤
- 实验室检查：血常规(CBC)、尿常规、肝功能检查(LFT)、肾功能检查便潜血及 PSA
- 影像学检查
  - 胸部/腹部/骨盆 CT
  - 女性进行乳腺 X 线检查
  - 可考虑 PET/CT
  - 多发病变可考虑行核素骨显像

化疗或 G-CSF 应用。

治疗

- 如存在病理性骨折的风险，需行外科手术固定。
- 双磷酸盐可减轻疼痛，并有可能通过抑制破骨细胞来降低肿瘤负荷。
- 以 NSAIDS 和(或)阿片类药物控制疼痛。
- 放疗(X 射线技术或放射性核素治疗)和/或化疗。
- 某些乳腺癌和前列腺癌可应用激素治疗。
- 存在骨病变但无已知原发恶性肿瘤的成年患者应进行转移瘤检查(乳腺 X 线片、胸部 CT、腹部/盆腔 CT、核素骨显像及 PET/CT)。 200
- 多发性转移瘤预后极差，大多数原发癌诊断后的平均生存期约为 5 个月。

鉴别诊断

骨转移瘤表现形式多样，可与多种疾病相混淆。

- 原发良性肿瘤
  - 常有明确的硬化缘。
  - MRI 无病变周围水肿。
- 原发恶性肿瘤
  - 常大于 10cm，而大多数转移癌小于 4cm。
  - 与大多数转移癌相比具有更大的软组织肿块。
  - 多发性骨髓瘤在核素骨显像中通常为冷结节。
  - 与大多数骨转移瘤相比，骨膜反应更明显（例外情况包括前列腺癌、类癌、视网膜母细胞瘤及神经母细胞瘤）。
- 骨髓炎。
- 应力性骨折。

- 甲状旁腺功能亢进症的棕色瘤。

常见骨转移瘤

乳腺癌（图 8.1 至图 8.4）

- 为全部骨转移瘤的首要病因。
- 大多数死于乳腺癌的患者都有骨转移。
- 大多数为溶骨性病变，但也可表现为硬化性或混合性。
- 中轴骨及肋骨为最常见的发病部位。
- 小部分患者发生骨转移后很长时间未播散到其他器官。
- 30%的乳腺癌患者可因溶骨性病变而发生高钙血症。

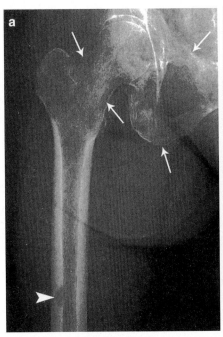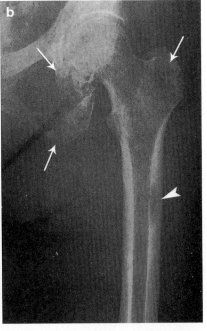

图 8.1 双侧股骨 X 线片(**a,b**)显示来自乳腺癌转移的股骨和坐骨结节多发性溶骨病变(箭头所示)，骨皮质转移瘤(三角箭头所示)可见于乳腺癌和肺癌。

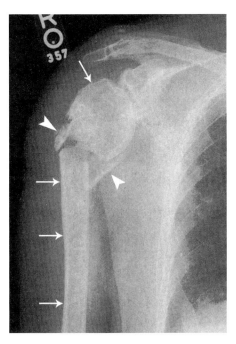

202 **图 8.2** 硬化性乳腺癌转移(箭头所示)合并肱骨近端病理性骨折(三角箭头所示)。

204 ### 前列腺癌(图 8.5 至图 8.8)

- 为男性骨转移瘤的首要病因。
- 25%~35% 的前列腺癌患者存在骨转移瘤。
- 大部分转移瘤为硬化性(75%)。
- 前列腺癌转移可有侵袭性的日光放射样骨膜反应。
- 可通过无瓣膜的 Batson 静脉丛转移至骨盆及腰椎。
- 可出现"象牙质样椎体"的表现。
- 广泛性转移可类似于 Paget 病。
- 骨转移瘤患者的 PSA 大于 10ng/ml 且常高于 20ng/ml。
- 骨扫描中可出现"超级影像"的表现。

肺癌(图 8.9 至图 8.11) 207

- 大多数为溶骨性转移(80%)。
- 分为四个主要亚型：鳞状细胞癌、小细胞癌、大细胞癌、腺癌。
- 小细胞肺癌可有较高比例的成骨性转移瘤。
- 鳞状细胞癌可转移到手和足。
- 原发性肺癌可直接侵犯肋骨和胸壁。
- 可出现骨皮质的偏心性"咬饼干样"表现,合并软组织肿块。

肾癌(图 8.12 和图 8.13) 209

- 大多数为溶骨性转移(90%)。
- 骨转移非常常见且富含血运。
- 孤立性病变并不少见。
- 病变可为膨胀性、有分隔并合并软组织肿块。
- 由于其破坏性和膨胀性特点而比其他原发恶性肿瘤的病理性骨折风险更高。
- 术前栓塞可明显减少手术中失血量和红细胞输血的需求。

甲状腺癌(图 8.14 和图 8.15) 211

- 大多数为溶骨性转移。
- 大多数骨转移见于乳头状癌的亚型。
- 可为膨胀性并含有钙化。
- 可有跨越关节间隙的倾向。
- 少有成骨性转移。
- 放射性碘治疗可用于甲状腺癌和全身性疾病患者的治疗,但不适用于间变/低分化的病例(通常无放射性碘摄取)。

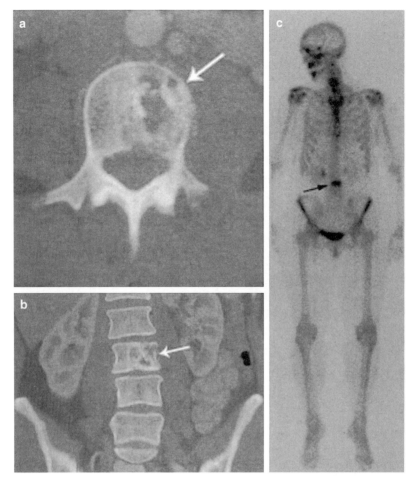

203 **图 8.3**　L3 椎体轴位(**a**)和冠状位(**b**)CT 图像显示溶骨和成骨混合性乳腺癌转移(箭头所示),核素骨显像(**c**)可见 L3 椎体(箭头所示)明显的示踪剂摄取。

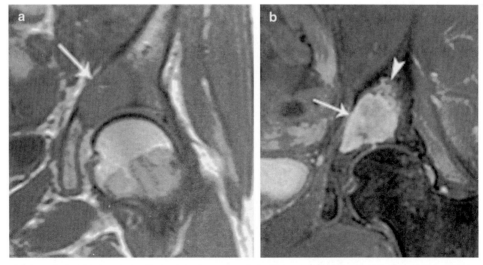

图 8.4　左侧髋臼乳腺癌转移。病变(箭头所示)在 MR T1 加权像(**a**)中与骨骼肌信号相同,而在 MR 抑脂 T2 加权像(**b**)中,病变(箭头所示)呈高信号且有病变周围水肿(三角箭头所示)。

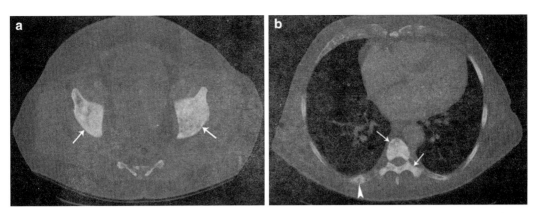

204 **图 8.5** 骨盆(**a**)和胸部(**b**)轴位 CT 可见弥漫性前列腺癌硬化性转移瘤(箭头所示)。注意右侧后肋的病理性骨折(三角箭头所示)。

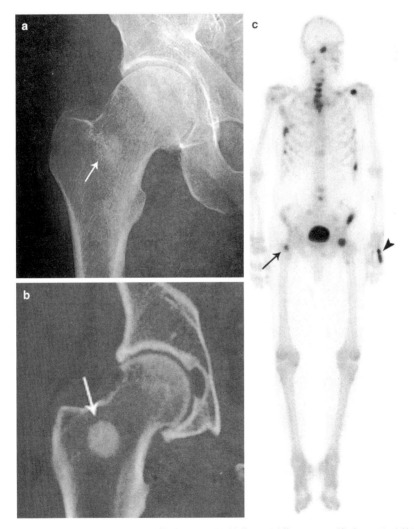

205 **图 8.6** 右股骨近端可见硬化性前列腺癌转移(箭头所示),冠状位 CT 图像(**b**)比 X 线片(**a**)显示的更清晰。核素骨显像(**c**)显示相应的右股骨近端病变的摄取(箭头所示)以及骨盆、脊柱和肋骨的其他病变。注意膝和肘以远并无病灶。左手的浓聚来自于静脉导管(三角箭头所示)。

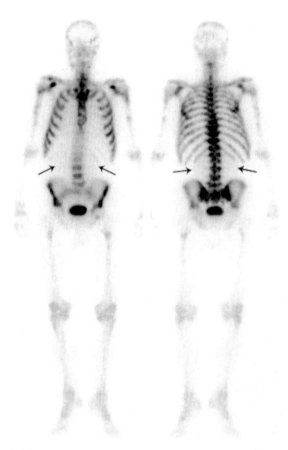

图 8.7 前列腺癌转移。核素骨显像的"超级影像"表现可被误认为正常，可见肾脏（箭头所示）和软组织无放射性示踪剂，原因在于大部分放射性示踪剂已被弥漫性骨转移吸收。(Image courtesy of Dr. J. Anthony Parker, Boston, MA.)

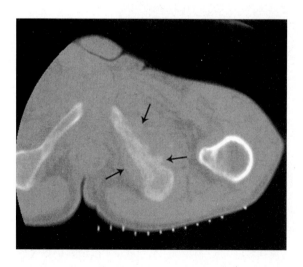

图 8.8 骨盆轴位 CT 显示来自前列腺癌转移瘤的左侧耻骨下支的侵袭性日光放射样骨膜反应(箭头所示)。

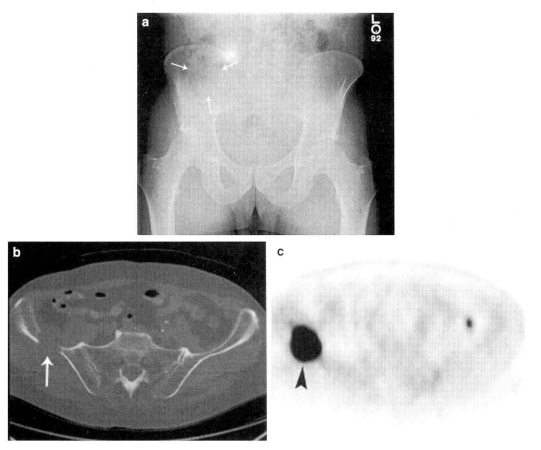

207　**图 8.9**　在骨盆 X 线片（**a**）中，右侧髂骨的肺癌转移瘤被重叠的肠道影（箭头所示）所掩盖。在 [18]FDG-PET/CT 图像（**b**，**c**）中可见右侧髂骨的骨皮质破坏（箭头所示）和明显摄取（三角箭头所示）。

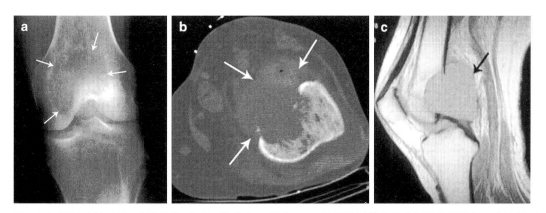

208　**图 8.10**　支气管肺癌转移的"咬饼干样"表现。膝关节 X 线片（**a**）可见股骨远端合并非硬化性边缘的巨大溶骨区（箭头所示）。轴位 CT 图像（**b**）和 MR T1 加权像（**c**）可清晰显示巨大的软组织肿块（箭头所示）和骨皮质破坏。该病变有很高的病理性骨折风险，Mirels 评分为 10 分（部位 2 分、疼痛 3 分，病变 3 分和大小 2 分）。

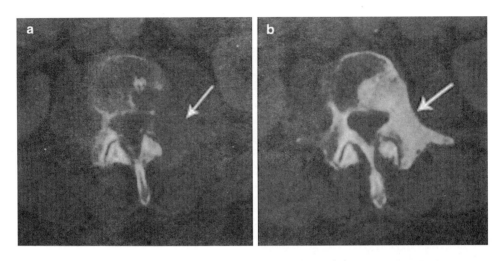

图 8.11　经过治疗的肺癌转移瘤。放疗前(**a**)和放疗后(**b**)的轴位腰椎 CT 图像显示转移瘤(箭头所示)由于骨愈合而出现的由溶骨到硬化的改变。

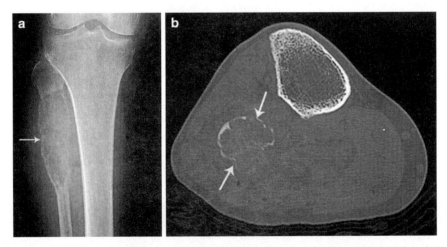

209　**图 8.12**　正位 X 线片(**a**)和轴位 CT 图像(**b**)显示来自肾细胞癌的腓骨近端的侵袭性、膨胀性溶骨病变(箭头所示)。

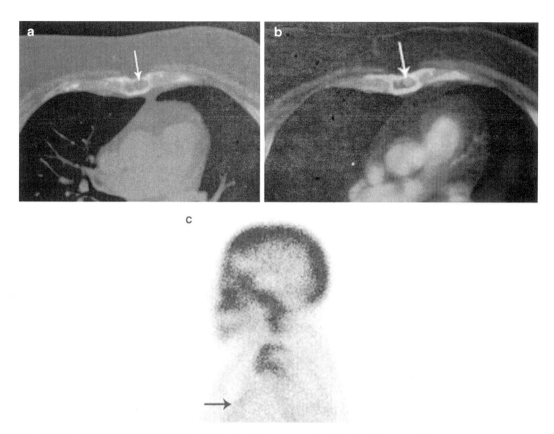

210　**图 8.13**　肾细胞癌转移在核素骨显像上无摄取,但在 ^{18}FDG-PET 中有摄取。轴位 CT 图像(**a**)可见胸骨的溶骨性病变(箭头所示)。病变(箭头所示)在相应的 ^{18}FDG-PET 图像(**b**)中有放射性示踪剂摄取(SUVmax 为 4.2)。在核素骨显像(**c**)中,胸骨本应存在病变的部位(箭头所示)没有摄取。(Images courtesy of Dr. Phillip Kuo, Tucson, AZ.)(图 b 见彩图)

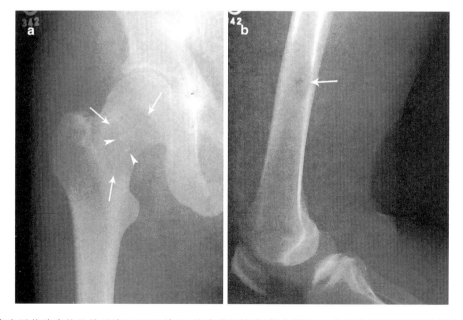

211　**图 8.14**　来自甲状腺癌的股骨近端(**a**)和远端(**b**)的溶骨性转移(箭头所示)。注意股骨颈转移瘤的斑点状钙化(三角箭头所示)。

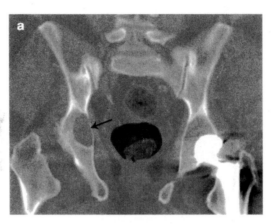

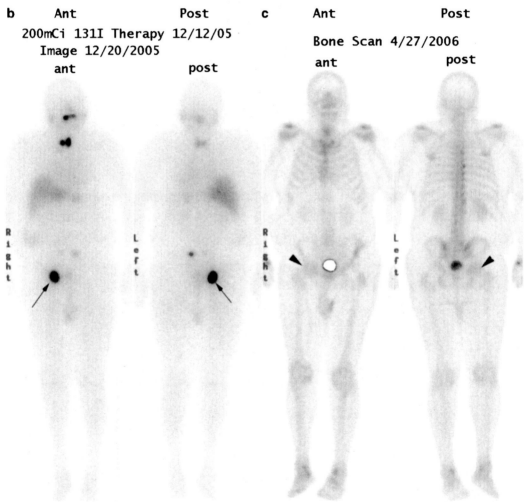

212 **图8.15** 甲状腺癌转移。冠状位 CT 图像（**a**）可见右侧髋臼后部的溶骨性病变（箭头所示）。在用于治疗乳头状甲状腺癌的 ¹³¹I 全身扫描中（**b**），病变（箭头所示）有明显的摄取。注意在核素骨显像（**c**）中右侧髋臼的放射性示踪剂摄取的相对缺失（三角箭头所示）。左股骨颈的冷结节是由髋关节假体所造成。(Images courtesy of Dr. Phillip Kuo, Tucson, AZ.)

其他骨转移瘤(图 8.16 至图 8.22)

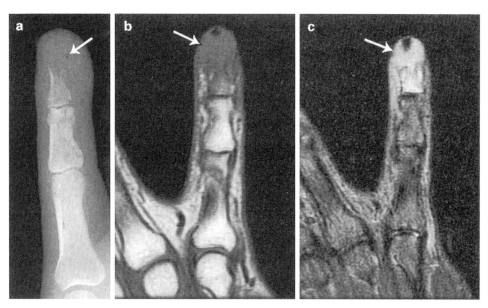

213　图 8.16　来自肺鳞状细胞癌的指骨转移。X 线片(**a**)中可见导致小指远端破坏的溶骨性病变(箭头所示)。转移瘤(箭头所示)在 MR T1 加权像(**b**)中呈低信号而在 T2 加权像中呈高信号(**c**)。一般来说,膝或肘关节以远的转移瘤罕见,但可以发生于肺癌、肾癌和乳腺癌。发生于手和足的肺癌转移瘤被认为是由于肿瘤细胞脱落而进入肺静脉的原因。

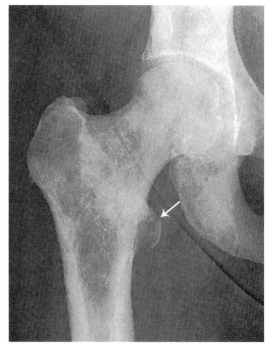

图 8.17　小转子转移瘤。可见发生于股骨近端和髋臼的来自乳腺癌转移瘤的溶骨和成骨混合性病变。小转子可见无移位的骨折(箭头所示)。孤立的小转子撕脱骨折应考虑是否为转移瘤或其他引起病理骨折的原因。

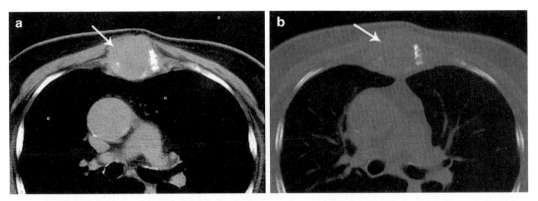

214 **图 8.18**   胸骨的乳腺癌转移瘤。轴位 CT 图像的软组织窗(**a**)和骨窗(**b**)显示胸骨柄的破坏性病变合并巨大软组织肿块(箭头所示)。在恶性肿瘤患者中，80%的胸骨病变是来自于转移性疾病。

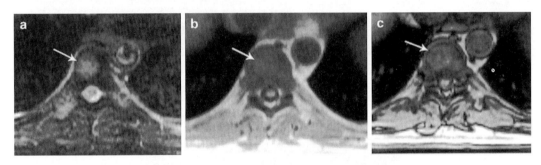

图 8.19   同相位和异相位 MR 图像中的类癌转移瘤。在轴位 MR 抑脂 T2 加权像(**a**)中可见胸椎的高信号病变(箭头所示)。在 MR T1 加权像中，病变(箭头所示)在同相位 MR 图像中与椎体信号相等或稍高(**b**)。就这一点来说，鉴别诊断应包括转移瘤和骨内血管瘤，这两者在 T2 加权像上均可为高信号，而在同相位 T1 加权像中为等或高信号。但与椎体外缘不同的是，病变在异相位MR 图像中(**c**)仍保持高信号(不失去信号)，从而支持转移瘤的诊断。相比之下，红骨髓和包含脂肪的血管瘤在异相位图像中会失去信号(变得比相邻椎体的信号低)，这是由于混合性细微脂肪和水的存在的原因。(Images courtesy of Dr. Suzanne Long，Philadelphia，PA.)

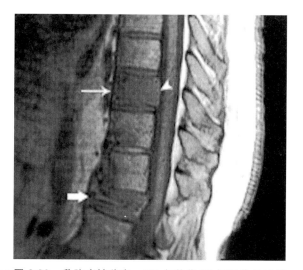

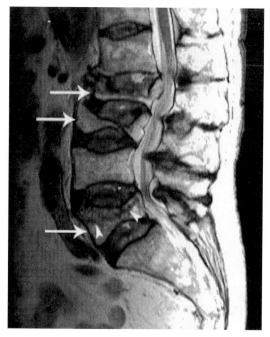

215　图 8.20　乳腺癌转移瘤。MR 矢状位 T1 加权像显示轻微膨胀的 T8 椎体(箭头所示),并可见向后突出的后缘(三角箭头所示)。T8 椎体与相邻椎体相比为低信号。T11 椎体因病理性骨折而呈"扁平椎"表现(粗箭头所示)。

图 8.21　MR T2 加权像显示腰椎多发骨质疏松性骨折(箭头所示)。注意横贯 L5 椎体的线性骨折线(三角箭头所示),这有助于鉴别其良性骨折和病理性骨折。

216

对比骨质疏松性骨折的支持转移性椎体压缩性骨折的特点

- 椎体后缘向后突出
- 椎弓根或附件的信号异常
- 硬膜外肿块
- MR T1 和 T2 加权像中无低信号的水平状骨折线
- 后侧骨折片后移
- 多发的非连续性骨折
- 邻近椎间盘正常
- MR 弥散加权像中的信号增强且 ADC 值低于正常椎体

儿童最常见的骨转移瘤

- 神经母细胞瘤
- 横纹肌肉瘤
- 肾透明细胞肉瘤
- Ewing 肉瘤
- 骨肉瘤
- 白血病
- 来自软组织肉瘤的转移瘤

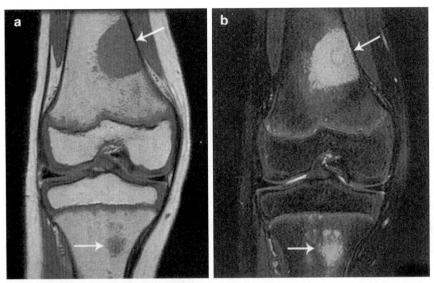

图 8.22　神经母细胞瘤转移。股骨远端和胫骨近端的转移瘤(箭头所示)在 MR T1 加权像(**a**)中呈低信号而在抑脂 T2 加权像(**b**)中呈高信号。神经母细胞瘤是儿童骨转移瘤的常见原因。

李远　译

217 **推荐读物**

1. Fidler M. Incidence of fracture through metastases in long bones. Acta Orthop Scand. 1981;52:623–7.
2. Fidler IJ, Yano S, Zhang RD, Fujimaki T, Bucana CD. The seed and soil hypothesis: vascularisation and brain metastases. Lancet Oncol. 2002;3:53–7.
3. Fogelman I, Cook G, Israel O, Van der Wall H. Positron emission tomography and bone metastases. Semin Nucl Med. 2005;35:135–42.
4. Graham TS. The ivory vertebra sign. Radiology. 2005;235:614–5.
5. Greenspan A, Jundt G, Remagen W. Differential diagnosis in orthopaedic oncology. 2nd ed. Philadelphia, PA: Lippincott Williams & Wilkins; 2007.
6. Kakonen SM, Mundy GR. Mechanisms of osteolytic bone metastases in breast carcinoma. Cancer. 2003;97:834–9.
7. Mirels H. Metastatic disease in long bones. A proposed scoring system for diagnosing impending pathologic fractures. Clin Orthop Relat Res. 1989;249:256–264.
8. Mundy GR. Mechanisms of bone metastasis. Cancer. 1997;80:1546–56.
9. Rodan GA. The development and function of the skeleton and bone metastases. Cancer. 2003;97:726–32.
10. Resnick D, editor. Diagnosis of bone and joint disorders. 4th ed. Philadelphia, PA: W.B. Saunders; 2002.
11. Rosenthal DI. Radiologic diagnosis of bone metastases. Cancer. 1997;80:1595–607.
12. Taira AV, Herfkens RJ, Gambhir SS, Quon A. Detection of bone metastases: assessment of integrated FDG PET/CT imaging. Radiology. 2007;243:204–11.
13. Tanaka Y, Nakayamada S, Okada Y. Osteoblasts and osteoclasts in bone remodeling and inflammation. Curr Drug Targets Inflamm Allergy. 2005;4:325–8.

易与骨肿瘤混淆的影像学表现

前面的章节是以各种肿瘤的组成成分和组织分化来构架的,但很多发生于骨的病灶并非真性肿瘤而可被误认为肿瘤,从而导致错误的诊断和不恰当的治疗。因此如果本书不包含易与骨肿瘤混淆的常见病变和伪影的章节,将显得不够完整。本章包括的病变可有多种病因,包括正常变异、先天性异常、创伤后病变、代谢性和关节炎性疾病、感染、医源性病变和技术性伪影造成的假性病变。在本章节中,我们将介绍这些在日常工作中常见的"易混淆

正常变异

红骨髓

肱骨假性囊肿

股骨 Ward 三角

跟骨假性囊肿

先天性/发育性异常

背侧缺损(髌骨)

股骨颈滑膜疝(Pitt 窝)

撕脱性骨皮质不规则或骨皮质硬纤维瘤(股骨后侧)

髁上突(肱骨)

比目鱼肌线(胫骨)

创伤

骨膜下血肿

应力性骨折

骨化性肌

代谢性/关节炎性疾病

甲状旁腺功能亢进症性棕色瘤

肢骨纹状肥大(蜡油样骨病)

骨坏死

Paget 病

钙化性肌腱炎(再吸收期)

软骨下囊肿(淋巴腔)

骨髓炎

Brodie 脓肿

医源性原因

二头肌腱固定术

骨髓活检

磨屑病

放疗后改变

造影剂渗漏

技术性伪影

肱骨头(内旋位)

桡骨粗隆(侧位)

MRI 卷褶(混叠)伪影

MRI 血管搏动伪影

体外物体

者"。在多数情况下，临床病史对于确定病变的真实情况很重要。

220 **正常变异**

红骨髓(图 9.1 至图 9.3)

红细胞生成性骨髓(红骨髓)可被误认为局灶性肿瘤，尤其是表现为包块样。随着年龄的增长，正常的骨髓通常会由红骨髓转变为黄(脂肪性)骨髓，但仍会存在红骨髓岛，尤其是在长骨干骺端。红骨髓的信号在 T1 加权像上应比骨骼肌更高，而且红骨髓不应该延伸至骨骺内，而应当终止于骺板处。在疑难病例中，同相位和异相位 T1 成像有助于区分红骨髓和骨病变。由于正常红骨髓或多或少的含有一些混合性微粒脂肪，因此其在异相位成像中会丢失信号(变暗)。增强扫描后，局灶性骨病变会取代正常骨髓且不会含有骨内脂肪 (除非是骨内脂肪瘤)，因此其在异相位成像中不会丢失信号。

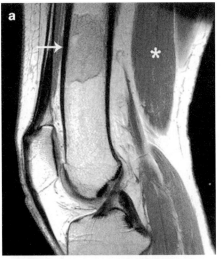

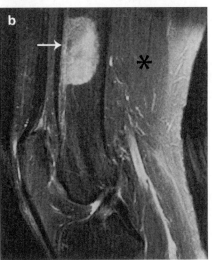

图 9.1 股骨远端较大的红骨髓岛。注意病灶 (箭头所 220 示)在 MRT1(**a**)和抑脂 T2(**b**)加权像上的信号都高于骨骼肌(星号所示)。因为怀疑是转移性乳腺癌，因此行带芯针穿刺活检，最终证实为红细胞生成性(红)骨髓。

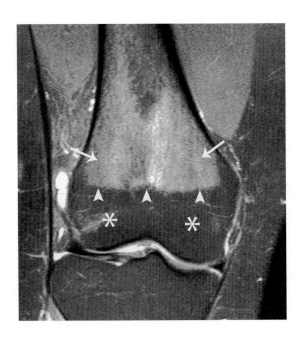

图 9.2 MR 抑脂 PD 加权像显示高信号的红骨髓(箭头 221 所示)截然终止于股骨远端骺板(三角箭头所示)，并没有进入骨骺(星号所示)。

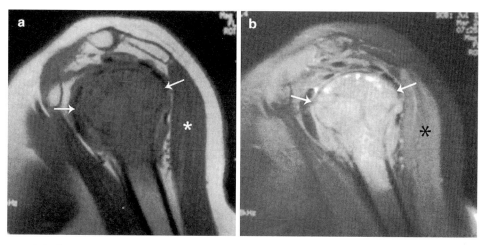

图 9.3　MRT1 加权像(**a**)上可见较大的病变(箭头所示)取代了肱骨头,其信号强度与邻近的肌肉(星号所示)相同,而红细胞生成性骨髓的信号应比肌肉更亮。在 MR 抑脂 T2 加权像(**b**)上,肿瘤(箭头所示)的信号强度高于肌肉(星号所示)、侵及骨骺并有软组织肿块和骨皮质穿透。

肱骨假性囊肿(图 9.4)

222

在肱骨头上外侧可见溶骨区,并可被误认为软骨母细胞瘤、骨巨细胞瘤、朗格汉斯细胞组织细胞增生症(EG)或溶骨性转移瘤。这种表现是由骨小梁数量的正常减少造成的,通常比肱骨头的其他部分含有更多脂肪,这种区别在

MRI 清晰可见。这种假性病变在外旋位时显示得更清楚, 并在其下界可见锐利的移行线,后者由大结节和肱骨干的融合线构成。

Ward三角(图 9.5)

Ward 三角是指由压力和张力骨小梁线构成的股骨颈中相对低密度的三角形区域。骨质

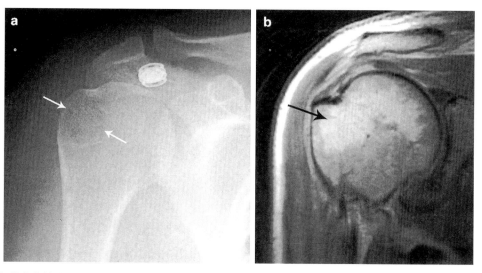

图 9.4　肩关节外旋位 X 线片(**a**)中的大结节低密度区(箭头所示),其与 MRT1 加权像(**b**)中的正常脂肪性骨髓(箭头所示)相对应。

疏松患者的这个区域由于骨小梁线显著减弱而表现得类似溶骨区。

跟骨假性囊肿(图 9.6 和图 9.7)

223

与股骨近端的 Ward 三角相似,跟骨体部/前部的低密度区可出现在主要的成组的骨小梁间。这种低密度区可与溶骨性肿瘤相混淆。但也有几种病变可出现于这个部位,包括单纯性骨囊肿、软骨母细胞瘤、骨巨细胞瘤和骨内脂肪瘤(通常包含源自脂肪坏死的中心性营养不良性钙化)。

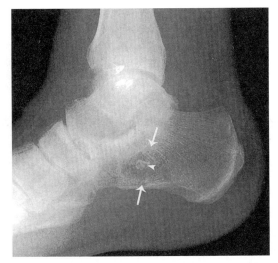

图 9.7 骨内脂肪瘤(箭头所示)也可发生于跟骨前部,通常含有源自脂肪坏死的中心性钙化(三角箭头所示)。

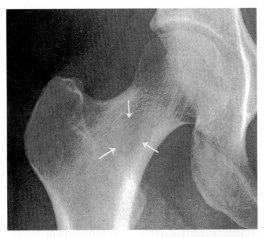

223 图 9.5 Ward 三角表现为由于骨小梁线的减少而形成的股骨颈低密度区(箭头所示)。

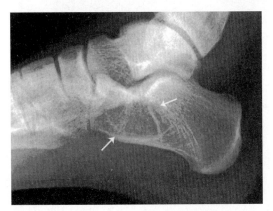

224 图 9.6 跟骨前部可见由于此区域骨小梁的减少而形成的低密度区(箭头所示)。

先天性/发育性异常

髌骨背侧缺损(图 9.8)

髌骨背侧缺损是发生于髌骨外上方(与二分髌骨的位置相同)边缘清楚的骨皮质缺损,并位于髌骨的深层面(关节面或背侧面)。其在人群中的发病率约为 1%,且可为双侧发病。这种缺损包含纤维成分,而其表面的软骨则是完整的。尽管其病因不明,但有关病因的假说则包括多个髌骨骨化中心的不完全融合,或与股外侧肌止点牵拉有关的继发性病变所致。少数病变可伴有疼痛。

股骨近端滑膜疝(Pitt窝)(图 9.9)

225

股骨近端滑膜疝常见。Michael Pitt 医生于 1982 年首次描述该病,常见于股骨颈的前上方,其典型表现为带有薄层硬化缘的圆形溶骨性病变。病变通常小于 1cm,但亦可大至 2~3cm 并且呈分叶状。目前尚不清楚病灶是正常变异还是髋关节囊对股骨颈的机械性磨损的结果。

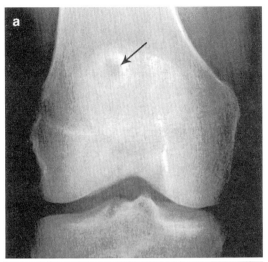

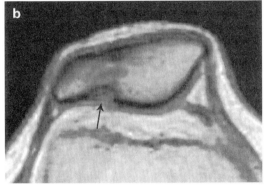

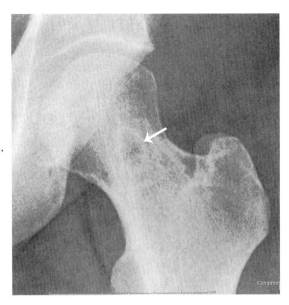

图 9.9 位于股骨颈的有中心低密度区和薄层硬化缘的 226 滑膜疝(箭头所示)。

尽管多年以来滑膜疝被认为是无症状偶然发现的，但近来有人提出其与股骨髋臼撞击(FAI)综合征相关。硬化缘的存在有助于鉴别滑膜疝和转移瘤。

撕脱性骨皮质不规则(图 9.10)

撕脱性骨皮质不规则(过去被认为是皮质硬纤维瘤)表现为起自儿童股骨远端干骺端后

225 **图 9.8** 髌骨背侧缺损。正位 X 线片(**a**)可见髌骨外上方的小圆形低密度区(箭头所示)。在 MRI 轴位PD 加权像上(**b**)可见完整覆盖的透明软骨(箭头所示)，这一点有助于鉴别髌骨背侧缺损和软骨缺损。

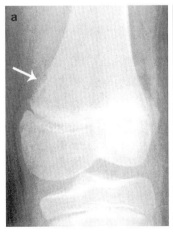

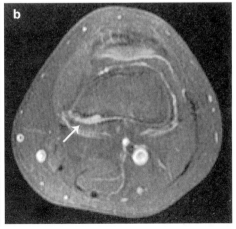

图 9.10 正位 X 线片(**a**)可见股骨远端干骺端内侧的骨皮质不规则区域(箭头所示)。MR 轴位抑脂 T2 加权像(**b**)显示股骨干骺端后内侧的骨皮质不规则区域和轻度水肿(箭头所示)。(Images Courtesy of Dr. Susan Connolly, Boston, MA.)

内侧的皮质不规则区域,不应与骨表面骨肉瘤或骨髓炎相混淆。一般认为病灶来源于大收肌或腓肠肌内侧头的牵拉应力,可随骨骼发育成熟而逐渐消退。

肱骨髁上突(图 9.11 和图 9.12) 227

1%~3%的人群可于肱骨前内侧出现骨突,被认为是见于某些爬行动物及哺乳动物的髁上孔的种系发生残迹。该病通常为偶然发现,不应与骨软骨瘤及骨表面骨肉瘤相混淆。骨软骨瘤应背向肘关节生长,而髁上突则朝向肘关节生长。偶尔可见韧带自髁上突延伸至内上髁,从而形成狭道包裹正中神经和肱动脉及其分支(偶尔),进而导致症状的出现。

比目鱼肌线(图 9.13 和图 9.14) 229

比目鱼肌线是比目鱼肌在胫骨附丽处形成的骨性"末端牵拉性病变",可与肿瘤或感染

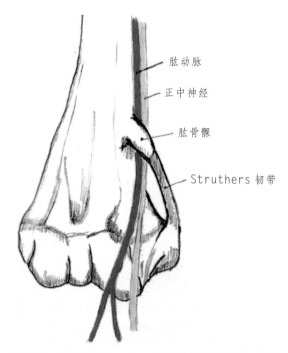

肱动脉

正中神经

肱骨髁

Struthers 韧带

图 9.12　图中显示 Struthers 韧带及肱骨髁上突如何形 227 成狭窄通道从而压迫正中神经及肱动脉。(见彩图)

形成的骨膜炎相混淆。当其来源于比目鱼肌的胫骨头时,骨皮质的增厚即由外侧沿胫骨后上 1/3 向内侧延伸。类似的骨性改变也见于比目鱼肌的腓骨附丽处。

创伤
230

骨膜下血肿(图 9.15)

骨膜的创伤性损伤可导致局部包块的形成,这与骨表面病变类似。骨膜是骨表面一层致密的纤维膜,其为骨骼提供营养,并在发生损伤时为骨的愈合提供框架。骨膜也富含血管并紧密贴附于骨表面。骨膜的损伤可形成骨膜下血肿而将骨膜从骨表面掀起,从而形成局部包块。这些病变通常会自行消退且不出现后遗症,但遗留的骨膜下血肿则会出现骨化。这种病变可有以下特点:非侵袭性表现、位于骨膜下、骨化后包含脂肪性骨髓成分。

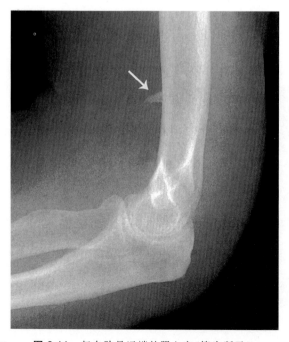

图 9.11　起自肱骨远端的髁上突(箭头所示)。 227

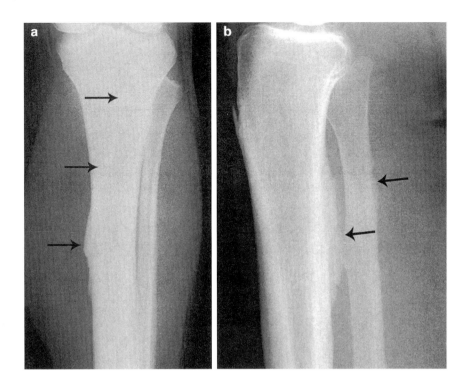

229 **图 9.13**　比目鱼肌线即比目鱼肌在胫骨近端附丽处的"末端牵拉性病变"在正位 X 线片上(**a**)表现为由外侧沿胫骨干近端向内侧延伸的硬化带(箭头所示)。侧位片上亦可清晰地见到沿着胫骨和腓骨(**b**)分布的不规则骨皮质增厚(箭头所示)。

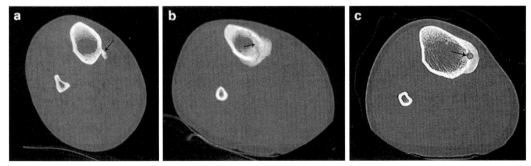

图 9.14　CT 扫描有助于鉴别比目鱼肌线(**a**)和应力性骨折(**b**)或骨样骨瘤(**c**),如箭头所示。

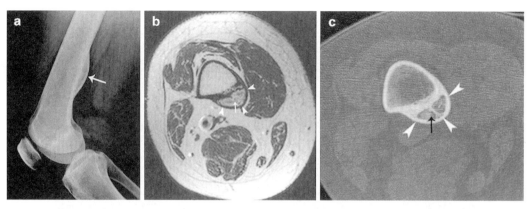

230 **图 9.15**　沿股骨后侧骨皮质的骨膜下血肿。在侧位 X 平片(**a**)上,病变(箭头所示)的后侧包壳光滑且无侵袭性。MRT1 加权像(**b**)和轴位 CT 图像(**c**)显示慢性骨膜下血肿内包含了脂肪性骨髓信号(箭头所示)及皮质骨(三角箭头所示)。

应力性骨折(图 9.16 至图 9.20)

应力性骨折是由于非寻常或重复性应力作用于骨而出现的过劳性损伤。应力性骨折可分为两类:①疲劳骨折,指因过度反复外力作用于正常骨而出现的骨折,如新兵在入伍训练过程中发生的骨折;②不全骨折,指因正常应力作用于病理性薄弱骨而出现的骨折,如骨质疏松、Paget 病或纤维结构不良。应力性骨折最常见的发生部位为跟骨、跗骨和胫骨(胫骨近端后侧),通常有近期体力活动增加的病史。应力性骨折的表现取决于其不同的愈合阶段。早期的应力性骨折在 X 线片上可能不易被发现,而在骨扫描或 MRI 上则可见。随着骨折的进

231 **图 9.16**　35 岁男性在波士顿马拉松赛训练中第 3 跖骨出现应力性骨折,可见侵袭性骨膜反应(箭头所示),未见明确的骨折线。

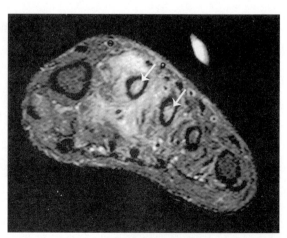

图 9.17　MR STIR 序列图像显示第 2、3 跖骨骨干内的水肿(箭头所示)(与图 9.16 是不同的患者),相邻骨的异常可排除原发骨肿瘤的可能。

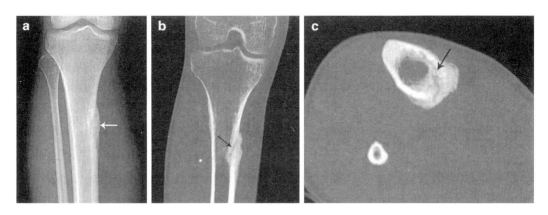

232　图 9.18　22 岁空手道教练,胫骨应力性骨折。X 线片(**a**)上可见胫骨干内侧的骨皮质增厚(箭头所示)。冠状位(**b**)及轴位(**c**)CT 图像所见的骨折线样结构与骨样骨瘤的圆形低密度区不同。

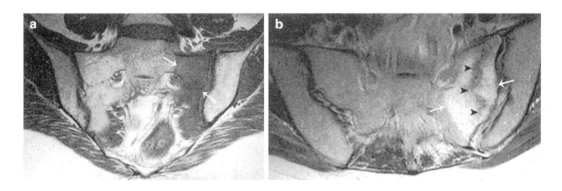

图 9.19　应力性骨折(可见骨折线)。MRT1 加权像(**a**)显示左侧骶骨翼的非特异性低信号区(箭头所示),MRT2 加权像(**b**)显示低信号的骨折(箭头所示)被骨髓水肿所包围(三角箭头所示)。

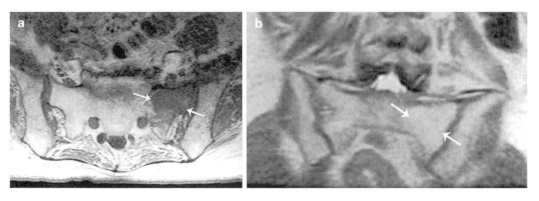

图 9.20　应力性骨折(愈合期)。MRT1 加权像(**a**)显示左侧骶骨翼的低信号区(箭头所示),其为非特异性表现,却可能是局灶性肿瘤。6 个月后,左侧骶骨区域(箭头所示)在 MRT1 加权像上(**b**)变为正常脂肪信号(**b**),符合应力性骨折愈合的表现。

展，应力性骨折可在 X 线片上表现出骨膜反应和骨皮质吸收，或许可见到低密度的骨折线，且常垂直于骨皮质。CT 可清晰地显示骨折线。骨膜反应剧烈，可与感染、骨样骨瘤、骨肉瘤或 Ewing 肉瘤相混淆。骨折线的存在、没有软组织包块和随访过程中出现的愈合证据均有助于鉴别应力性骨折和其他疾病。此外，应力性骨折可累及多个相邻的骨，而原发骨肿瘤很少累及相邻的骨骼，除非已出现广泛转移。

骨化性肌炎（图 9.21）

233

骨化性肌炎是指发生于肌肉的异位骨化，常在不同程度的创伤后出现。据报道，还有其他易感因素包括烧伤、截瘫、手术、创伤性颅脑损伤、血友病、强直性脊柱炎和弥漫性特发性骨肥厚（DISH）。尽管骨化性肌炎被认为是出现在创伤后，但患者常常回忆不出任何以前的创伤史。患者可无症状或出现疼痛、肿胀，偶尔可出现红细胞沉降率增高。大多数病灶起自四肢的大肌肉。骨化性肌炎的表现取决于其发展的不同阶段。在最初几周的 X 线片上很少能见到钙化，但在发生后 3~8 周则变得明显，常起自外周并向中心发展，呈"分带样"表现。肿块内的矿化从模糊不规则的絮状密度发展为致密

的钙化，最终表现为外周的成熟板层骨和中心的骨样基质。MR 的表现也是多种多样的，反映了其组织学改变。早期病变边缘不清，在 T1 加权像上呈等信号，而在 T2 加权像上呈不均匀的低信号，并可见广泛的外周水肿。当外周钙化出现时，MR 影像上可见外周的低信号。成熟病变表现为中心与脂肪等信号且外周低信号（T1 和 T2 加权像）的边缘清楚的包块，外周没有软组织水肿。早期骨化性肌炎可有强化并可误诊为软组织肉瘤，原因在于没有特征性的分带样骨化表现。此外，某些病变可紧密地贴附在骨皮质表面，偶尔"包绕"骨的全径，从而与骨软骨瘤或骨旁骨肉瘤相混淆。在这种情况下，CT 就非常有助于显示出介于骨化包块与骨皮质之间的软组织间隙。与骨软骨瘤不同的是，贴附于骨的骨化性肌炎不会出现病变髓腔与宿主骨髓腔相通。

代谢性/关节炎性病变

234

甲状旁腺功能亢进症性棕色瘤（图 9.22）

长时间未经治疗的甲状旁腺功能亢进症患者可出现溶骨性病变，被称为棕色瘤或破骨

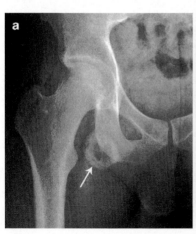
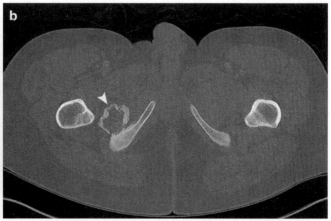

图 9.21　25 岁足球运动员右侧内收肌的骨化性肌炎。X 线片（**a**）上可见右耻骨下支外周高密度的圆形病变（箭头所示）。在轴位 CT 图像（**b**）上，该病变具有骨化性肌炎特有的外周带状钙化（三角箭头所示）。

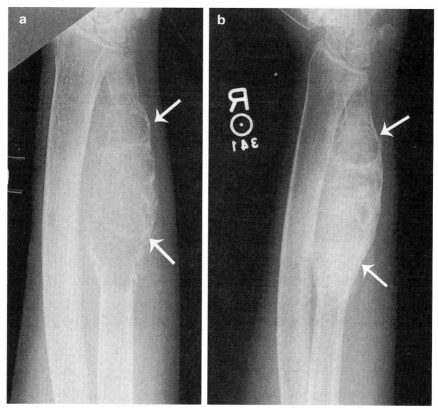

图 9.22　发生于尺骨远端的膨胀性破坏的棕色瘤(箭头所示)在甲状旁腺腺瘤切除前(**a**)、后(**b**)的表现。注意治疗后病灶出现的硬化。

细胞瘤。这种病变可见于原发性甲状旁腺功能亢进症患者和由于肾衰引起的继发性甲状旁腺功能亢进症患者。这些病变表现为与微小骨折和出血相关的纤维组织和巨细胞的堆积。棕色瘤则因其病灶内的棕色血性物质而得名。有报道称棕色瘤可见于 5% 的甲状旁腺功能亢进症患者，但其发病率已因甲状旁腺功能亢进症早期诊断技术的改进而下降。全身乏力、感觉异常、腹痛及精神状态改变的病史以及血清钙、磷、碱性磷酸酶及甲状旁腺激素(PTH)的改变均有助于甲状旁腺功能亢进症的诊断。棕色瘤表现为边缘清楚的溶骨病灶，伴或不伴分隔，并可出现骨膨胀，有时也可表现得甚有侵袭性，其可发生于长骨、肋骨、骨盆及颅面骨。经过治疗如切除甲状旁腺腺瘤后，病灶可出现硬化。当甲状旁腺功能亢进症得到了有效治疗而病灶表

现并无改观时，应考虑其他诊断的可能。

肢骨纹状肥大(骨蜡油样病)(图 9.23)　235

肢骨纹状肥大是一种以硬化性骨病变为特征的良性骨发育不良，常按照生骨节分布而累及单一肢体的多个骨。其表现类似于沿蜡烛侧方"滴落的蜡油"。本病为非遗传性疾病，50% 的患者在 20 岁之前出现疾病征象。肢骨纹状肥大可无症状，但一旦出现症状，则可表现为疼痛、由肌肉肌腱短缩引起的肢体畸形和挛缩、皮肤病变和循环障碍。肢骨纹状肥大常伴发软组织血管瘤和神经纤维瘤，并被认为与条纹状骨病和脆性骨硬化相关。本病在影像学上可被误诊为骨表面骨肉瘤或骨软骨瘤。X 线片上表现为波流状骨皮质肥厚，而在同一生骨节分布区的多个相邻骨见到这一表现则有助于

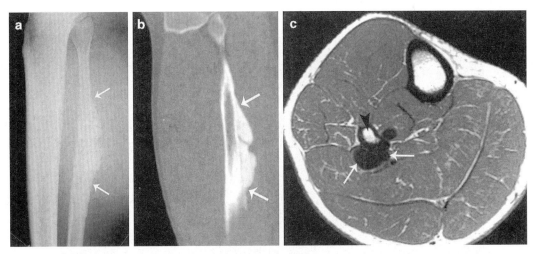

图 9.23　腓骨干后侧的肢骨纹状肥大。在侧位 X 线片(**a**)和矢状位 CT 图像(**b**)均可清晰地显示其骨皮质增厚(箭头所示)。轴位 MRT1 加权像(**c**)显示腓骨低信号的致密的骨皮质增厚(箭头所示)和高信号的正常骨髓(三角箭头所示)。

其诊断。本病病变在所有 MR 脉冲序列下均呈低信号，但在周围软组织内可出现水肿。此外，病变在骨扫描中亦可浓聚，可与骨岛或条纹状骨病相鉴别。

骨坏死(图 9.24 和图 9.25)

　　骨坏死是指骨与骨髓的缺血性坏死，可由多种原因引起，包括创伤、类固醇激素的应用、血红蛋白病(如镰状细胞贫血)、酗酒、胰腺炎、系统性红斑狼疮、Gaucher 病、辐射、化疗和Caisson 病。骨坏死可分为：①髓内骨梗死，发生于干骺端和骨干；②骨骺骨梗死(缺血性坏死)，可累及软骨下骨并造成关节面的塌陷。早期骨梗死的 X 线表现隐匿且非常细微，进展期骨梗死则会在 X 线片上出现由中心溶骨区和迂曲硬化缘构成的局灶性病变。骨梗死在 X 线片上 236

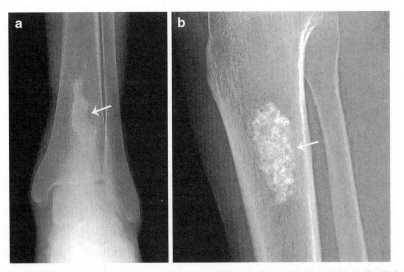

236 **图 9.24**　骨梗死和内生软骨瘤。注意踝关节正位 X 线片(**a**)中的外周高密度和较平滑的边缘(箭头所示)，其有助于鉴别骨梗死和内生软骨瘤，而后者在胫骨侧位 X 线片(**b**)上表现为中心性钙化和分叶状边缘(箭头所示)。

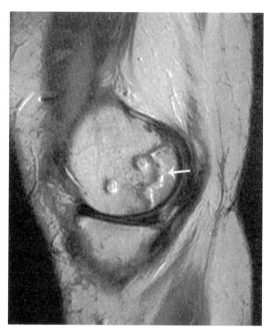

图 9.25　股骨远端的缺血性坏死。注意在 MR T2 加权像中含有低和高信号(箭头所示)的"双线征"。

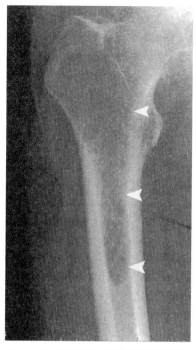

图 9.26　Paget 病(活动期):可见向股骨骨干中部延伸的"草叶状"低密度区(箭头所示)。

可与内生软骨瘤有类似表现,但内生软骨瘤有典型的中心性钙化并伴有周缘低密度带。即使骨梗死在 X 线片为隐匿不可见的,但在 MRI 却是可见的(即使是在早期)。早期骨梗死表现为非特异性的骨髓水肿,而晚期骨梗死则可出现更多特征性表现如软骨下信号改变或"双线征",即在 T2 非抑脂加权像中低信号的外带和高信号的内带。骨梗死在核素骨扫描中的表现可多种多样。

237　**Paget病**(图 9.26 和图 9.27)

Paget 病(畸形性骨炎)是一种异常骨重塑形的慢性疾病,可导致骨膨胀及畸形。本病在 55 岁以下少见,10% 为 80 岁以上患者。Paget 病在澳大利亚、英国及欧洲人群中有较高的发病率,但在中国裔人群中发病率较少。Paget 病病因不明,但与副黏病毒感染相关。患者可能无症状,而只是在影像学检查时才偶然发现 Paget 病,或者在出现无法解释的碱性磷酸酶升高、骨痛、骨折、关节炎、累及听小骨的听力丧

失、头围增大、肾结石、牙齿松动以及由骨骼的高血运的畸形性骨炎引起的高输出性心力衰竭时。极少(<1%)可恶变为肉瘤(如骨肉瘤)。Paget 病活动期以骨吸收为特征,长骨中 Paget

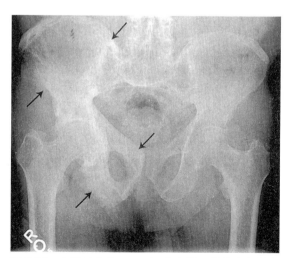

图 9.27　右侧骨盆的 Paget 病(静止期)。注意右侧骨盆骨的骨皮质及髓腔膨胀及骨小梁增粗(箭头所示)。 238

病的溶骨起自长骨末端,而病灶的前端可向骨干中部侵犯,出现末端变尖的"草叶状"或"火焰状"破坏,但在胫骨是个例外,溶骨区可位于骨干中心而不累及骨的末端。Paget病静止期以骨沉积为特征,出现髓内骨小梁的增粗和骨皮质的增厚及全骨的膨胀。骨盆是最常受累的部位且其受累通常为单侧,颅骨、椎体和长骨(股

骨、胫骨和肱骨)也可受累。

钙化性肌腱炎(图9.28和图9.29)　239

钙化性肌腱炎是羟基磷灰石沉积性疾病(HADD)的一个亚型,是由于羟基磷灰石晶体沉积于肌腱造成的,也是导致关节疼痛和僵硬的一个常见原因。钙化性肌腱炎的最常见发病

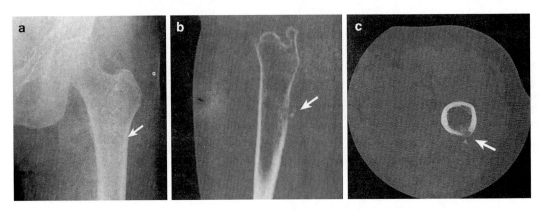

图9.28　钙化性肌腱炎(再吸收期):髋部X线片(**a**)显示股骨近端轻微的硬化(箭头所示),矢状位(**b**)及轴位(**c**)CT图像显示在臀大肌肌腱至股骨的止点附丽处的模糊杂乱的高密度影,并可见骨皮质受侵(箭头所示)。

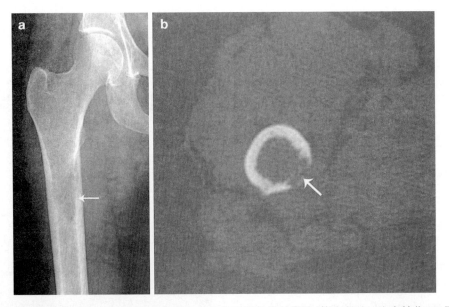

图9.29　乳腺癌骨转移:X线片(**a**)显示股骨近端骨干边缘不清的溶骨病灶(箭头所示),注意轴位CT图像(**b**)所示的骨皮质受侵/破坏(箭头所示),其与图9.28中所示之臀大肌肌腱的钙化性肌腱炎相似。要知道臀大肌肌腱是附丽于股骨的后外侧而非后正中,这有助于区分这两种疾病。

部位是肩袖和髋部的肌腱,但也可累及任何肌腱。有时候钙化性肌腱炎在再吸收期可与侵袭性病变如感染或肿瘤相混淆。在某些情况下,钙化性肌腱炎可侵蚀邻近骨而与破坏性骨病变相混淆,这种侵袭性表现通常发生于累及股骨近端骨干后侧的臀大肌止点附丽处。本病是典型的自限性疾病,但经皮穿刺针吸术及激素注射可缓解症状。

240

软骨下囊肿(图 9.30)

软骨下囊肿或淋巴腔极为常见,可见于骨性关节炎患者。其形成是关节压力增加导致滑膜和关节滑液经由关节软骨表面的缺损而进入关节下骨。本病通常较小、紧邻关节面且有硬化缘,但也可长到很大,甚至向下侵及长骨骨干。由于骨性关节炎的发病率随年龄增长而增加,因此软骨下囊肿常发生于老年人群。CT有助于显示硬化缘。病变在 MRI 中常呈 T1 加权像与肌肉等信号或高信号,而在 T2 加权像中呈高信号及周缘强化,但在含有蛋白质或纤维成分的病变中也可呈 TI 高信号或内部强化。关节存在骨性关节炎应该有助于鉴别软骨下囊肿和其他骨骺病变如软骨母细胞瘤、骨巨细

胞瘤、透明细胞软骨肉瘤、郎格汉斯细胞组织细胞增生症和溶骨性骨转移(通常无硬化缘)。

骨髓炎

Brodie脓肿(图 9.31 和图 9.32)

骨髓炎根据其临床发展阶段会有不同的影像学表现。在急性期,X 线片上可见明显骨膜反应、骨皮质破坏、内骨膜贝壳样受侵和骨皮质内窦道,也可出现软组织肿胀、脓肿和积气。但值得注意的是,骨髓炎在初始感染后 1~2 周内可无异常 X 线表现,而 MRI 和核素骨显像在骨髓炎早期骨性征象的检测上更为敏感。亚急性或慢性骨髓炎会导致 X 线片上出现溶骨的骨内脓肿,称为 Brodie 脓肿,常发生于长骨干骺端。Brodie 脓肿由 Benjamin Collins Brodie 爵士于 1832 年首次描述,其在 X 线片上表现为单发或多分叶状的溶骨性病变,伴有向外周硬化程度逐渐减弱的外周硬化。这种病变的硬化可类似于骨样骨瘤或骨肉瘤。无明显硬化的病 241 变可类似于朗格汉斯细胞组织细胞增生症、软骨母细胞瘤、骨巨细胞瘤和 Ewing 肉瘤。CT 可很

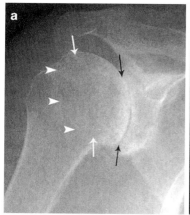
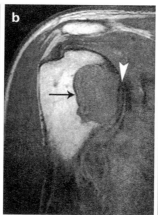
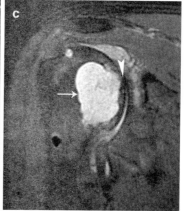

图 9.30 巨大的软骨下囊肿(淋巴腔):X 线片(**a**)显示发生于肱骨头的带有轻微硬化缘(三角箭头所示)的关节下溶骨区(箭头所示)。可见因严重的盂肱关节骨性关节炎而出现的关节间隙变窄、骨赘形成和软骨下硬化(黑色箭头所示)。MR T1 加权像(**b**)和抑脂 T2 加权像(**c**)显示紧邻狭窄关节间隙(三角箭头所示)的界限清楚的囊性病变(箭头所示)。

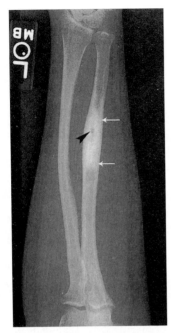

图 9.31 Brodie 脓肿。慢性骨髓炎患者的尺骨中段骨干可见带有中心性小灶溶骨区(三角箭头所示)的大片硬化区(箭头所示)。

好地显示从脓肿中央向外延伸的窦道，从而有助于鉴别 Brodie 脓肿和其他病变，尤其是骨样骨瘤。感染的全身表现有助于诊断，但上述几种需要鉴别的病变也可有发热、疼痛及其他感

染的临床征象。骨活检对明确本病是必要的，液性和软组织肿块的取材病理检查比单纯的硬化骨病理检查具有更高的诊断价值。此外，另取标本送微生物培养也有助于指导抗生素治疗。

医源性原因 242

二头肌腱固定术(图 9.33)

二头肌腱固定术可应用于肱二头肌长头腱撕裂或肱二头肌长头腱肌腱炎患者的治疗。该术式切除肱二头肌长头腱的关节内部分，并把剩余的部分固定至肱骨近端骨干。其术后影像可表现为带有硬化缘的溶骨性改变，明确患者的手术史并了解这种术式是避免将这种表现误诊为肿瘤的关键。

骨髓活检(图 9.34)

骨髓的抽取通常在髂骨后侧进行。若有近期的骨髓活检史，切勿将骨髓的水肿误诊为局灶性病变。骨髓活检史的确定是确诊的关键。

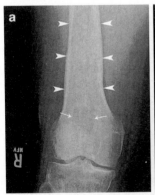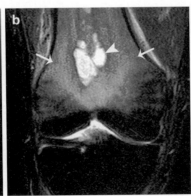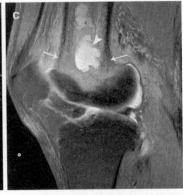

图 9.32 合并 Brodie 脓肿的慢性骨髓炎急性发作。X 线片(**a**)显示股骨远端干骺端的溶骨区(箭头所示)。股骨远端可见慢性骨髓炎导致的花斑样表现及骨皮质增厚(三角箭头所示)。MRI 冠状位(**b**)和矢状位(**c**)STIR 像可很好地显示高亮信号的骨内脓肿(三角箭头所示)和周围的骨髓水肿(箭头所示)。活检时可抽出脓性液体，而骨标本的培养可见金黄色葡萄球菌生长。

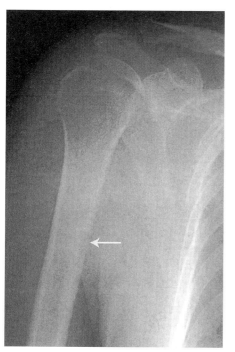

图 9.33　二头肌腱固定术后肱骨近端骨干的溶骨性病变(箭头所示)。

区通常不沿假体的轮廓而出现,其溶骨区也常比机械性松动的假体周围溶骨区更大且更少呈线性。磨屑病可与溶骨性肿瘤或感染相混淆,磨屑病与肿瘤鉴别的关键在于假体的存在和在关节的两侧都造成异常溶骨。

放疗后改变(图 9.36)

244

放疗常用于某些恶性肿瘤的治疗。在早期(数小时至数日),放疗可造成血管充血、水肿以及骨髓细胞数目减低,这在 MR 上表现为 T1低信号和 T2 高信号。在放疗后期(数周至数月),骨髓将被脂肪所替代且偶尔可纤维化,而表现为 T1 高信号和 T2 混杂信号。在照射和非照射组织间常可见明显的分界线,在解剖上则对应放疗野的边缘。放疗对骨髓的影响取决于放射的时间和剂量,在剂量小于 30~40Gy 时脂肪转化是可逆的。接受放射的骨骼出现不全骨折、骨坏死和放疗后肉瘤的风险增高。

243
磨屑病(图 9.35)

磨屑病是假体失败最常见的原因之一,尤其是髋关节置换术。关节置换组件中的聚甲基丙烯酸甲酯水泥、聚乙烯或金属会导致由巨噬细胞介导的肉芽肿性反应,后者可激发破骨细胞的活性, 进而在假体组件周围形成溶骨区域。但与机械性松动不同的是,磨屑病的溶骨

造影剂渗漏(图 9.37)

245

若静脉通路导管出现移位, 用于 CT 成像的含碘造影剂会外渗至软组织中,这个问题在使用高压注射及患者未将注射部位疼痛告知影像技师时尤为突出。注射部位的密度增高可持续数日,若不予以处理将会造成组织坏死,即刻的治疗对于减轻组织坏死是必要的。

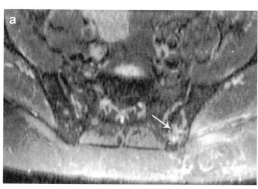
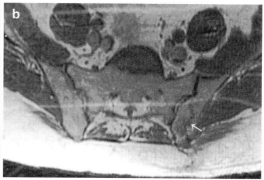

图 9.34　骨髓活检的改变。在骨髓活检的部位,MRT1 加权像(**a**)和 T2 加权像(**b**)中可见 T1 低信号和 T2 高信号的线状区(箭头所示)。

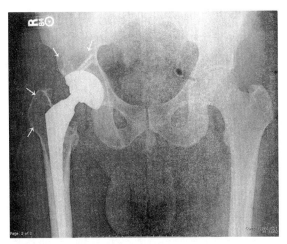

243 图 9.35　磨屑病。在右髋关节两侧靠近股骨和髋臼假体处可见多处溶骨性病变(箭头所示)。

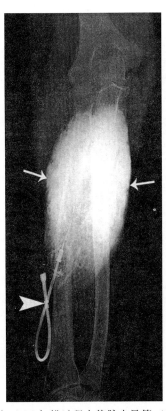

图 9.37　由于 CT 扫描过程中静脉内导管（三角箭头所 245 示）的移位，患者在高压注射时出现含碘造影剂外渗，于前臂可见较大的类似于骨性病变的椭圆形高密度影（箭头所示）。

246 # 技术性伪影

肱骨内旋位X线片中的肱骨头假性病变

外周硬化而中心溶骨的肱骨头假性病变可出现于内旋位 X 线片中，肱骨颈皮质与 X 线

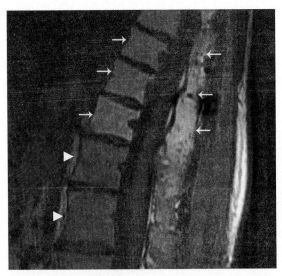

244 图 9.36　因肺癌接受治疗患者的 MRT1 加权像显示数个高位胸椎椎体的骨髓脂肪化替代(箭头所示)，其与低位胸椎椎体(三角箭头所示)分界清晰，提示为放射野的边缘。

平行而表现为硬化缘。这种假性病变在外旋位 X 线片就会消失，不应将其误诊为溶骨性病变(图 9.38)。

桡骨侧位X线片中的桡骨粗隆假性病变

正常的桡骨粗隆在桡骨近端侧位像中位于正中，表现为椭圆形溶骨性病变，而在正位和斜位像中，桡骨粗隆清晰可见，就不会出现这种假性髓内溶骨灶。这种溶骨灶的形成是由于桡骨粗隆的骨小梁密度比骨干的正常髓腔密度低。这种伪影类似于上文提到的肱骨头内旋位所见的假性病变(图 9.39)。同样的现象可见于任何骨性隆突的"底面观桶"视图，这也可以解释骨软骨瘤曾被称作"骨干续连症"的原

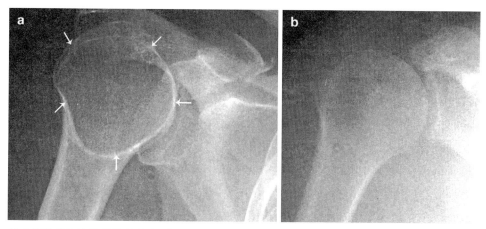

图 9.38　带有硬化缘的溶骨性假性病变(箭头所示)可出现于肱骨头内旋位 X 线片(**a**)中,而在外旋位 X 线片(**b**)中就会消失。

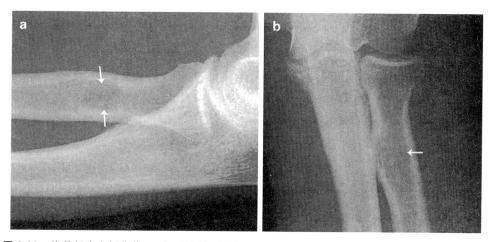

247　　　　　　**图 9.39**　桡骨粗隆在侧位像(**a**)中可见明显的溶骨性病变(箭头所示),但在正位像(**b**)中就会消失。

因。呈正位视图的骨软骨瘤的骨性隆突可与溶骨性病变相混淆。为避免这种错误,对同一骨进行另一正交角度的影像非常重要。

247　　**MRI卷褶(混叠)伪影**(图 9.40)

MR 成像中的卷褶或混叠伪影出现于其视场(FOV)小于躯体部分成像的情况,这会导致FOV 之外的影像数据出现"卷褶"并被人为包含于影像中。这种伪影在相位编码方向中为更常见的问题,但也可发生于频率编码方向中。卷褶伪影可通过在相位编码方向中采用足够

大的 FOV 来纠正,即将整个躯体部分包含于影像中,或者也可通过在成像中应用相位过采样技术来纠正。交换相位和频率有助于鉴别所见病变是伪影还是真性病变。知晓这种技术性伪影可避免将卷褶伪影误诊为局灶性病变。

MRI血管搏动伪影(图 9.41 和图 9.42)　248

当来自血管的伪影数据叠加到骨或软组织上时,这种来自搏动的动脉或静脉血流的鬼影可类似于病变。交换相位和频率编码方向后再次进行成像序列有助于鉴别是搏动伪影还

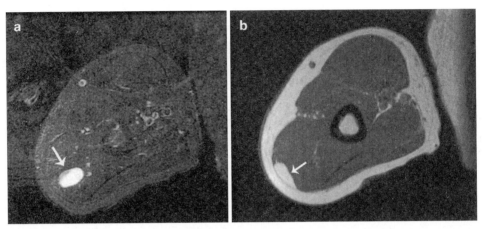

247 **图 9.40** MR STIR 像(**a**)中可见来自一个高亮皮脂腺囊肿(箭头所示)的卷褶(混叠)伪影,其原本位于后侧胸壁(未包括在图像 FOV 中),却错误地出现在肱三头肌内,酷似软组织肿瘤。做此检查原本是为评估右上臂的脂肪瘤(箭头所示),其在 MRT1 加权像(**b**)中清晰可见。(Images courtesy of Dr. Colm McMahon, Dublin, Ireland.)

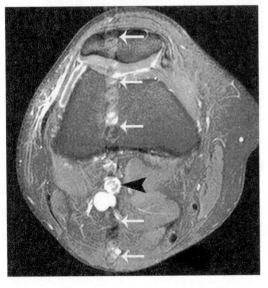

248 **图 9.41** MR 抑脂 T2 加权像中可见来自腘动脉(黑三角箭头所示)的广泛的搏动伪影(箭头所示)。

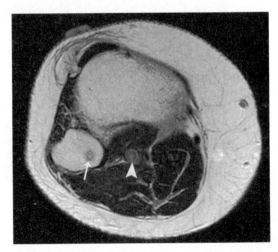

图 9.42 来自腘动脉(三角箭头所示)的微小搏动伪影使腓骨上出现酷似肿瘤的圆形低信号灶(箭头所示)(与图 9.41 为不同患者)。

是真性病变。

249 **体外物体伪影**(图 9.43)

影像学检查时患者身上或身下的物体可与骨病变相混淆,这一问题在急性创伤病例中尤为突出,其检查需尽快进行,而影像可能做不到最佳。

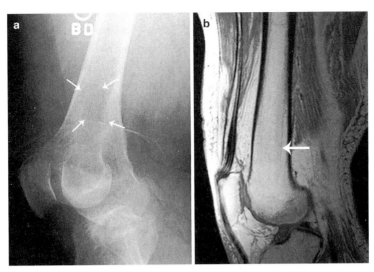

图 9.43　侧位 X 线片（**a**）可见股骨远端类似于溶骨性病变的椭圆形低密度灶（箭头所示），其后的 MRI T1 加权像（**b**）显示股骨远端并无异常（箭头所示），由此确定病变其实是伪影。这个低密度灶是由置于患者身下的创伤担架手柄的孔洞造成的。

牛晓辉　杨勇昆　金韬　李斌　李乐　肖何　译

推荐读物

1. Anderson SE, Johnston JO, Steinbach LS. Pseudotumors of the shoulder invited review. Eur J Radiol. 2008;68:147–58.
2. Daldrup-Link HE, Henning T, Link TM. MR imaging of therapy-induced changes of bone marrow. Eur Radiol. 2007;17:743–61.
3. Davies AM, Evans N, Mangham DC, Grimer RJ. MR imaging of brown tumour with fluid-fluid levels: a report of three cases. Eur Radiol. 2001;11:1445–9.
4. De Wilde V, De Maeseneer M, Lenchik L, Van Roy P, Beeckman P, Osteaux M. Normal osseous variants presenting as cystic or lucent areas on radiography and CT imaging: a pictorial overview. Eur J Radiol. 2004;51:77–84.
5. Gould CF, Ly JQ, Lattin Jr GE, Beall DP, Sutcliffe 3rd JB. Bone tumor mimics: avoiding misdiagnosis. Curr Probl Diagn Radiol. 2007;36:124–41.
6. Johnson JF, Brogdon BG. Dorsal effect of the patella: incidence and distribution. AJR Am J Roentgenol. 1982;139:339–40.
7. Kransdorf MJ, Meis JM, Jelinek JS. Myositis ossificans: MR appearance with radiologic-pathologic correlation. AJR Am J Roentgenol. 1991;157:1243–8.
8. Levine AH, Pais MJ, Berinson H, Amenta PS. The soleal line: a cause of tibial pseudoperiostitis. Radiology. 1976;119:79–81.
9. Mitchell MJ, Logan PM. Radiation-induced changes in bone. Radiographics. 1998;18:1125–136.
10. Natsis K. Supracondylar process of the humerus: study on 375 Caucasian subjects in Cologne, Germany. Clin Anat. 2008;21:138–41.
11. Pitt MJ, Graham AR, Shipman JH, Birkby W. Herniation pit of the femoral neck. AJR Am J Roentgenol. 1982;138:1115–21.
12. Resnick D, editor. Diagnosis of bone and joint disorders. 4th ed. Philadelphia, PA: W.B. Saunders; 2002.

10 病例

251　　在这一章中，我们精选了前 9 章讨论过的、具有教学精要点的病例，也包括了在前面章节限于篇幅而只是简单提及的一些不常见疾病，而这些疾病对于某些病变的鉴别诊断非常重要。每个病例都有简短的病史和影像学表现的描述，然后我们提供了"前 3 位"的鉴别诊断，基于这样的理念即过多的鉴别诊断在日常临床实践中通常并不实用。每个病例的讨论集中于"前 3 位"的鉴别诊断特征上，并提供了最终诊断之所以是最合理的理论依据。最后，我们提出了一些"要点"来着重总结疾病本身或特殊教学点的重要内容。

病例 1

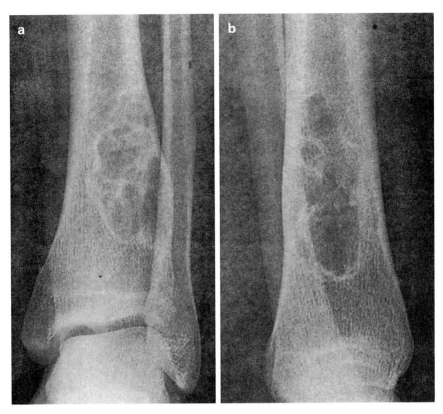

图 10.1

病史

19 岁女性,运动损伤后踝部持续性疼痛。

影像学表现

正位(a)和侧位(b)X 线片显示椭圆形、皂泡状溶骨及硬化混合性病变,呈偏心性而位于胫骨远侧干骺端并紧邻后侧骨皮质。病变可见硬化缘、轻微骨膨胀及骨皮质变薄,无骨膜新生骨形成。

鉴别诊断(前3位)

非骨化性纤维瘤(NOF)

纤维结构不良

动脉瘤样骨囊肿(ABC)

讨论

发病部位(干骺端、髓腔内、偏心性以及紧邻骨皮质)和表现高度支持非骨化性纤维瘤(NOF)的诊断。纤维结构不良(FD)可有类似表现,也可发生于干骺端,但通常位于髓内中心,并且好发于骨干。非骨化性纤维瘤(NOF)和单骨型纤维结构不良(FD)通常为无症状、偶然发现病变。动脉瘤样骨囊肿(ABC)也呈偏心性分布,但通常膨胀明显,并且不同于 NOF 的是,在 MRI 中常可见液—液平面。ABC 通常伴有疼痛和肿胀，而 NOF 通常是无症状的，除非出现病理性骨折。纤维性骨皮质缺损如 NOF 一样属于纤维性黄性瘤，但通常比 NOF 更小（通常<3cm）且位于皮质中心。

诊断

非骨化性纤维瘤

要点

- 为常见的偶然发现病变：小于 20 岁的正常人群中 30%可发现本病。
- 经典的"无需治疗"病变：影像学通常可以诊断。

- 大部分(55%)发生于膝关节周围，其次为胫骨和腓骨远端，少见于上肢。
- 发生于长骨干骺端，通常位于后侧和内侧。
- 可随骨骼生长而向骨干移位。
- 无症状，除非病变较大，可发生应力性和病理性骨折。
- 骨折常发生于纵径长于 3cm、横径受累大于 50%的病变及负重骨。
- 不需要治疗，除非临床症状或影像学特征不典型或有病理性骨折的风险。

推荐读物

Betsy M, Kupersmith LM, Springfield DS. Metaphyseal fibrous defects. J Am Acad Orthop Surg. 2004;12:89–95.

病例 2

254

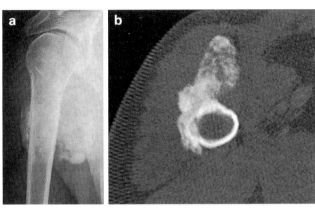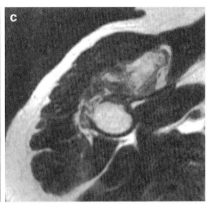

图 10.2

病史

47 岁男性，上臂疼痛。

影像学表现

X 线片(a)显示邻近(或者起源于)肱骨近端骨干的伴有骨化的高密度病变，侵入邻近软组织。通过轴位 CT(b)以及 MR T2 加权像(c)可确定病变起源于骨皮质表面，并且病变和肱骨间缺乏髓腔/皮质的连续性。

255 ### 鉴别诊断(前3位)

骨化性肌炎
骨旁骨肉瘤
骨软骨瘤

讨论

从 X 线片上很难判断病变是起自于肱骨还是软组织。如果位于软组织内，那么骨化性肌炎最有可能。CT 和 MR 清楚地显示出病变起源于骨，并且肱骨和病变的髓腔之间并不相连。因此，该肿块很有可能是骨旁骨肉瘤，而不是骨软骨瘤。骨化性肌炎通常和骨骼是分开的，但也有极少数可贴附于骨皮质表面。

诊断

骨旁骨肉瘤

要点

● 为最常见的骨表面骨肉瘤亚型。

● 肿瘤起源于骨膜的外层。

● 通常见于股骨远端和肱骨近端。

● 可由于外生性肿物损伤邻近的软组织结构而出现症状。

● CT 和 MRI 有助于显示肿瘤起源于骨表面且髓腔是不连续的，以此与骨软骨瘤区分。

● 预后比普通型骨肉瘤稍好一些，发病年龄也晚了 10~20 年(30~50 岁)。

推荐读物

Dönmez FY, Tüzün U, Başaran C. MRI findings in parosteal osteosarcoma: correlation with histopathology. Diagn Interv Radiol. 2008;14(3):142–52.

Okada K, Frassica FJ, Sim FH, Beabout JW, Bond JR, Unni KK. Parosteal osteosarcoma. A clinicopathological study. J Bone Joint Surg Am. 1994;76:366–78.

Jelinek JS, Murphey MD, Kransdorf MJ, Shmookler BM, Malawer MM, Hur RC. Parosteal osteosarcoma: value of MR imaging and CT in the prediction of histologic grade. Radiology. 1996;201:837–42.

病例 3

256

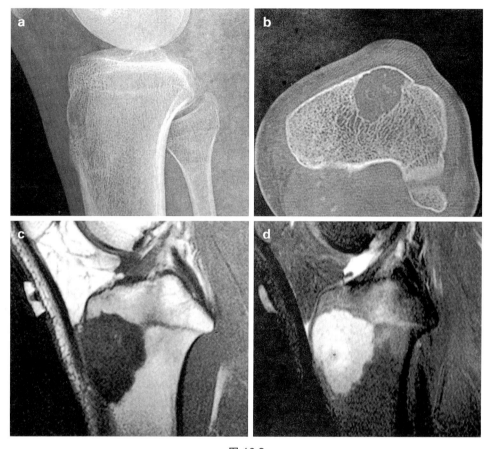

图 10.3

病史

20 岁男性,膝部疼痛。

影像学表现

膝关节侧位 X 线片(a)显示位于胫骨结节(骨突)并伴轻微硬化缘的溶骨性病变。轴位CT(b)显示该溶骨性病变呈地图状,伴有薄层硬化性、界限清楚的边缘及轻微的内部软骨样基质。MR 影像显示 T1 低信号的病变(c)和邻近病变后上方的明显的骨髓水肿,后者在抑脂T2 加权像上最易看到(d)。

鉴别诊断(前3位)

257

骨巨细胞瘤
软骨母细胞瘤
透明细胞软骨肉瘤

讨论

X 线片相对无特异性,多种溶骨性病变均可纳入鉴别诊断的范围,包括骨巨细胞瘤、软骨母细胞瘤、软骨黏液样纤维瘤、朗格汉斯细胞组织细胞增生症和骨髓炎。CT 中可见病变内软骨样基质，而朗格汉斯细胞组织细胞增生症(LCH)及骨巨细胞瘤(GCT)的可能性就比较小。透明细胞软骨肉瘤是有可能的，但通常发生在更年长的人群中，病变体积更大且具有侵袭性，可由骺端侵入软组织或干骺端。

诊断

软骨母细胞瘤

推荐读物

Kim J, Kumar R, Raymond AK, Ayala AG. Non-epiphyseal chondroblastoma arising in the iliac bone, and complicated by an aneurysmal bone cyst: a case report and review of the literature. Skeletal Radiol. 2010;39:583–7.

Kaim AH, Hugli R, Bonel HM, Jundt G. Chondroblastoma and clear cell chondrosarcoma: radiological and MRI characteristics with histopathological correlation. Skeletal Radiol. 2002;31:88–95.

要点

- 为少见骨的良性软骨性肿瘤。
- 发生于骨骼发育未成熟的人群。
- 位于骺端或者骨突部位。
- 病变内有少量或没有软骨样基质。
- 可有侵袭性表现并伴有骨膜反应和骨髓水肿。
- 很大可能会继发动脉瘤样骨囊肿。

病例 4

258

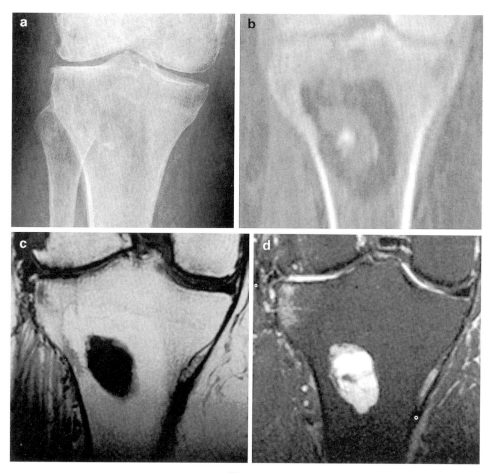

图 10.4

病史

51 岁女性,膝部疼痛。

影像学表现

X 线片(a):病变位于胫骨近端,可见中心性钙化和外周溶骨区,膝关节外侧间室可见中度骨性关节炎改变。

CT(b):病变有中心性钙化灶、中间层液体密度区域及外层脂肪密度区域。

MRI:MR T1 加权像(c)显示病变中心为低信号、外层区域呈脂肪信号,而中心的低信号区掩盖了中心性钙化。MR 抑脂 T2 加权像(d)显示外层区域信号消失,证实其包含脂肪成分;中心的营养不良性钙化呈低信号灶,被液体高信号所环绕,从而使钙化显现。偶尔还可于膝关节外侧间室见到因骨性关节炎导致的骨髓水肿和软骨缺损。

鉴别诊断(前3位)

259

纤维结构不良
骨髓炎伴脓肿

骨内脂肪瘤

讨论

病变主要由脂肪构成，而骨内脂肪瘤内部可出现液体信号，这些都是该病例的诊断要点。MR 影像对于诊断很有帮助，但如果仅仅检查 X 线或 CT 则难以诊断。T1 像中的营养不良性钙化被中心性坏死所掩盖，而 MR 抑脂像中外周脂肪区相对于正常脂肪性骨髓背景显示为信号消失。纤维结构不良很少出现中心性坏死和营养不良性钙化。MR T2 像可考虑骨内脓肿的可能，但脓肿不会出现外周脂肪性成分。

诊断

骨内脂肪瘤

要点

- 为罕见的骨的良性脂肪性肿瘤。

- 无症状，偶有钝痛。
- 最常见的部位是股骨近端、跟骨和胫骨。
- 可出现退化、坏死、囊性变和中心性钙化（脂肪坏死导致）。
- CT 和 MRI 有助于显示脂肪成分、囊性坏死和中心性钙化。
- Milgram 分级（根据退化改变的表现）
  - 1 期：病变内可见有活力的脂肪细胞，没有坏死。
  - 2 期：病变内可见有活力的脂肪细胞、坏死区和钙化区。
  - 3 期：病变完全或者几乎完全为脂肪坏死和钙化，可见囊性变和反应性新生骨形成。
- 无症状病变如没有骨折风险可定期随访，否则可行刮除和植骨进行治疗。

推荐读物

Mandl P, Mester A, Balint PV. A black hole in the bone – intraosseous lipoma. J Rheumatol. 2009;36(2):434–6.

Milgram JW. Intraosseous lipomas: radiologic and pathologic manifestations. Radiology. 1988; 167:155–60.

病例 5

260

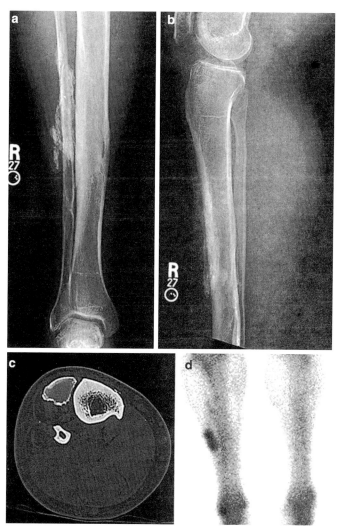

图 10.5

病史

65 岁男性, 小腿慢性轻度疼痛。

影像学表现

小腿的正位(a)和侧位(b)X 线片显示邻近胫骨中段前外侧的高密度矿化, 胫骨和腓骨的畸形提示曾发生骨折并已愈合。轴位 CT(c)显示小腿前侧肌肉间室内与胫骨骨皮质分离的有边缘矿化的软组织肿块, 在同一水平上可见胫骨骨皮质有轻度增厚。核素骨显像(d)显示钙化的软组织包块有中度摄取, 而胫骨没有活性。

鉴别诊断(前3位)

261

骨旁骨肉瘤

骨化性肌炎

滑膜肉瘤

讨论

X 线片中无法确定钙化灶是来自胫骨还是位于软组织中。如果病变来自皮质，则需要考虑骨表面骨肉瘤和骨软骨瘤。CT 图像显示病变与胫骨明显分离，与滑膜肉瘤的不规则钙化相比，这种边缘矿化更常见于典型的成熟后的骨化性肌炎。另外，愈合的骨折畸形提示该部位曾发生创伤，而这也是异位骨化的原因之一。

诊断

骨化性肌炎

要点

- 为软组织内出现的不正常的成熟板层骨。
- 可发生于创伤后、非创伤后或神经源性疾病。

- 易感因素包括烧伤、截瘫、外科手术、创伤性脑损伤、血友病、脊髓灰质炎、强直性脊柱炎及弥漫性特发性骨肥厚(DISH)。
- 原因为软组织成分转化为可形成骨的组织。
- 患者可无症状或伴有疼痛、肿胀和血沉升高。
- 尽管新生骨形成可与邻近骨相连续，但通常骨化性肌炎与邻近骨还是分离的且不累及骨膜。
- 最初几周内 X 线片中很少看到矿化，但发病 3~8 周后矿化可变得明显，从外周开始并以"带状"模式向中心区发展。
- 核素骨显像可能是评估骨形成的成熟度的最佳影像学检查方法(随成熟度而活性减低)。
- 与外科干预相比，更倾向于非手术治疗包括吲哚美辛、二磷酸盐(预防性)和放疗。

病例 1~5 张清 译

推荐读物

Kransdorf MJ, Meis JM, Jelinek JS. Myositis ossificans: MR appearance with radiologic–pathologic correlation. AJR Am J Roentgenol. 1991;157:1243–8.

Mavrogenis AF, Soucacos PN, Papagelopoulos PJ. Heterotopic ossification revisited. Orthopedics. 2011;34(3):177.

Parikh J, Hyare H, Saifuddin A. The imaging features of post-traumatic myositis ossificans, with emphasis on MRI. Clin Radiol. 2002;57:1058–66.

病例 6

262

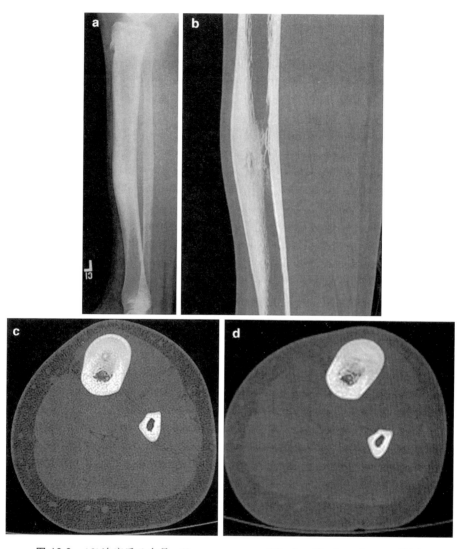

图 10.6 (d)治疗后 6 个月。(Images courtesy of Dr. Jennifer Son, Boston, MA.)

病史

15 岁女孩,小腿疼痛。

影像学表现

小腿侧位 X 线片(a)显示胫骨前侧骨皮质平滑的非侵袭性骨膜增厚区。矢状位(b)和轴位(c)CT 图像显示前侧骨皮质伴中心钙化的小溶骨灶,并可见胫骨前侧骨皮质的周围骨皮质增厚。治疗后 6 个月的轴位 CT 图像(d)显示溶骨灶的消退。

鉴别诊断(前3位)

263

骨样骨瘤

骨髓炎（Brodie 脓肿）

应力性骨折

讨论

单从 X 线片来看，如果没有另外的临床病史，"前 3 位" 鉴别诊断中的任何一种均有可能。从 CT 图像来看，考虑到较小的瘤巢和位于骨皮质，骨样骨瘤的诊断最有可能，而骨皮质通常不是 Brodie 脓肿的好发部位。应力性骨折中的低密度区通常呈线性。射频消融术后的随访 CT 图像显示中心性瘤巢消失。

诊断

骨样骨瘤

要点

- 为年轻人的常见骨肿瘤。

- 低密度的瘤巢含有血运丰富的结缔组织，才是真正的肿瘤。

- 硬化或骨膜反应是肿瘤作用于宿主骨的结果。

- 几乎均有疼痛，虽然"阿司匹林缓解疼痛"可见于许多肿瘤，但这个特征在骨样骨瘤中非常常见。

- 在 X 线片中可能不能显示瘤巢（如本例），而 CT 则能更好地发现瘤巢。

- 无恶性潜能，可自愈。

- 可通过镇痛、切除，或射频消融来进行治疗。

推荐读物

Chai JW, Hong SH, Choi JY, et al. Radiologic diagnosis of osteoid osteoma: from simple to challenging findings. Radiographics. 2010;30:737–49.

病例 7

264

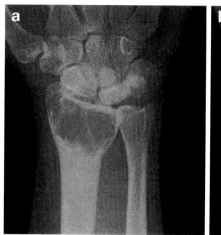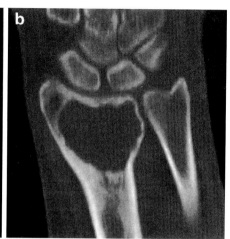

图 10.7

病史

32 岁女性,腕部疼痛。

影像学表现

可见桡骨远端边缘清晰的地图样溶骨病变,病变从干骺端延伸至关节软骨下面,且未见周围硬化内部基质,还可见骨皮质变薄和膨胀,无骨膜新生骨形成。在 X 线片(a)中可见少许假性骨小梁,但在 CT(b)未见真性分隔。

265

鉴别诊断(前3位)

动脉瘤样骨囊肿(ABC)

单纯性骨囊肿(SBC)

骨巨细胞瘤(GCT)

讨论

骨巨细胞瘤的典型表现为从干骺端扩展至骨骺,并被归为ⅠB型(边界清楚、不伴硬化缘)骨破坏形式。动脉瘤样骨囊肿(ABC)通常更为膨胀而骨皮质变薄更为明显。这两种病变均为偏心生长。此病例不太可能是单纯性骨囊肿(SBC),因为当其发生于长骨时,其发病年龄常小于 20 岁, 且仅有很少一部分 SBC 发生于除肱骨近端、股骨近端、胫骨近端以外的部位;而且 SBC 可延伸至干骺端骺板,但通常不会穿透骺板。尽管已经诊断,但该病变发生病理性骨折的风险较高且需要治疗。

诊断

骨巨细胞瘤

要点

● 相对常见,几乎都发生于骨骼发育成熟的患者,峰值发病年龄为 20~45 岁。

● 大部分发生于膝关节周围的长骨。

● 骨巨细胞瘤(GCT)为干骺端起病并扩展到骨骺。

● 骨皮质变薄常见,50%的患者有骨皮质膨胀和穿透。

- 硬化缘不常见。
- 良性 GCT 可呈局部侵袭性并有软组织肿块，可出现局部复发。
- 许多 GCT 由于骨折风险而接受治疗，可用甲基丙烯酸甲酯水泥填充。

- 2%~3% 的 GCT 可发生良性"转移"，出现肺的良性转移灶(或种植灶)。
- 恶变常可发生于多次复发切除后或放疗后。

推荐读物

Murphey MD, Nomikos GC, Flemming DJ, et al. From the Archives of the AFIP: imaging of giant cell tumor and giant cell reparative granuloma of bone: radiologic pathologic correlation. Radiographics. 2001;21:1283–309.

Turcotte RE. Giant cell tumor of bone. Orthop Clin N Am. 2006;37:35–51.

Siebenrock KA, Unnni KK, Rock MG. Giant-cell tumour of bone metastasizing to the lungs. JBJS (Br). 1998;80B:43–7.

病例 8

266

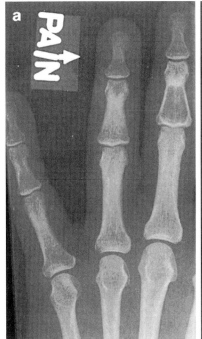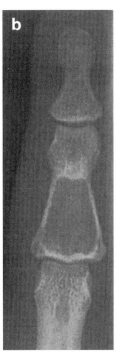

图 10.8

病史

26 岁女性,外伤后环指末端疼痛。

影像学表现

手的正位 X 线片(a、b)显示中指中节指骨(远离疼痛部位)的地图样、边缘清晰的非侵袭性病变。无可见的基质矿化,可见轻度骨膨胀和骨皮质变薄。

267
鉴别诊断(前3位)

内生软骨瘤

骨巨细胞瘤(GCT)

动脉瘤样骨囊肿(ABC)

讨论

从统计学角度来讲,内生软骨瘤是最有可能的病变,因其常发生于手部。良性骨巨细胞瘤和动脉瘤样骨囊肿可有相同的 X 线表现,但较为不常见。转移瘤几乎是不可能发生于手指,尤其是 40 岁以下无已知疾病的患者。该病例的一个重要考虑因素为骨皮质变薄的程度,其可导致轻微外伤后发生病理性骨折,应考虑行刮除和松质骨植骨的预防性治疗。

诊断

内生软骨瘤

要点

- 为最常见的手部骨肿瘤。
- 与发生于长管状骨（股骨、肱骨和胫骨）的内生软骨瘤相比，发生于手足的内生软骨瘤常缺乏软骨样基质。

- 骨膨胀、骨皮质的内骨膜贝壳样受侵和病理性骨折更易发生于手和足的短管状骨，但不一定表示恶变。
- 手的内生软骨瘤极少恶变为软骨肉瘤。
- 刮除植骨后的复发率相对较高，因此 X 线片的随诊非常重要。

推荐读物

Gaulke R, Suppelna G. Solitary enchondroma at the hand. Long-term follow-up study after operative treatment. J Hand Surg. 2004;29(1):64–6.

病例 9

268

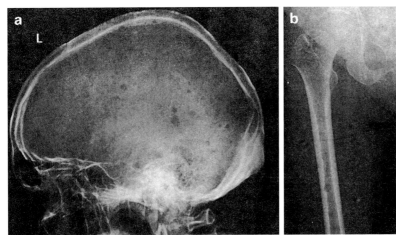

图 10.9

病史

58 岁男性，背部疼痛。

影像学表现

　　X 线片(a 和 b)显示颅骨和右侧股骨可见无数小圆形溶骨性病变。这些病灶大小极为相似(<1cm)，可见"穿凿样"表现且无硬化缘，耻骨上、下支的病理性骨折也很明显。矢状位 CT 图像(c)显示广泛的骨质减少和多发的椎体压缩性骨折。

269

鉴别诊断(前3位)

多发性骨髓瘤
溶骨性转移瘤
朗格汉斯细胞组织细胞增生症(LCH)

讨论

　　颅骨的多发"穿凿样"、圆形的溶骨性病变高度提示骨髓瘤的可能，尤其当其大小相似

时。广泛的骨质减少和椎体压缩骨折支持骨髓瘤的诊断。溶骨性转移瘤不大可能是离散且大小一致的，也不大可能引起分散的内骨膜贝壳样受侵。朗格汉斯细胞组织细胞增生症(LCH)在儿童可造成多发溶骨性破坏和椎体压缩骨折，而在成人则常表现为单骨或几个骨的病变。

诊断

多发性骨髓瘤

要点

● 为最常见的原发恶性骨肿瘤。

● 可发生于任何骨，但中轴骨是最常见的发病部位(其次是成人的造血骨髓)。

● 12%~25%的患者在就诊即有广泛的骨质减少，但无可见的局部病灶。

● 99%的患者在血清或尿蛋白电泳中可见单克隆 M 蛋白高峰，而 75%的患者在血清中可出现 Bence-Jones 蛋白(单克隆轻链)。

• 检查及随访要应用骨骼检查而非骨扫描,这是因为仅有一小部分病灶可在骨扫描上显示活性,某些部位可用 PET 扫描或"全身" MRI。

• 小部分(<3%)病变呈纯硬化性表现,而这其中的一些病变与 POEMS 综合征有关。

推荐读物

Angtuaco EJ, Fassas AB, Walker R, et al. Multiple myeloma: clinical review and diagnostic imaging. Radiology. 2004;231:11–23.

Susanne Lütje S, & de Rooy, JWJ, Sandra Croockewit S, et al., Role of radiography, MRI and FDG-PET/CT in diagnosing, staging and therapeutical evaluation of patients with multiple myeloma. Ann Hematol. 2009;88:1161–8.

Meletios A, Dimopoulos LA, Moulopoulos ID, et al. Imaging of myeloma bone disease. Acta Oncol. 2000;39(7):823–7.

病例 10

270

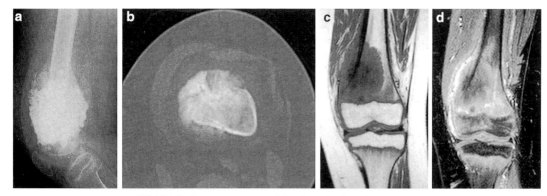

图 10.10　Images courtesy of Dr. Jennifer Son, Boston MA.

病史

16 岁女孩,膝部疼痛、肿胀。

影像学表现

　　X 线片(a)显示在股骨远端含有高密度矿化的较大肿块,其边缘不规则并可见向前和向后的骨皮质穿透。轴位 CT 图像(b)显示侵及邻近软组织的骨样基质。MR T1(c)和抑脂 T2 加权像(d)显示病变累及大部分内侧,并可见由于存在骨样基质而出现的低信号区。病变并未侵及关节腔并截止于骨骺附近。

271

鉴别诊断(前3位)

软骨肉瘤
骨折(肥大型骨不连)
骨肉瘤(普通型)

讨论

　　病变由于其骨皮质穿透和广泛的新生骨形成而呈侵袭性。骨肉瘤的表现取决于骨样基质的多少,可为很高密度的病变(如此例所示),也可为含有很少骨样基质的溶骨性病变。软骨肉瘤中的钙化更为细微,可为斑点状或"弧形和环形"表现。但基质矿化的类型有时难以分类。愈合不佳的骨折有时可出现过度生长的呈侵袭性表现的骨痂,但骨折线在 CT 中应可辨认。尽管如此,该病例的侵袭性表现仍然需要活检。

诊断

骨肉瘤(普通型)

要点

　　● 为第二常见的原发恶性骨肿瘤(第一位是骨髓瘤),占所有恶性骨肿瘤的 20%。

　　● 股骨远端为最常见的发病部位(40%),常发生于干骺端(90%)。

　　● X 线表现多种多样,取决于骨样基质的多少和病变的侵袭性。

　　● 可含有成软骨或成纤维的成分(如成软骨性骨肉瘤)。即使病变仅有 1% 为骨性的,其依然被归为骨肉瘤。

　　● 许多能产生修复性骨的反应性病变可与骨肉瘤相混淆,这些病变包括感染、创伤和骨化性肌炎。

推荐读物

Federman N, Bernthal N, Eilber FC, Tap WD. The multidisciplinary management of osteosarcoma. Curr Treat Options Oncol. 2009;10:82–93.

Suresh S, Saifuddin A. Radiological appearances of appendicular osteosarcoma: a comprehensive pictorial review. Clin Radiol. 2007;62:314–23.

Picci P. Osteosarcoma (osteogenic sarcoma). Orphanet J Rare Dis. 2007;2:6.

病例 11

272

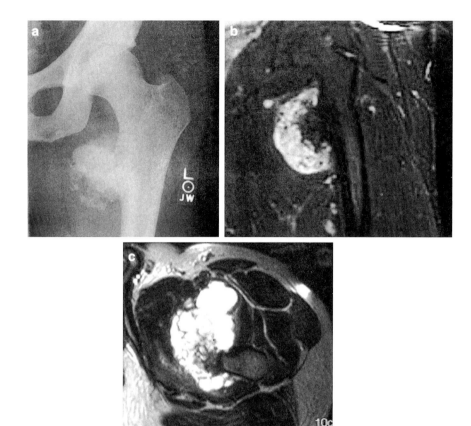

图 10.11

273

病史

39 岁男性,腹股沟区疼痛。

影像学表现

髋关节正位 X 线片(a)显示起自股骨近端内侧并位于小转子下方的骨表面病变,其中心高密度矿化, 并提示周围为软骨样基质。MRI图像(b 和 c)显示 C 形软骨帽(最大 8cm 厚),其在 T2 加权像中呈高信号。注意在轴位 T2 加权像中,病变的髓腔与宿主骨是相连续的(c)。

鉴别诊断(前3位)

骨软骨瘤
软骨肉瘤
骨表面骨肉瘤(骨旁)

讨论

此病变的鉴别关键点在于其是否与宿主骨相连续。如果连续,则最可能的鉴别诊断就应当是骨软骨瘤。本病例的髓腔是相连续的 (轴位MR 图像比 X 线片显示的更清楚),因此骨表面软骨肉瘤或骨肉瘤的可能性不大，而最有可能是骨软骨瘤。其软骨帽异常增厚(>1.5cm)，应怀疑有恶变。活检和手术切除标本显示其为软骨帽恶变成软骨肉瘤的骨软骨瘤。

诊断

软骨肉瘤(骨软骨瘤的软骨帽恶变)

要点

- 骨软骨瘤是最常见的骨良性肿瘤。

- 相关并发症包括局部包块的反应(滑囊炎和动脉瘤)、骨折和软骨帽恶变为软骨肉瘤(1%)。

- 软骨帽随年龄增长而减少，且在骨骼发育成熟后不应再生长。

- 尽管软骨帽厚度大于1.5cm应警惕恶变的可能，但在已证实的恶变病例中软骨帽厚度通常大于5cm。

- X线片上软骨帽内软骨样矿化的倾向可成为恶变的细微征象。

推荐读物

Woertler K, Lindner N, Gosheger G, Brinkschmidt C, Heindel W. Osteochondroma: MR imaging of tumor-related complications. Eur Radiol. 2000;10:832–40.

Lee KC, Davies AM, Cassar-Pullicino VN. Imaging the complications of osteochondromas. Clin Radiol. 2002;57:18–28.

Murphey MD, Choi JJ, Kransdorf MJ, Flemming DJ, Gannon FH. Imaging of osteochondroma: variants and complications with radiologic–pathologic correlation. Radiographics. 2000;20:1407–34.

病例 12

274

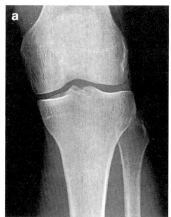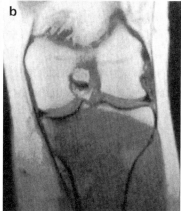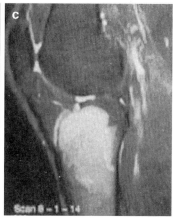

图10.12

病史

24 岁女性,膝部疼痛。

影像学表现

膝关节正位 X 线片(a)正常。MR T1 加权像(b)显示与肌肉等信号并延伸至关节面的胫骨近端低信号灶,并穿过骺闭合线(X 线片可见的细硬化线)。病变在 MR 抑脂 T2 加权像(c)中呈高信号。

275

鉴别诊断(前3位)

造血骨髓(红骨髓)

骨原发性非霍奇金淋巴瘤(B 细胞)

应力性骨折

讨论

重点在于不要将胫骨的信号异常误认为造血骨髓。造血骨髓在 T1 加权像中通常呈低信号,但其信号应比相邻的骨骼肌高;此外,造血骨髓通常终止于骺闭合线而不应穿过骨骺(除了在股骨头和肱骨头可达关节面下)。本病例中的这些表现提示为骨髓替代病变,包括淋巴瘤。应力骨折引起的水肿也有可能,但本病例的信号异常非常弥漫,并且在肿瘤和邻近正常骨髓之间有明显的分界。此外,尽管骨折线对于诊断应力性骨折并非必须,但本例中确未发现。需注意,骨髓的异常在 X 线片中无法看到而只能见于 MRI 中。

诊断

骨原发性非霍奇金淋巴瘤(B 细胞)

要点

● 骨原发性淋巴瘤被定义为仅发生于骨而不合并淋巴结或其他组织病变的淋巴瘤。

● 全身性霍奇金或非霍奇金淋巴瘤(NHL)的骨转移比骨原发性淋巴瘤更常见。

● 骨原发性淋巴瘤几乎都来源于 NHL(通常是弥漫性 B 细胞),而很少见于霍奇金淋巴瘤(极少病例报告)。

● 可有溶骨和硬化病变的各种不同表现,

可见骨髓替代,病变可有很大的软组织肿块。

　　•股骨、骨盆、胫骨和肱骨是最常见的受累部位。

　　•采用放疗和化疗具有良好的治愈率(80%~90%)。

推荐读物

Singh T, Satheesh CT, Lakshmaiah KC, Suresh TM, Babu GK. Primary bone lymphoma: a report of two cases and review of the literature. J Can Res Therap. 2010;6(3):296–8.

Bhagavathi S, Fu K. Primary bone lymphoma. Arch Pathol Lab Med. 2009;133:1868–71.

Krishnan A, Shirkhoda A, Tehranzadeh J, Armin AR, Irwin R, Les K. Primary bone lymphoma: radiographic-MR imaging correlation. Radiographics. 2003;23:1371–87.

病例 13

276

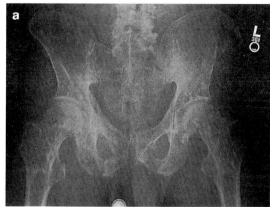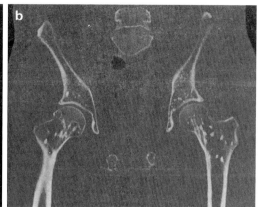

图 10.13

病史

58 岁男性,车祸后左侧骨盆疼痛。

影像学表现

股骨和骨盆骨可见多个小圆形硬化灶,X 线片(a)和 CT 图像(b)上都可见到左侧髂骨翼近端骨折。

277

鉴别诊断(前3位)

脆性骨硬化(骨斑点症)

成骨性转移瘤

结节性硬化症

讨论

骨斑点症的硬化灶通常小于广泛成骨性转移瘤或结节性硬化症的病灶。结节性硬化症患者通常还有其他临床表现(肾脏包块、室管膜下结节、指甲和皮肤异常以及癫痫发作)。前列腺癌是最常见的出现成骨性转移瘤的恶性肿瘤,这些患者通常 PSA 水平大于 10ng/ml。

诊断

脆性骨硬化(骨斑点症)

要点

● 又名"斑点骨"病。

● 是一种以关节周围骨性区域的多发小硬化灶(骨岛)为特点的硬化性骨发育不良。

● 骨盆骨是最常见的受累部位。

● 原因不明。

● 通常在核素骨显像中没有摄取。

● 通常没有症状,但偶尔可与关节疼痛相关(15%~20%)。

● 可有硬皮病样皮肤病变、侏儒症、难产和椎管狭窄。

● 可与其他硬化性骨发育不良(条纹状骨病和肢骨纹状肥大)相关。

推荐读物

Ellanti P, Clarke B, Gray J. Osteopoikilosis. Ir J Med Sci. 2010;179:615–6.

Lagier R, Mbakop A, Bigler A. Osteopoikilosis: a radiological and pathological study. Skeletal Radiol. 1984;11(3):161–8.

病例 14

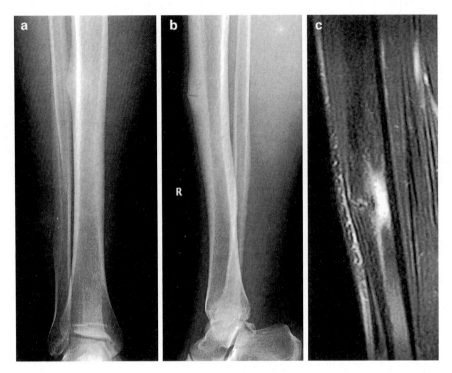

图 10.14

病史

23 岁长跑运动员，胫骨前侧疼痛。

影像学表现

小腿正位（a）和侧位（b）X 线片显示胫骨前外侧较厚的骨膜反应区，在骨膜反应区中部可见垂直于胫骨长轴的线状低密度灶。MR 抑脂 T2 加权像（c）显示此线状缺损中及其周围的水肿。

鉴别诊断（前3位）

骨样骨瘤

Brodie 脓肿

应力性骨折

讨论

骨膜反应和骨髓水肿可见于上述三种疾病中的任意一种。线性低密度骨折线是最有用的鉴别点，这是因为骨样骨瘤的瘤巢或 Brodie 骨脓肿的病灶在大多数病例中都是圆形的，但线性骨瘘也可见于 Brodie 脓肿。基于病史，应力性骨折是这三个鉴别诊断中最可能的诊断。此病例还应考虑骨肉瘤和 Ewing 肉瘤，但这两种肿瘤通常有更具侵袭性的表现并可有软组织肿块。最后，和其他疾病相比，应力性骨折在随访检查中可出现愈合的表现。

诊断

应力性骨折

要点

● 应力性骨折是一种过劳性损伤,可发生于异常或反复应力作用于正常骨(疲劳骨折)或正常应力作用于异常薄弱骨(不全骨折)的情况下。

● 应力性骨折最常见的部位是股骨颈、蹠骨、距骨和胫骨(后内侧或前外侧)。

● 发生机制部分是由于骨对压力反应较好而对拉力反应较差。

● 应力性骨折的表现取决于其愈合的不同阶段,早期 X 线片上往往不可见。

● MRI 和骨扫描有助于先于 X 线片检测到应力性骨折和应力反应。

● 低密度的骨折线常垂直于骨皮质。

推荐读物

Spitz DJ, Newberg AH. Imaging of stress fractures in the athlete. Radiol Clin N Am. 2002;40:313–31.

Bergman AG, Fredericson M, Ho C, Matheson GO. Asymptomatic tibial stress reactions: MRI detection and clinical follow-up in distance runners. AJR. 2004;183:635–8.

病例 15

280

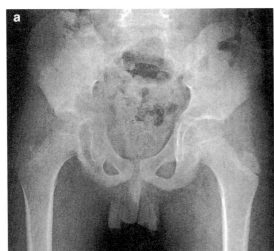
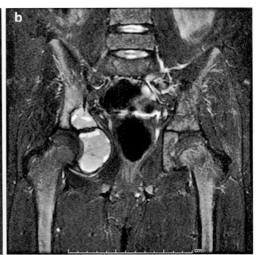
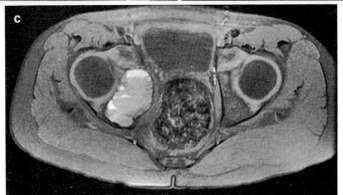

图 10.15 Images courtesy of Dr. Jennifer Son, Boston MA.

病史

13 岁男孩,右髋部疼痛。

影像学表现

患者骨骼发育未成熟,并可见右侧髋臼的巨大膨胀性溶骨病变。髂骨内侧部分皮质在 X 线片(a)上表现得模糊不清,但在 MRI 上显示变薄且完整。MR 冠状位抑脂 T2(b)和轴位 T1(C)图像显示合并多个液-液平面的地图样病变。

281

鉴别诊断(前3位)

单纯性骨囊肿(SBC)
毛细血管扩张型骨肉瘤
动脉瘤样骨囊肿(ABC)

讨论

所有这三种病变均可有这种表现并可发生于骨骼发育未成熟的人群。MRI 可除外单纯性骨囊肿(SBC),其应为单房的。毛细血管扩张型骨肉瘤也可发生于这个年龄组并类似于动脉瘤样骨囊肿(ABC),但 89%的毛细血管扩张型骨肉瘤在 MRI 中可见骨皮质穿透和软组织肿块。尽管骨母细胞瘤在 MRI 中可出现多个液–液平面而看起来像 ABC，但骨母细胞瘤是一种少见病变,尤其是在骨盆,并且类 ABC 样的骨母细胞瘤常发生于脊柱。

诊断

动脉瘤样骨囊肿

要点

- 并不常见,大多数患者为 5~20 岁。
- 70%的动脉瘤样骨囊肿(ABC)是原发性

和良性病变,但 30%为继发病变,可继发于其他良性或恶性病变。

- 为偏心、干骺端发病,明显膨胀,并可见明显骨皮质变薄,常伴有骨膜新生骨(即使骨皮质完整)。
- 大多数发生于长骨(股骨、胫骨和肱骨),也可发生于脊柱附件、骨盆和手。
- 可通过椎间盘累及相邻的椎体。
- 多个液–液平面在 CT 和 MRI 中最为明显。

病例 11~15 李远 译

推荐读物

Mankin HJ, Hornicek FJ, Ortiz-Cruz E, et al. Aneurysmal bone cyst: a review of 150 patients. J Clin Oncol. 2005;23(27):6756–62.

Munk PL, Helms CA, Holt RG. MR imaging of aneurysmal bone cysts. AJR Am J Roentgenol. 1989;153:99–101.

病例 16

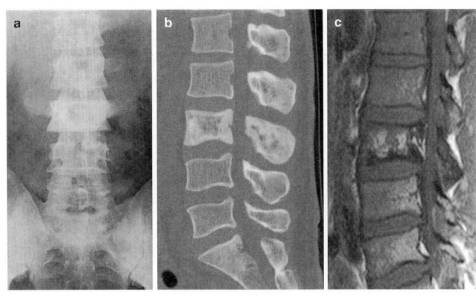

图 10.16

病史

背部疼痛。

影像学表现

正位 X 线片(a)显示腰 3 椎体普遍密度增高,呈"象牙质样椎体"。CT(b)显示腰 3 椎体骨硬化呈斑片状,骨皮质变薄,病变累及腰 3 棘突,并使其较其他棘突膨大。MRI T1 加权像(c)显示病变含有高信号的脂肪和低信号的硬化。

鉴别诊断(前3位)

Paget 病
硬化性转移癌
淋巴瘤(较罕见的硬化型)

讨论

Paget 病通常会累及腰椎椎体,并导致其骨皮质变薄、骨小梁增粗和骨膨大。骨膨大高度提示 Paget 病的可能。骨转移癌和淋巴瘤都可出现椎体内的不均匀硬化,但不会出现骨皮质变薄和骨膨大,且硬化型淋巴瘤非常罕见。血管瘤 CT 的典型表现是明显的垂直骨小梁的"条纹样"或"圆点样"表现和脂肪样骨髓密度。

诊断

Paget 病

要点

● 象牙质样椎体的标准定义为 X 线片上骨密度增高、无椎体大小或形态的变化及无邻近椎间盘的异常。

● 鉴别诊断包括转移癌(乳腺癌、前列腺癌和少见的类癌)、淋巴瘤、Paget 病(尽管会导致椎体膨大)、感染(通常累及多个椎体)、特发性节段性硬化(对于应力的反应)。

- 儿童期的鉴别诊断包括霍奇金淋巴瘤（最常见）、骨肉瘤、转移癌（神经母细胞瘤和髓母细胞瘤）、骨母细胞瘤。

- Paget 病可能成因于副粘病毒引起的过度的、异常的骨骼重塑形。

- 大多数病例累及中轴骨（骨盆）和/或股骨近端，通常是多骨不对称的。

- 可以为无症状偶然发现，可合并碱性磷酸酶升高。

- 疾病发展的不同阶段（溶骨、混合、硬化）可使影像学呈现多种多样的表现。

- 在溶骨期，骨溶解起自骨端并向骨干发展（火焰状、草叶状表现）；即使在胫骨，病变也可不起自骨端。

- 硬化期的标志性表现包括骨小梁增粗、骨皮质变薄、骨膨大，在颅骨可出现"脱脂棉样"表现。

- 脊柱的表现为"相框样"表现和象牙质样椎体。

- X 线片通常可以诊断，但 CT 有助于显示其特征性表现。

- MRI 表现多种多样，但其正常髓腔脂肪信号可排除肉瘤变可能。

推荐读物

Graham TS. The ivory vertebra sign. Radiology. 2005;235:614–5.

Theodorou DJ, Theodorou SJ, Kakitsubata Y. Imaging of Paget disease of bone and its musculoskeletal complications: review. Am J Roentgenol. 2011;196 (6):S64–75.

Silverman IE, Flynn JA. Images in clinical medicine. Ivory vertebra. N Engl J Med. 1998;338:100.

病例 17

284

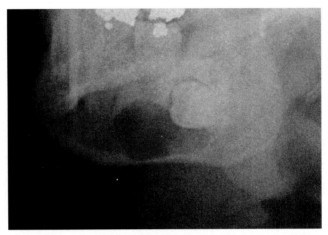

图 10.17

病史

51 岁男性，下颌疼痛。

影像学表现

可见下颌支边界清楚的溶骨性病变，其内未见明显的骨基质，骨皮质呈贝壳样受侵，但没有骨皮质穿透和明显的软组织肿块，病变邻近未萌出的磨牙。

285

鉴别诊断（前3位）

含牙囊肿
造釉细胞瘤
动脉瘤样骨囊肿（ABC）

讨论

发生于下颌骨的囊性病变甚为常见，且常为牙源性囊肿（即牙发育相关性病变）。含牙囊肿是一种常见的牙源性囊肿，发生于包绕未萌出磨牙的正常牙滤泡，其通常表现为边界清楚的单发溶骨性病变。造釉细胞瘤是一种发生于牙板的上皮性肿瘤，可表现为膨胀性、多房性溶骨破坏，常邻近第 3 下磨牙。动脉瘤样骨囊肿也是多房性表现，可表现为偏心、膨胀的蜂巢样或皂泡样改变。骨膜反应可见于动脉瘤样骨囊肿，但在含牙囊肿中并不常见，除非合并骨折。

诊断

含牙囊肿

要点

● 是牙源性囊肿的一个亚型（并非肿瘤）。

● 为包绕未萌出牙（常为磨牙）的正常牙滤泡的过度增生。

● 通常无症状，但可挤压邻近牙并造成疼痛。

● 常为偶然 X 线拍片发现，但可过大生长并导致病理骨折。

● 常为邻近未萌出磨牙的单发囊性病变，不合并骨膨胀或骨膜反应。

● 偶尔可包含营养不良性钙化。

- 下颌骨的多房性、膨胀性溶骨病变需疑为造釉细胞瘤或动脉瘤样骨囊肿的可能。

- 肿瘤可起自含牙囊肿的囊壁细胞,包括黏液性表皮样癌、造釉细胞瘤、鳞状细胞癌。

- 小的无症状的含牙囊肿可选择观察,大的含牙囊肿需行活检和去除。

推荐读物

Avelar RL, Antunes AA, Carvalho RW, Bezerra PG. Odontogenic cysts; a clinicopathological study of 570 cases. J Oral Sci. 2009;51(4):581–6.

Núñez-Urrutia S, Figueiredo R, Gay-Escoda C. Retrospective clinicopathological study of 418 odontogenic cysts. Med Oral Patol Oral Cir Bucal. 2010;15(5):e767–73.

病例 18

286

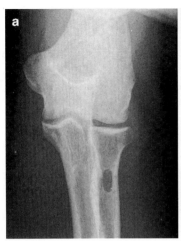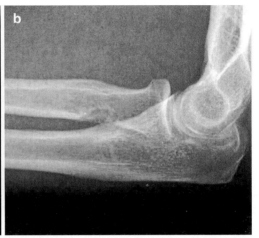

图 10.18

病史

48 岁男性,进行性肘部疼痛。

影像学表现

肘关节正位(a)和侧位(b)显示桡骨粗隆椭圆形溶骨性病变,边界清楚,无硬化缘。侧位显示病变由骨皮质延伸至髓腔,未见与其相关的骨膜反应和软组织肿块。

287

鉴别诊断(前3位)

桡骨粗隆假性病变
二头肌腱远端修复性假性病变
多发性骨髓瘤

讨论

本例的关键在于其发病部位。病变位于桡骨粗隆,即肱二头肌肌腱远端附丽处。尽管在肘关节侧位上可见由于骨小梁相对缺失引起的溶骨性假性病变,但本例在正侧位上均可见到溶骨性病变。这种表现符合二头肌腱远端修

复。如果有相应的临床/手术病史(可能需要进一步的问询工作),诊断就相对简单。如果既往没有手术史,就应该考虑骨转移癌和骨髓瘤的可能,因为二者均为成人的常见肿瘤。

诊断

二头肌腱远端修复性假性病变

要点

● 医源性因素会产生局灶性骨病变,从而造成不必要的处理或治疗,因此充分地调查所有相关的临床/手术病史就显得十分重要。

● 当反向应力出现在处于屈曲位的肘关节时,肱二头肌腱远端撕裂通常发生在中年人的优势侧。

● 更常发生于男性,吸烟者和应用激素者发生风险更高。

● 肱二头肌腱撕裂的两个高危因素包括:①邻近桡骨止点的肌腱血供较差;②前臂旋前和旋后过程中的机械性撞击。

● 术后的缺损来自于电钻打出的隧道,肱

二头肌腱借此被锚定并缝合。

术史,会使未来的影像出现混淆。

- 修复处可发生异位骨化,如果不知晓手

推荐读物

Chillemi C, Marinelli M, De Cupis V. Rupture of the distal biceps brachii tendon: conservative treatment versus anatomic reinsertion – clinical and radiological evaluation after 2 years. Arch Orthop Trauma Surg. 2007;127:705–8.

病例 19

288

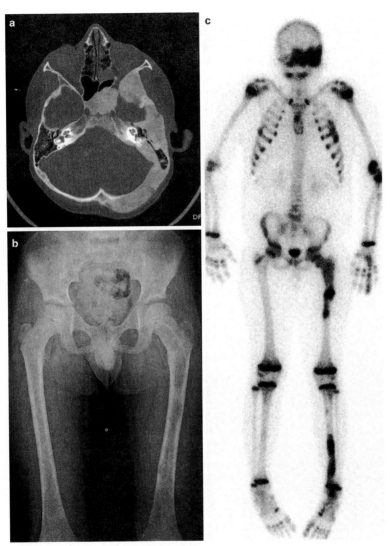

图 10.19　Images courtesy of Dr. Jean-Marc Gauguet, Boston, MA.

病史

13 岁男孩，颅骨畸形。

影像学表现

轴位 CT(a)显示左侧颅顶骨膨大、呈磨砂玻璃样改变、无通常的皮质与髓腔界限。X 线片(b)显示左股骨多发的长条状边界清楚的溶骨性病变，也可见磨砂玻璃样改变。核素骨扫描(c)显示与 CT 和 X 线平片相应的颅骨、肋骨和左股骨、胫骨多发放射性浓聚。未闭合骨骺的浓聚为正常表现。

289 **鉴别诊断（前3位）**

合并多发性内生软骨瘤的 Maffucci 综合征

合并多发性非骨化性纤维瘤的 Jaffe-Campanacci 综合征（JC）

多骨型纤维结构不良

讨论

尽管以上三个诊断均可解释发生于青少年的多发溶骨性病变，但颅骨的骨膨大和磨砂玻璃样改变是纤维结构不良的特征性表现。虽然在 Maffucci 综合征中内生软骨瘤也常会造成明显的骨畸形，但内生软骨瘤应该会有软骨样钙化的表现，且通常更圆、分叶更多。在任何情况下，内生软骨瘤与这里所见的骨扫描浓聚并不相关。JC 综合征非常罕见，可见"加州海岸线样"牛奶咖啡斑，并且与其他非骨化性纤维瘤一样为发生于干骺端的偏心性病变。

诊断

多骨型纤维结构不良

要点

● 多骨型纤维结构不良可独立发生，也可为 McCune-Albright 综合征的组成部分。

● McCune-Albright 综合征包括：①多骨型纤维结构不良；②牛奶咖啡斑；③性早熟和/或其他内分泌异常，且更常发生于女性。只需两点即可诊断。

● 单骨型纤维结构不良常无症状，但多骨型纤维结构不良常倾向于更早期发病、病灶更大，且会出现以下症状如疼痛、肿胀、跛行、四肢弓状畸形、骨折、颅面骨畸形和脊柱侧弯。

● 常见发病部位为股骨、胫骨、骨盆、足和颅面骨。

● 通常位于肢体的一侧。

● 颅骨表现为板障间隙增宽，外板隆突以及眶骨、鼻窦和神经孔的畸形。

● 骨性狮面症是一种颅面骨多骨型纤维结构不良的罕见亚型，可造成面部畸形和膨大。

● 骨扫描对于显示多发骨性病变很有帮助，可表现正常或显著浓聚。

● 大多数病变在青春期即停止或缓慢发展，但畸形仍可进展。

推荐读物

Fitzpatrick KA, Taljanovic MS, Speer DP, et al. Imaging findings of fibrous dysplasia with histopathologic and intraoperative correlation. AJR Am J Roentgenol. 2004;182:1389–98.

Chapurlat RD, Orcel P. Fibrous dysplasia of bone and McCune–Albright syndrome. Best Pract Res Clin Rheumatol. 2008;22(1):55–69.

Theoret CM, Packota GV, Leswick DA. Case of the month #153. Leontiasis ossea. Can Assoc Radiol J. 2009;60(4):213–6.

病例 20

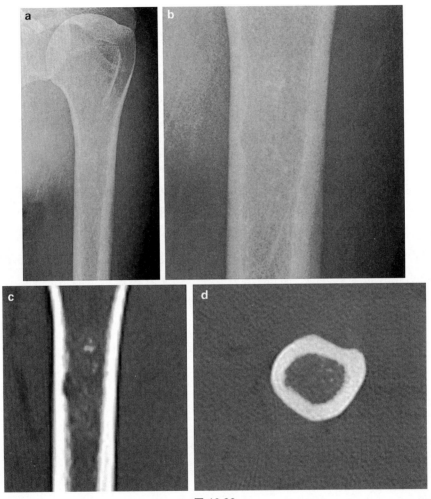

图 10.20

病史

43 岁女性，肱骨无症状病变。

影像学表现

X 线片(a)及其放大后的影像(b)显示肱骨近端骨干含有中心性钙化的病变，内侧皮质可见小于 2/3 厚度的轻度内骨膜贝壳样受侵，未见相关的骨膜反应或骨皮质穿透。CT 图像(c和 d)更加确定了是含有钙化和肱骨内侧皮质轻度内骨膜贝壳样受侵的软骨性病变。

鉴别诊断(前3位)

内生软骨瘤

骨梗死

软骨肉瘤

讨论

本例诊断的第一步是确定是否有软骨样基质的存在。尽管该病变的钙化比典型内生软骨瘤少，但其斑点样表现和中心性钙化提示为软骨性病变。骨梗死则常见边界清楚的硬化缘。第二，肱骨内侧皮质的内骨膜贝壳样受侵应考虑高级别软骨性病变的可能，内骨膜受侵大于骨皮质厚度的 2/3 是鉴别内生软骨瘤和低度恶性软骨肉瘤的最佳特征。该病变可见约 25% 的骨皮质受侵，因此仍在内生软骨瘤的正常范围内。

诊断

内生软骨瘤

要点

- 内生软骨瘤非常常见。
- 病变呈现分叶状表现，源于透明软骨的分叶状生长（表面积的增大可更好地利用邻近的营养物质）。
- 骨皮质的内骨膜贝壳样受侵（在其他因素中）有助于区分内生软骨瘤和软骨肉瘤。
- CT 对于描述内骨膜贝壳样受侵的程度非常有价值。
- 其他特征如骨膜反应、骨皮质穿透、软组织肿块、病变较大（>5cm）也应该考虑低度恶性软骨肉瘤或去分化成更高级别软骨肉瘤的可能。

病例 16~20　王涛　译

推荐读物

Bui KL, Ilaslan H, Bauer TW, Lietman SA, Joyce MJ, Sundaram M. Cortical scalloping and cortical penetration by small eccentric chondroid lesions in the long tubular bones: not a sign of malignancy? Skeletal Radiol. 2009;38:791–6.

病例 21

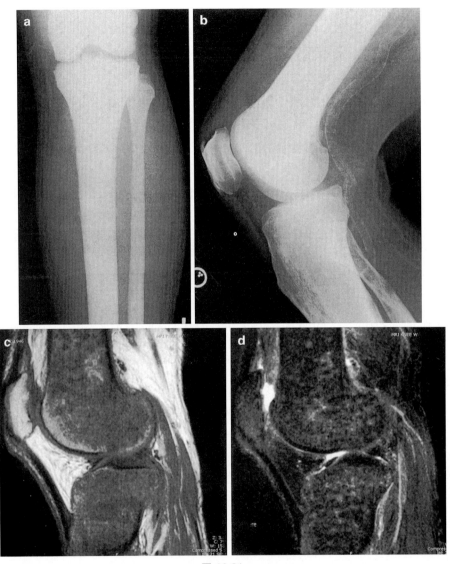

图 10.21

病史

55 岁男性，伴肝脾大和乏力。

影像学表现

小腿(a)及膝关节(b)X 线片表现为股骨远端、胫骨近端及小部分腓骨受累的弥漫性骨硬化，无皮质破坏及软组织包块。MRI T1(c)和 T2(d)加权像均表现为从髓腔内直到关节面的弥漫性骨髓低信号，没有骨髓水肿表现。

293 ## 鉴别诊断(前3位)

肥大细胞增多症
骨髓纤维化
成骨性转移瘤

讨论

从 X 线片的表现,我们可以看到这是 1 例"致密性骨"改变的病例,MRI T1 和 T2 加权像所表现的骨髓弥漫性低信号可以看作是骨髓纤维化的结果,以上的影像学表现伴肝脾大均可符合肥大细胞增多症或骨髓纤维化诊断。肥大细胞增多症患者的症状(皮肤潮红、荨麻疹、晕厥、支气管痉挛)与肥大细胞释放作用于血管的产物(组胺)相关。成骨性骨转移瘤同时伴肝脾大并不常见,更常表现为不连续骨硬化,而非弥漫性致密性骨改变。

诊断

骨髓纤维化

要点

- 罕见的骨髓组织增生性疾病的特点为进行性骨髓纤维化和髓外造血合并骨硬化表现。
- 有人认为骨髓纤维化是白血病的一种变异。与真性红细胞增多症、贫血、化学物质暴露(苯)相关。
- 可为原发性(特发性)或继发性。
- 多发生于中老年人群,儿童少见。
- 可有乏力、贫血、体重减轻、肝脾大、紫癜。
- 常为致密性骨改变(片状或弥漫性),MRI T1、T2 呈低信号。
- 多累及脊柱、骨盆、颅骨、肋骨、股骨近端。
- 骨髓活检可确诊。
- 骨髓纤维化程度与疾病严重程度正相关。
- 预后很差(6~8 年生存率为 8%)。
- 弥漫性致密骨病变的鉴别诊断包括如下:骨髓纤维化、骨硬化症、成骨性骨转移瘤、肥大细胞增多症、淋巴瘤、Paget 病、肢骨纹状肥大(蜡油样骨病)、氟中毒、肾性骨营养不良症、骨发育障碍矮小症。

推荐读物

Diamond T, Smith A, Schnier R, Manoharan A. Syndrome of myelofibrosis and osteosclerosis: a series of case reports and review of the literature. Bone. 2002;30:498–501.

Guermazi A, de Kerviler E, Cazals-Hatem D, Zagdanski AM, Frija J. Imaging findings in patients with myelofibrosis. Eur Radiol. 1999;9:1366–75.

病例 22

294

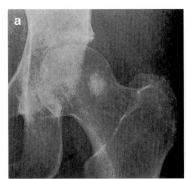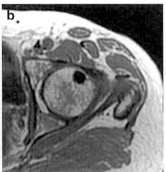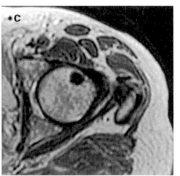

图 10.22

病史

56 岁男性，左髋部疼痛。

影像学表现

X 线片(a)显示股骨颈处一圆形硬化性病变。病变在 MRI T1(b)和 T2(c)加权像上都表现为均匀一致的低信号，病变周围无骨髓水肿表现。

295

鉴别诊断(前3位)

骨岛
硬化性骨转移瘤(前列腺)
低度恶性骨肉瘤

讨论

骨岛十分常见，表现为 MRI T1、T2 加权像低信号，因此应作为首要鉴别诊断。但硬化性骨转移瘤也可有类似的表现。如果男性前列腺癌患者 PSA<10ng/mL，发生骨转移的可能性不大；但在前列腺癌切除术后，任何可检测到的血浆 PSA 水平均提示存在转移病灶的可能。低度恶性骨肉瘤的病灶大小通常都比此病例病灶要大，同时可伴疼痛，而骨岛往往都是无症状的。

诊断

骨岛

要点

● 当致密(皮质)骨发生在髓腔内就会形成骨岛，因此骨岛是错构瘤而非真性肿瘤。

● 通常表现为邻近关节、椭圆形、边缘有轻微毛刺并与宿主骨长轴平行，病变周围无水肿表现。

● 无疼痛症状，需与成骨性骨转移瘤鉴别。

推荐读物

Greenspan A, Steiner G, Knutzon R. Bone island (enostosis): clinical significance and radiologic and pathologic correlations. Skeletal Radiol. 1991;20:85–90.

Greenspan A. Benign bone-forming lesions: osteoma, osteoid osteoma, and osteoblastoma. Clinical, imaging, pathologic, and differential considerations. Skeletal Radiol. 1993;22:485–500.

病例 23

296

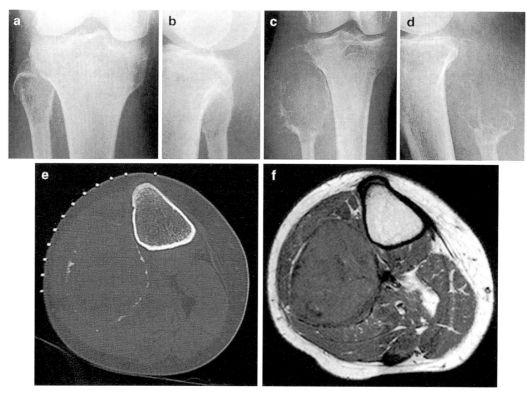

图 10.23 初始表现(**a、b**)和 5 年后表现(**c、d、e、f**)。

病史

43 岁男性,进行性膝部疼痛、肿胀 5 年余。

影像学表现

膝关节 X 线片(a 和 b)的最初表现为腓骨头完全溶骨改变,无明显内在高密度基质,沿腓骨头内侧骨皮质可见轻微骨膜反应,正位时明显,可能与病理骨折愈合相关。随着患者疼痛症状的逐渐加重,5 年后 X 线片(c 和 d)显示病变大小显著间断增大,病变明显膨胀呈"气球样"表现,骨皮质显著变薄且边缘不规则伴破坏,病变基底部可见病理骨折,伴骨膜处新生骨形成。CT 骨(e)窗显示骨皮质显著膨胀和

变薄,MRI T1 加权像(f)则显示从前方及后外侧越过骨皮质的低信号软组织包块。

297

鉴别诊断(前3位)

溶骨性骨转移瘤(肾细胞或甲状腺)
骨巨细胞瘤(GCT)
动脉瘤样骨囊肿(ABC)

讨论

患者 5 年后的影像学明显表现为侵袭性,需要活检明确诊断。肾癌或甲状腺癌可以表现为上述的皂泡状溶骨性骨转移灶,但很少有骨转移癌在进展 5 年后仍不表现为广泛的严重的转移病变,而且腓骨头呈膨胀性而非直接破

坏，表明宿主骨有时间来修复肿瘤造成的破坏，这在骨转移癌也不多见。骨巨细胞瘤呈局部侵袭性表现并且在像腓骨这样的较小的长管状骨可呈明显的膨胀性改变,病变起自干骺端并侵及骺端。动脉瘤样骨囊肿(ABC)可导致骨呈膨胀性改变并且穿透皮质,但通常表现为平滑膨胀的骨壳,其骨皮质穿透破坏较少发生且多为局限性，而且经常在剖面像上出现液-液平面,此例未出现。

诊断

骨巨细胞瘤

要点

- 为相对常见的骨肿瘤,占原发骨肿瘤的4%~5%。

- 骨巨细胞瘤(GCT)在女性中略多见,但侵袭性骨巨细胞瘤在男性中的发生率是女性的3倍。

- Campanacci 将骨巨细胞瘤分为3型,Ⅱ型最为常见,表现为皮质虽然完整但硬化缘不明显,Ⅲ型呈侵袭性,常伴有骨皮质破坏和软组织包块。

- 影像学表现不能预测组织学表现或临床行为。

- "恶性骨巨细胞瘤"是一组具有恶性肿瘤行为的含有巨细胞的病变。骨巨细胞瘤中5%~10%是恶性的。

- CT 可以很好地显示骨皮质的细节改变、骨膜新生骨、液平面,并可确认无高密度基质。

- MRI 可以很好地显示病变侵入关节或周围软组织。

推荐读物

Turcotte RE. Giant cell tumor of bone. Orthop Clin N Am. 2006;37:35–51.

病例 24

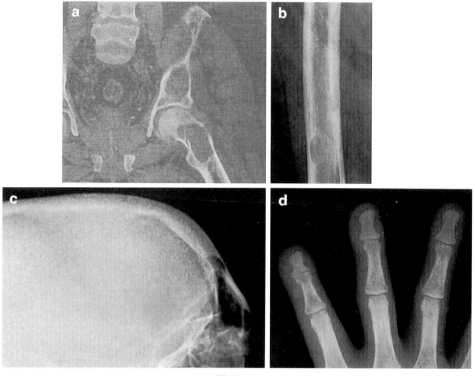

图 10.24

病史

64 岁男性,急性左髋部疼痛。

影像学表现

骨盆冠状位 CT(a)显示左侧髋臼和股骨近端无矿化基质的边界清楚的溶骨病变,同时伴股骨颈移位骨折。X 线片(b)显示右股骨干多发溶骨性病变伴骨皮质贝壳样受侵。颅骨侧位 X 线片(c)显示以额骨为主的多发小点状溶骨破坏,呈"胡椒盐样"表现。手部正位 X 线片(d)则显示骨质疏松和第 2~4 指中节指骨桡侧的骨膜下骨皮质吸收。

鉴别诊断(前3位)

溶骨性骨转移瘤
多发性骨髓瘤
甲状旁腺功能亢进症(棕色瘤)

讨论

在没有进一步临床病史及实验室检查的情况下,此例很难做出精确诊断。当面对多发骨破坏时,除了想到骨转移癌,还需要考虑其他疾病,这是本例的教学要点。需要考虑有多发性骨髓瘤、感染、纤维结构不良、朗格汉斯细胞组织细胞增生症(年轻患者)、甲状旁腺功能亢进症导致的棕色瘤等可能。24 小时尿液采集和尿、血清蛋白电泳（UPEP/SPEP）有助于诊断多发性骨髓瘤。甲状旁腺激素（PTH）水平的升高、总钙和离子钙值的升高、超声或司他比锝核素扫描检查发现甲状旁腺腺瘤可有助于确诊甲状旁腺功能亢进症。本例患者的甲状腺超声发现甲状旁腺腺瘤，司他比锝核素扫描也呈阳性。

诊断

甲状旁腺功能亢进症（棕色瘤）

要点

• 甲状旁腺功能亢进症分三型。①原发性：源自甲状旁腺增生、腺瘤或癌的高功能腺体引起甲状旁腺激素（PTH）升高；②继发性：源自低钙血症刺激的甲状旁腺高功能引起甲状旁腺激素（PTH）升高，通常来源于肾衰竭或吸收不良；③三发性（罕见）：源自慢性肾衰竭或吸收不良的自主性甲状旁腺。

• 继发性甲状旁腺功能亢进症的血钙正常或低于正常标准，原发性或甲状旁腺功能亢进症的血钙水平升高。

• 棕色瘤（破骨细胞瘤）在各型甲状旁腺功能亢进症中均可出现，表现为纤维组织和巨细胞的聚集，这与骨吸收所致的微骨折和出血相关。

• 病变中存在棕色的血液产物，并由此得名。

• 治疗后溶骨病变会逐渐硬化，若缺乏治疗后的骨硬化改变，需要考虑其他诊断的可能。

• 假性甲状旁腺功能亢进症是一种不合并原发甲状旁腺功能亢进症表现或骨骼改变的高血钙综合征。

推荐读物

Meydan N, Barutca S, Guney E, et al. Brown tumors mimicking bone metastases. J Nat Med Assoc. 2006;98(6):950–3.

Davies AM, Evans N, Mangham DC, Grimer RJ. MR imaging of brown tumour with fluid-fluid levels: a report of three cases. Eur Radiol. 2001;11:1445–9.

病例 25

300

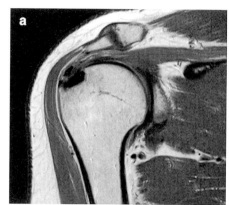
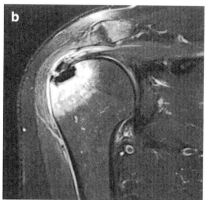
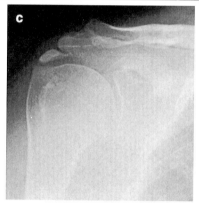

图 10.25 (c)6 个月前。

病史

47 岁女性,慢性肩部疼痛伴急性加重。

影像学表现

MR T1(a)和抑脂 T2 像(b)显示大结节和冈上肌腱远端明显的低信号,抑脂 T2 像上可见肱骨头和冈上肌腱远端明显水肿并围绕低信号灶。6 个月前的 X 线片(c)显示冈上肌腱远端邻近大结节处的骨性密度结节。

301

鉴别诊断(前3位)

钙化性肌腱炎(再吸收期)

创伤

骨表面骨肉瘤

讨论

发病部位是本例的诊断要点。肩关节是钙化性肌腱炎的最好发部位,其中冈上肌腱最易受累。钙化性肌腱炎在不同时期表现亦不同,本例为急性再吸收期,显示骨髓的水肿和肌腱骨性附丽点的不规则钙化。鉴别诊断包括大结节直接创伤造成的骨髓水肿和骨化性肌炎形成的骨性密度灶。MR T1 加权像上骨髓信号正常且钙化灶与骨分离,因此诊断骨表面骨肉瘤的可能性较小。

诊断

钙化性肌腱炎(再吸收期)

要点

- 由羟基磷灰石晶体在肌腱中沉积所致。
- 急性临床症状可非常严重,可与感染和创伤相混淆。
- 影像学上,钙化性肌腱炎可与侵袭性病变如感染或肿瘤相混淆。
- 为自限性疾病,可予镇痛药对症止痛。
- 可行 X 线透视或超声引导下经皮针吸和(或)麻醉药物注射。

病例 21~25 赵海涛 译

推荐读物

Siegal DS, Wu JS, Newman JS, del Cura JL, Hochman MG. Calcific tendinitis: a pictorial review. Can Assoc Radiol J. 2009;60:263–72.

Flemming DJ, Murphey MD, Shekitka KM, et al. Osseous involvement in calcific tendinitis: a retrospective review of 50 cases. AJR. 2003;181:965–72. Case 25.

病例 26

302

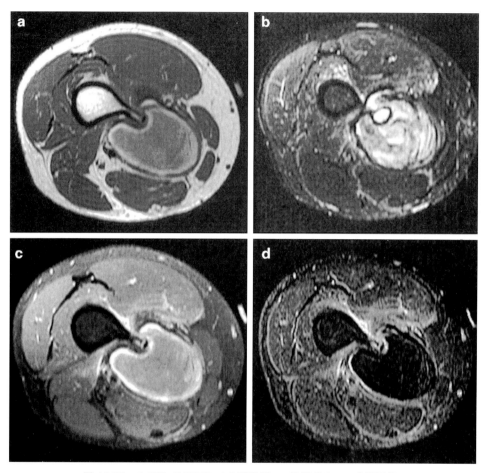

图 10.26　(**a**)T1、(**b**)STIR、(**c**)增强后 T1 抑脂像和(**d**)减影图像。

病史

47 岁男性，大腿中段可触及包块和疼痛。

影像学表现

右大腿 MR 显示大腿中段水平起自股骨后内侧骨皮质的骨性赘生物。在 MR T1 加权像(a)上可清晰地显示病变的髓腔和骨皮质与宿主骨是相连续的，病变的皮质与股骨的皮质相

连。与骨性突起相邻的软组织内可见一个病变，其外缘呈 T1 高信号，而中心呈 STIR 像(b)不均质高信号。尽管软组织肿块在增强后 T1 抑脂加权像(c)中呈外缘高信号，但减影图像(d)却显示并未强化。

鉴别诊断(前3位)

303

骨软骨瘤合并软骨帽恶变
骨软骨瘤合并反应性滑囊炎/血肿

骨表面骨肉瘤

讨论

首先要确定此病例的骨性病变是骨软骨瘤，该骨性病变的髓腔与股骨是相连续的。其次要明确这个 C 形软组织肿块的意义，由于其没有强化，应考虑反应性滑囊炎的可能。病变边缘在 T1 和 T1 增强抑脂加权像均为高信号可支持出血性滑囊炎或血肿的诊断。此病变的 MRI 表现并不诊断为骨软骨瘤合并软骨帽恶变，原因在于未见到"软骨帽"的强化，而其软骨帽较为杂乱，通常见于成人。

诊断

骨软骨瘤合并反应性滑囊炎/血肿

要点

- 骨软骨瘤是最常见的良性骨肿瘤。
- 其并发症与局部包块的影响（滑囊炎和动脉瘤）、骨折和软骨帽恶变为软骨肉瘤（1%的病变）相关。
- 窄蒂型骨软骨瘤比阔基型骨软骨瘤更容易因直接创伤而导致骨折。
- 反应性滑囊的成分会因感染或出血而变得复杂。

推荐读物

Woertler K, Lindner N, Gosheger G, Brinkschmidt C, Heindel W. Osteochondroma: MR imaging of tumor-related complications. Eur Radiol. 2000;10:832–40.

Lee KC, Davies AM, Cassar-Pullicino VN. Imaging the complications of osteochondromas. Clin Radiol. 2002;57:18–28.

Murphey MD, Choi JJ, Kransdorf MJ, Flemming DJ, Gannon FH. Imaging of osteochondroma: variants and complications with radiologic–pathologic correlation. Radiographics. 2000;20:1407–34.

病例 27

304

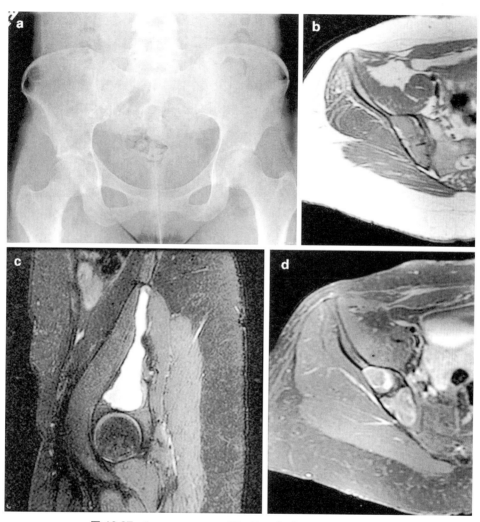

图 10.27　Images courtesy of Dr. Jennifer Son, Boston, MA.

病史

25 岁女性,腹股沟区疼痛,骨盆 X 线片偶然发现。

影像学表现

X 线片(a)显示右髂骨巨大的溶骨性病变,边界不清。MRI 显示边缘清晰、轻度膨胀的地图样病变,未见反应性水肿或软组织包块。矢状位 MRI 中清晰可见单发的单房性病变,[增强后图像(d)中的部分容积性伪影会误诊为两个相邻的独立病变]病变信号均匀一致并与肌肉在 T1 像(b)中信号相等,而在抑脂 T2 加权像中为均匀的高信号(c),增强后可见边缘强化(d)。

鉴别诊断（前3位）

单纯性骨囊肿(SBC)

动脉瘤样骨囊肿(ABC)

骨巨细胞瘤(GCT)

讨论

本例的关键在于其为单房性囊性病变。单纯性骨囊肿(SBC)边界清楚，伴薄硬化缘，边缘（而非内部）可有强化。20岁以上患者的SBC可发生于髂骨。动脉瘤样骨囊肿(ABC)可发生于相同的年龄段，但膨胀更明显且为多房性，常可见到多个液平面。骨巨细胞瘤(GCT)很少发生于髂骨，但需作为鉴别诊断，原因在于病变可侵及髋臼的软骨下骨部分。骨巨细胞瘤在MRI上表现得更为复杂，可为实性或囊实性。转移瘤和浆细胞瘤是骨盆最常见的肿瘤，但患者为年轻人且病变为囊性，故而这两个诊断的可能性不大。

诊断

单纯性骨囊肿

要点

● 曾被称为单房性骨囊肿或孤立性骨囊肿。

● 为单房性表现，其内充满单一类型液体（如出现骨折，可含有血性液体）。

● 好发于长骨干骺端或骨干，呈中心性起病，90%位于肱骨、股骨和胫骨近端。

● 80%的单纯性骨囊肿(SBC)患者小于20岁，多为无症状或因骨折发现。

● 在20岁以上的患者中，可偶然发现于髂骨、跟骨或距骨。

推荐读物

Lee JHE, Reinus QR, Wilson AJ. Quantitative analysis of the plain radiographic appearance of unicameral bone cysts. Invest Radiol. 1999;34(1):28–37.

Margau R, Babyn P, Cole W, et al. MR imaging of simple bone cysts in children: not so simple. Pediatr Radiol. 2000;30:551–7.

病例 28

306

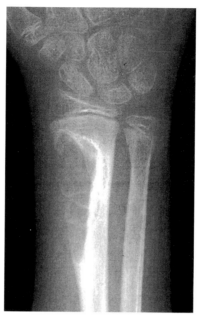

图 10.28

病史

14 岁男孩,前臂远端疼痛、肿胀。

影像学表现

正位 X 线片显示患者骨骼未发育成熟,其桡骨远端干骺端可见长条状、地图样、轻度膨胀的偏心性溶骨性病变。病变呈多房状,其表面的骨皮质明显变薄,未见骨膜新生骨形成,桡骨远端髓腔内可见到高密度硬化。

307 ## 鉴别诊断(前3位)

动脉瘤样骨囊肿(ABC)
血友病性假性肿瘤
非骨化性纤维瘤(NOF)

讨论

患者的病史是确定诊断的重点。其继发性体征包括关节的特征性表现有助于诊断(不透 X 线的积液、关节周围的骨质疏松、关节的侵蚀和囊变、骺端的过度生长和骨骼的早熟)。动脉瘤样骨囊肿(ABC)可有类似表现,但很少出现反应性硬化。非骨化性纤维瘤(NOF)在 X 线片中也可出现相似表现,但少见于桡骨远端,由于其缺乏见于血友病性假性肿瘤的出血性成分而可在 MRI 上相鉴别。

诊断

血友病性假性肿瘤

要点

● 血友病性假性肿瘤的原因被认为是骨

内或骨膜下的出血。

- 假性肿瘤相对罕见(在严重的 VIII 因子或 IX 因子缺乏的患者中不足 2%),其发病率远低于关节积血,而后者在血友病患者中的发生率为 75%~90%。

- 为边界相对清楚的溶骨性病变,体积从小至很大而不一,可呈现骨皮质变薄和中断、骨膜新生骨和软组织肿块等侵袭性表现,其骨小梁可穿越病变,周围骨质常呈硬化性改变。

- 可表现为"皂泡样"病变或大小不一的多发溶骨性病变,可与原发性或转移性肿瘤、骨髓炎和其他骨病变相混淆。

- 骨膜下型可引起骨膜反应并与 Ewing 肉瘤或骨髓炎相混淆。

- 好发于骨盆和股骨,但在长骨可呈中心性或偏心性生长,如此例所见。

- 可起自软组织并压迫侵蚀骨骼。

- MRI 表现多样,可包括出血的 T1 高信号、液体的 T2 高信号和因纤维化和/或含铁血黄素而呈现的外周围低信号。

推荐读物

Kerr R. Imaging of musculoskeletal complications of hemophilia. Semin Musculoskelet Radiol. 2003;7(2):127–36.

Jaovisidha S, Ryu KN, Hodler J, Schweitzer ME, Sartoris DJ, Resnick D. Hemophilic pseudotumor: spectrum of MR findings. Skeletal Radiol. 1997;26(8):468–74.

病例 29

308

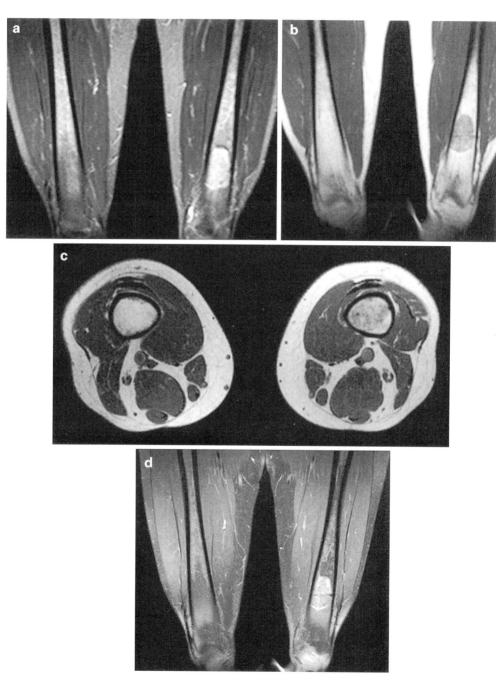

图 10.29

病史

48 岁女性，因摔伤后疼痛而行膝关节 MRI，发现股骨病变，因其不能完整显示该病变而再行大腿 MRI 来追踪评估。

影像学表现

309

MR 冠状位 T2 加权像(a)可见左股骨远端干骺端的类肿块样高信号区域。MR 冠状位(b)和轴状(c)T1 加权像显示病变的信号低于脂肪，但相对高于骨骼肌。病变在 MR T1 增强后抑脂加权像(d)中有强化。

鉴别诊断(前3位)

造血骨髓(红骨髓)
转移瘤
骨坏死(早期)

讨论

本例的关键在于 T1 加权像中的信号强度。病变在 T2 加权像中呈高信号或非特异性信号。T1 像显示病变信号相对高于骨骼肌。转移瘤由于替代了脂肪性骨髓而通常在 T1 加权像中相同于/低于骨骼肌信号。骨坏死在疾病进程早期可表现为单纯性水肿，但水肿通常不会如此例所见的边界清晰且呈类肿块样表现，而 T2 加权像中呈高低混杂信号的周缘区域会随着骨坏死的进展而出现。

诊断

造血骨髓(红骨髓)

要点

- 包含造血性成分(红细胞、粒细胞和血小板)。

- 高血运。

- 其信号在 T1 加权像中应高于骨骼肌。

- 红骨髓可因其内含的脂肪成分而在异相位 T1 像中呈信号缺失。这种情况在病变不含脂肪时就不会发生，如转移瘤。

- 好发于干骺端(骨髓转换的最初区域)，不会穿过骺闭合线而进入骺端。但在股骨头和肱骨头关节软骨下部位的红骨髓可为正常表现。

- 红骨髓转换可出现于贫血(溶血性和慢性疾病)、粒细胞集落刺激因子(GCSF)治疗、肥胖、高海拔地区生活、高强度锻炼、吸烟和生理性应激。

- 红骨髓转换起自干骺端，然后是骨干，最后是骺端(与脂肪转换相反)。

推荐读物

Kung JW, Yablon CM, Eisenberg RL. Bone marrow signal alterations in the extremities. AJR. 2011;196:W492–510.

Swartz PG, Roberts CC. Radiological reasoning: bone marrow changes on MRI. AJR. 2009;193 Suppl 3:S1–4.

病例 30

310

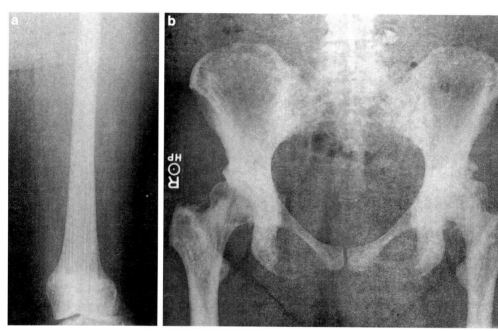

图 10.30

病史

52 岁女性,左髋部疼痛。

影像学表现

X 线片显示股骨远端的纵行线状密度增高带(a)以及髂骨和股骨近端放射状扇形高密度带(b)。双髋关节可见骨性关节炎改变,左侧比右侧严重。

311

鉴别诊断(前3个)

条纹状骨病
骨硬化症
Paget 病

讨论

本例病例具有特征性的影像学表现。长

骨纵向的线状带和扇状高密度带对于条纹状骨病具有特征性的诊断价值。石骨症可引起骨骼密度增加,但不会出现条纹状或带状硬化。Paget 病同样可引起骨密度增加和皮质及髓腔分化差,但本例中没有出现骨膨胀或皮质增厚。

诊断

条纹状骨病(Voorhoeve 病)

要点

● 为以纵行线状和带状高密度条纹为特征的良性硬化性骨发育不良。

● 常染色体显性遗传。

● 患者通常无症状,但偶尔会有关节疼痛。

● 合并颅骨硬化的条纹状骨病为其一个变种,可与面部畸形、耳聋和智力低下相关。

- 股骨和髂骨是最常见受累部位,通常为双侧发病。
- 骨扫描可见轻微浓聚(如果有的话)。
- 可与其他硬化性骨发育不良伴发,如脆性骨硬化(骨斑点症)、骨硬化症和肢骨纹状肥大(蜡油样骨病)。

病例 26~30　徐立辉　译

推荐读物

Lee RD. Clinical images of osteopathia striata. Pediatr Radiol. 2004;34(9):753.

Gay BB, Jr, Elsas LJ, Wyly JB, Pasquali M. Osteopathia striata with cranial sclerosis. Pediatr Radiol. 2004;24:56–60.

病例 31

312

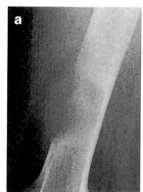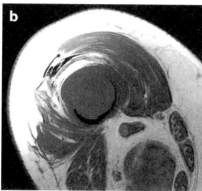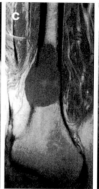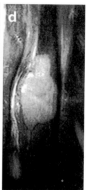

图 10.31

病史

71 岁女性，右股骨远端剧烈疼痛，活动受限。

影像学表现

股骨 X 线片(a)显示股骨干远端侵袭性溶骨性病变，移行带较宽且不具备可见的骨或软骨基质。MR 图像(b、c 和 d)确认了病变的存在，病变为 T1 低信号、T2 高信号，占据了髓腔的位置并向外延伸，周围骨皮质有广泛的破坏，超过周径的 2/3，在轴位上最明显。在 MR T1 冠状位图像中，病变与旁边正常的髓内脂肪信号尚有明显的区别。

313

鉴别诊断(前3位)

骨髓炎

浆细胞瘤

溶骨性骨转移瘤

讨论

影像学特点不具有特异性，但可以看出病变具有侵袭性且存在病理性骨折的高危因素，因此即使不能从影像学方面得到特异性的诊断，这样的病变也需要行活检并予适当固定。此例病变的 Mirels 病理骨折评分可达到 12 分中的 11 分(下肢:2 分;功能性疼痛:3 分;溶骨性病变:3 分;超过周径的 2/3 受累:3 分)。从统计学意义上讲，溶骨性骨转移瘤应该排在鉴别诊断的首位，因为转移瘤是最常见的骨肿瘤。而且，病变具有"咬饼干样"表现，即骨皮质破坏和巨大软组织肿块，其可能与肺癌相关。骨髓炎也是可能的诊断，但若有如此程度的骨破坏，病变周围应可见到更多水肿。浆细胞瘤是另外一个很好的考虑方向，因为存在巨大的软组织包块。

诊断

溶骨性骨转移瘤(肺癌)

要点

• 所有老年人的骨病变都应考虑转移瘤的可能。

• 常见的溶骨性骨转移瘤原发灶包括:肺、肾、甲状腺和乳腺。

• 评价病理骨折风险是很重要的，当病变

累及范围超过周径的 50%（在轴位像上）时，发生骨折的概率为 60%~70%。

- X 线片上显示骨的低密度病灶时，骨皮质受累已至少达到其厚度的 50%，MRI 能更好地显示髓腔受累的范围。

- 骨破坏和软组织肿块提示病变具有侵袭性，需进一步处理。

推荐读物

Mirels H. Metastatic disease in long bones. A proposed scoring system for diagnosing impending pathologic fractures. Clin Orthop Relat Res. 1989;249:256–264.

Rosenthal DI. Radiologic diagnosis of bone metastases. Cancer. 1997;80:1595–607.

Hipp JA, Springfield DS, Hayes WC. Predicting pathologic fracture risk in the management of metastatic bone defects. Clin Orthop Relat Res. 1995;312:120–35.

病例 32

314

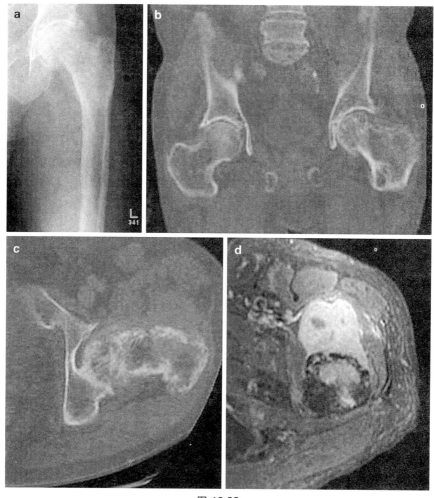

图 10.32

病史

79 岁男性，左髋部慢性疼痛、急性加重。

影像学表现

正位 X 线片(a)及冠状位 CT(b)显示左股骨近端骨皮质增厚、骨小梁增粗和骨膨胀，且股骨头及股骨颈有溶骨与硬化混合的病变，这种病变不累及髋臼，但存在关节间隙变窄、骨

赘形成等骨关节炎表现。轴位 CT(c)不但显示了骨皮质增厚、骨膨胀及骨小梁增粗，而且显示了前侧及后侧具有侵袭性的骨皮质破坏。MR T1 增强抑脂加权像(d)显示起自股骨前侧的可强化的软组织肿块，还有异常增高的髓腔信号以及骨皮质形状的不规则。

鉴别诊断(前3位)

315

Paget 病合并肉瘤变

感染

骨转移瘤

讨论

这个病例诊断的关键是从 X 线片及 CT 上认识到股骨本身具有 Paget 病，进而 MRI 图像中增强的软组织肿块就可以提示发生了肉瘤变。慢性感染也可以造成这种溶骨与硬化混合性表现，但典型的感染不会有骨膨胀及不伴周围水肿的巨大软组织包块。可强化的软组织包块伴有骨皮质自发破坏提示这个病变具有侵袭性，需要行活检。骨转移瘤同样不会有骨膨胀。

诊断

Paget 病合并肉瘤变

要点

● Paget 病占所有人群的 3%，而且发病率随年龄增大而增长。

● 1% 的 Paget 病会发生肉瘤变，主要是恶变为骨肉瘤。

● 恶变更易发生于男性、多骨型 Paget 病及病程较长者。

● 之前若发生过骨折，也易导致肉瘤变。

● 恶变最常见部位为股骨、骨盆和肱骨。

● 影像学可以显示 Paget 病骨有骨皮质破坏及溶骨性改变；通常伴有软组织肿块。

● 巨细胞肿瘤也可发生于 Paget 病骨中，常见于颅面骨。

● 骨髓瘤及转移瘤也可发生于 Paget 病骨中，据猜测与 Paget 病骨血运的增加有关。

● Paget 病合并肉瘤变者预后极差。

推荐读物

Deyrup AT, Montag AG, Inwards CY, Xu Z, Swee RG, Krishnan Unni K. Sarcomas arising in Paget disease of bone: a clinicopathologic analysis of 70 cases. Arch Pathol Lab Med. 2007;131:942–6.

Moore TE, King AR, Kathol MH, el-Khoury GY, Palmer R, Downey PR. Sarcoma in Paget disease of bone: clinical, radiologic, and pathologic features in 22 cases. AJR Am J Roentgenol. 1991;156: 1199–203.

病例 33

316

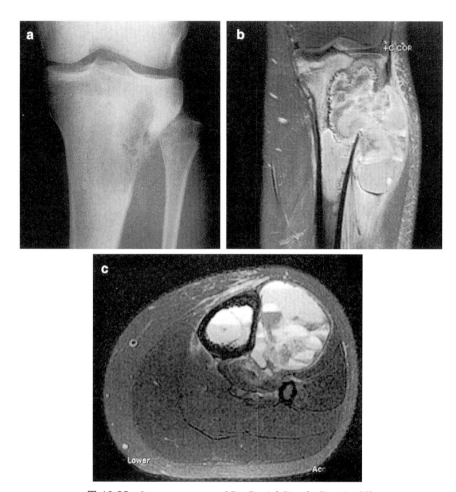

图 10.33　Images courtesy of Dr. Daniel Siegal, Detroit, MI.

病史

17 岁男性,膝部外侧剧烈疼痛伴肿胀。

影像学表现

正位 X 线片(a)显示胫骨近端干骺端侵袭性溶骨性病变伴外侧骨皮质破坏。冠状位(b)及轴位(c)MR 抑脂 T2 加权像显示侵袭性病变伴有外侧骨皮质外巨大软组织肿块,骨与软组织病变周围均有明显的水肿,轴位像可看到分层的液–液平面。

317

鉴别诊断(前3位)

动脉瘤样骨囊肿(ABC)
毛细血管扩张型骨肉瘤
感染

讨论

此例的主要特点是病变具有明显的侵袭性以及存在分层的液–液平面。液–液平面可见于多种骨病变,但最常见的还是动脉瘤样骨囊肿和毛细血管扩张型骨肉瘤。巨大软组织肿块以及骨皮质破坏更倾向于后者。X线片表现也需考虑骨髓炎的可能,但弥漫的软组织包块及液-液平面与之不符。无论如何,病变具有侵袭性,需要行活检及进一步治疗。

诊断

毛细血管扩张型骨肉瘤

要点

● 毛细血管扩张型骨肉瘤是恶性的成骨性肿瘤,具有囊腔,并伴有坏死和出血。

● 与普通型骨肉瘤不同,其很少存在骨化。

● 可依据以下特征与动脉瘤样骨囊肿(ABC)相鉴别。

－囊腔周围具有厚壁及结节样组织。

－周围基质有矿化,CT显示最清楚(但可能是极少量的)。

－具有骨皮质破坏及无明显包膜的软组织肿块。

● 当肿瘤腔内有不同密度的物质(出血、肿瘤坏死、脂肪)时,会出现液-液平面。在单纯性骨囊肿、软骨母细胞瘤、骨巨细胞瘤及转移瘤中也可出现液-液平面。

推荐读物

Murphey MD, wan Jaovisidha S, Temple HT, Gannon FH, Jelinek JS, Malawer MM. Telangiectatic osteosarcoma: radiologic–pathologic comparison. Radiology. 2003;229:545–53.

Keenan S, Bui-Mansfield LT. Musculoskeletal lesions with fluid-fluid level: a pictorial essay. J Comput Assist Tomogr. 2006;30:517–24.

Van Dyck P, Vanhoenacker FM, Vogel J, et al. Prevalence, extension and characteristics of fluid–fluid levels in bone and soft tissue tumors. Eur Radiol. 2006;16:2644–51.

病例 34

318

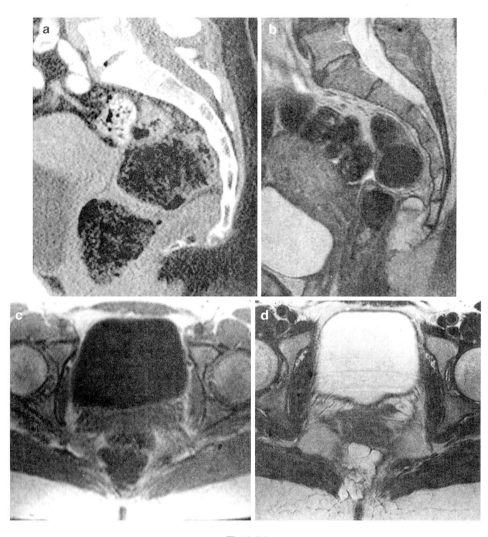

图 10.34

病史

50 岁女性,骶尾部疼痛 1 年。

影像学表现

矢状位 CT 图像(a)显示尾骨前侧软组织肿块,其中心位于尾骨第 2 节水平处皮质骨有骨折。MRI 图像显示肿物为分叶状,边界清楚,位于尾骨前侧,邻近并挤压直肠。MR 矢状位 T2 加权像(b)显示病变可能是由尾骨内延伸至骨外,也可能是由骨外侵及骨内。在 MR 轴位 T1 加权像(c)中,肿物呈现几乎与肌肉等信号,而在 MR 轴位 T2 加权像(d)中为高信号,其中有极少散在的结节状低信号区。

319 鉴别诊断（前3位）

脊索瘤

发育性囊肿

骶骨神经鞘瘤（许旺细胞瘤）

讨论

与临床表现最符合的诊断为脊索瘤：发病部位为骶尾部、位于中线即脊索所在区域、有骨破坏及较大的软组织肿块。T2 加权高信号提示具有黏液样成分的脊索瘤。发育性囊肿为直肠后界限清楚的单叶或多叶囊肿，并伴 T2 加权高信号、周缘窄环状强化。周缘强化增厚（且光滑）仅见于合并感染时，周缘不规则强化或内部强化一般不会出现，除非发生了罕见的恶变，而相关的骶骨缺损及钙化少见。骶骨神经鞘瘤起自骶神经鞘膜，典型表现为圆形、边界清楚、均匀强化的实性病变，可能包含一些囊性坏死区域。鉴别需寻找是否与某根神经或某个神经孔相关，包括可能出现的神经孔扩大。当病变较小时，神经鞘瘤通常在中线的某一侧，沿神经走向生长，但若病变较大时，可能位于中线。

诊断

脊索瘤

要点

- 脊索瘤源于脊索的残留，发生于脊柱中线，最常见于骶尾部区域或斜坡。
- 为缓慢生长的恶性肿瘤，通常症状不典型，与病变部位相关。
- 为膨胀性、高度破坏的溶骨性病变，边缘不规则或呈贝壳样，通常有较大的分叶状软组织包块及残存骨壳，有累及间盘及后侧附件的倾向。
- 如果无骨受累，则很少出现块状。
- 若位置适当，T2 加权极高信号（源于黏液成分）及分叶状外观可支持此诊断。
- CT 可以帮助确定骨的边缘及破坏程度，MRI 可以帮助评估软组织包块及局部的侵袭性。
- 局部有侵袭性，经常出现镜下软组织浸润及局部复发。
- 远期预后差；病程较晚时可能出现远隔转移。
- 发育性囊肿可包含表皮样、皮样或肠样病变（尾肠囊肿或囊状直肠重复），主要为良性病变，恶变罕见。

推荐读物

Rosenthal DI, Scott JA, Mankin HJ, et al. Sacrococcygeal chordoma: magnetic resonance imaging and computed tomography. Am J Roentgenol. 1985;145:143–7.

Sze G, Uichanco LS, Brant-Zawadzki MN, et al. Chordomas: MR imaging. Radiology. 1988;166:187–91.

Dahan H, Arrive L, Wendum D, et al. Retrorectal developmental cysts in adults: clinical and radiologic–histopathologic review, differential diagnosis, and treatment. Radiographics. 2001;21:575–84.

病例 35

320

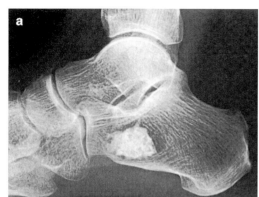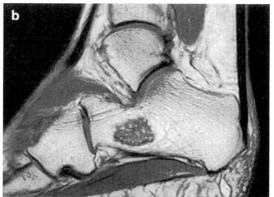

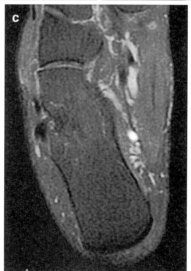

图 10.35

病史

42 岁女性,创伤后踝部疼痛。

影像学表现

初步观察侧位 X 线片(a)显示跟骨体的椭圆形硬化性病变,不具有典型的骨化或钙化,进一步观察可见高密度区周围有一层很薄的低密度带。病变在 MR 矢状位 T1 加权像(b)中为低信号,与 X 线片中的高密度相对应,但同样周围有一层很薄的 T1 高信号区,而且没有正常的骨小梁结构。这种周边的 T1 高信号组织在 T1 增强抑脂加权像(c)当中为低信号,确认其为脂肪。

鉴别诊断(前3位)

321

内生软骨瘤

骨内脂肪瘤

骨梗死

讨论

正确的诊断基于以下认识：①跟骨体内发生的不同病变都具备各自的特征；②此例病变实际上是脂肪类病变发生了钙化；③骨内脂肪瘤可以是不均质的，伴有内部钙化。跟骨体内好发的病变有正常变异性假瘤、骨内脂肪瘤以及单纯性骨囊肿。此例病变由脂肪组成，但有致密的中心矿化。内生软骨瘤通常不发生于此部位，而且此例的中心矿化并非典型的钙化。骨梗死同样通常不发生于此部位，而且周围会有更多高密度的矿化。而且骨梗死在 MR 图像上会有更典型的迂曲"拼图样"表现，并有 T2 高信号的线条。（某些作者据此认为骨内脂肪瘤实际上是骨梗死的后遗症）跟骨的正常变异性假瘤位于跟骨体的中心，包含不均质的脂肪成分，不包含液体或钙化，与周围跟骨相比骨

小梁减少。

诊断

骨内脂肪瘤

要点

- 骨内脂肪瘤是良性肿瘤，通常无症状、偶然发现。

- 经典的骨内脂肪瘤为跟骨体内边界清晰的溶骨性病变，移行带很窄，中央有小片或环状钙化。

- 在 MRI 图像上，脂肪瘤内的脂肪可以较周围髓内脂肪的 T1 信号略高。

- 与软组织内脂肪瘤不同，骨内脂肪瘤可以不完全由脂肪构成——有高 T2 的液体或低信号的钙化/骨化是很常见的。

病例 31~35 刘巍峰 译

推荐读物

Propeck T, Bullard MA, Lin J. Radiologic–pathologic correlation of intra-osseous lipomas. AJR Am J Roentgenol. 2000;175:673–8.

Campbell RS, Grainger AJ, Mangham DC, Beggs I, Teh J, Davies AM. Intraosseous lipoma: report of 35 new cases and a review of the literature. Skeletal Radiol. 2003;32(4):209–22.

Milgram JW. Intraosseous lipomas: radiologic and pathologic manifestations. Radiology. 1988; 167(1):155–60.

病例 36

322

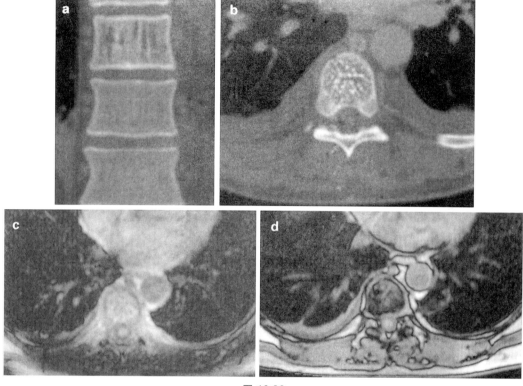

图 10.36

病史

背部疼痛。

影像学表现

冠状位(a)和轴位(b)CT 图像显示下胸椎椎体明显的垂直性条纹。轴位 CT 显示孤立分散的圆形病灶,伴有增厚的垂直骨小梁并被低密度的脂肪性骨髓所包绕,呈"条纹样"(纵向)或"圆点样"(轴向)表现。在 MRI 中,相同的圆形病灶在 T1 加权同相位显像(c)上为高信号,而在异相位显像(d)上则为低信号,原因在于脂肪的存在。

鉴别诊断(前3位)

323

骨内血管瘤
Paget 病
转移瘤

讨论

这种表现对于椎体血管瘤是具有特征性的,尤其是呈"条纹样"(纵向)或"圆点样"(轴向)表现的垂直骨小梁和病变内弥漫分布的脂肪成分。Paget 病的粗大骨小梁并不均匀,并伴有骨皮质增厚和椎体膨大,这些特征并未在此例中见到。转移瘤可出现溶骨性椎体病变,但并没有明显的脂肪和破坏，更没有增厚的病变内骨小梁。

诊断

骨内血管瘤

要点

● 为常见的具有特征性影像学表现的良性错构瘤。

● 大多数发生于椎体和颅骨（额骨和顶骨），常为偶然发现。

● CT 表现具有诊断意义，即脂肪密度、横断面增粗骨小梁的"圆点样"表现，而扁平骨如颅骨则可有"辐条样"表现。

● 典型的 MRI 表现也具有诊断意义，即源于脂肪的 T1 高信号、源于缓慢流动血液的 T2 高信号，并可见轻度至明显的对比增强，而异相位 T1 加权像则呈低信号。

● 有些血管瘤并不表现为 T1 高信号，在 MRI 上不能与其他病变如转移瘤区分开来，CT 或同相位/异相位 MRI 会有助于鉴别。

推荐读物

Ross JS, Masaryk TJ, Modic MT, et al. Vertebral hemangiomas: MR imaging. Radiology. 1987;165:165–9.

Disler DG, McCauley TR, Ratner LM, et al. In-phase and out-of-phase MR imaging of bone marrow: prediction of neoplasia based on the detection of coexistent fat and water. AJR Am J Roentgenol. 1997;169:1439–47.

Long SS, Yablon CM, Eisenberg RL. Bone marrow signal alteration in the spine and sacrum. AJR Am J Roentgenol. 2010;195(3):W178–200.

病例 37

324

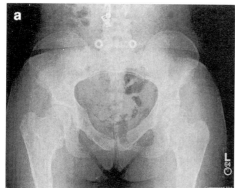
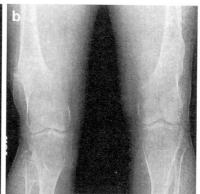
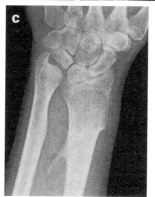

图 10.37

病史

33 岁女性,身材矮小,髋部、膝部和腕部慢性疼痛。

影像学表现

骨盆(a)、膝关节(b)和腕关节(c)正位像显示起自骨皮质表面的多个骨性赘生物。需注意病变与宿主骨的连续性、干骺端发病和病变背离关节生长的表现,另可见由于发育障碍所致的桡腕关节畸形(Madelung 畸形)。此外,有些病变在正位视图中可被误认为髓内溶骨性病变。

325

鉴别诊断(前3位)

遗传性多发性骨软骨瘤病(HME)
多发创伤后遗症
混合性软骨瘤病

讨论

在本病例中,避免畸形的干扰和逐一详查每个病变是很重要的。如能认定所有病变均为骨软骨瘤(阔基型和窄蒂型),就可确定遗传性多发性骨软骨瘤病(HME)的诊断。尽管慢性骨折可导致严重的畸形,但骨性赘生物就不会如此典型。混合性软骨瘤病与 HME 相似,但其外生性骨疣是指向而非背向关节生长,且其与多发性内生软骨瘤相关。

诊断

遗传性多发性骨软骨瘤病(HME)

要点

- 为以多发性骨软骨瘤(外生性骨疣)为特征的常染色体显性遗传疾病。
- 2/3 的患者具有疾病家族史。
- 多数 HME 病变为阔基型而非窄蒂型,但如果超过 90% 的病变为阔基型,则骨骼畸形的角度更大。
- 膝关节和骨盆是最常见发病部位。
- 各种临床表现和潜在的并发症包括骨折、活动受限、滑囊炎、源于机械撞击的关节疼痛、神经血管受累、发育障碍导致的身材矮小和肢体畸形,其可恶变为软骨肉瘤。
- 肉瘤变概率(3%~5%)高于单发性骨软骨瘤(<1%),但低于既往的文献(25%)。
- 基线筛查(X 线片和骨扫描)有助于症状进展时的对比。

推荐读物

Pannier S, Legeai-Mallet L. Hereditary multiple exostoses and enchondromatosis. Best Pract Res Clin Rheumatol. 2008;22:45–54.

Bovee JV. Multiple osteochondromas. Orphanet J Rare Dis. 2008;3:3.

病例 38

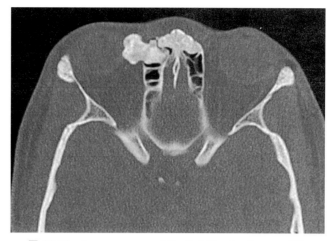

图 10.38 Image courtesy of Dr. Gul Moonis, Boston, MA.

326 病史

45 岁女性,视力障碍。

327 影像学表现

右侧筛窦可见一个分叶状、边缘平滑的硬化性病变,向侧方扩展并毗邻右眼。

鉴别诊断(前3位)

骨岛
骨瘤
骨表面骨肉瘤

讨论

该病变的外生性特点有助于将其与局限于髓腔内生长的骨岛相鉴别。其非侵袭性的特征(边缘平滑、硬化缘和无骨膜下新生骨)和发病部位更支持是典型的骨瘤而非骨表面骨肉瘤。

诊断

骨瘤

要点

● 为起源于骨膜的正常皮质骨(错构瘤)。

● 为骨表面的极高密度病变,无明显的骨小梁结构。

● 大多数常见于颅骨和鼻窦。

● 通常无症状,但其包块可导致美容问题或损伤邻近结构(头痛、视力下降和鼻窦炎)。

● 核素骨显像常为无摄取或非常轻微的摄取。

● 与 Gardner 综合征(韧带样纤维瘤、胃肠息肉和骨瘤)和结节性硬化症(癫痫、智力低下、皮肤病变、骨皮质结节、室管膜下巨细胞星形细胞瘤、肾血管平滑肌脂肪瘤)相关。

推荐读物

Greenspan A. Benign bone-forming lesions: osteoma, osteoid osteoma, and osteoblastoma. Clinical, imaging, pathologic, and differential considerations. Skeletal Radiol. 1993;22:485–500.

病例 39

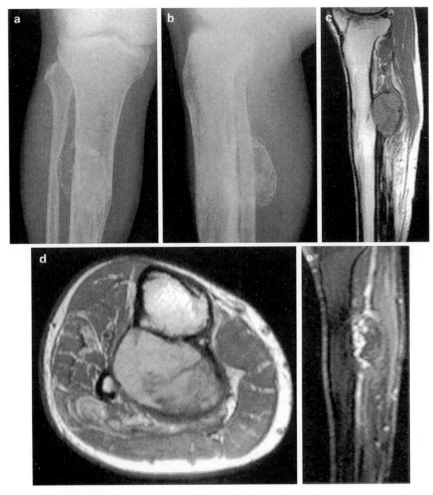

图 10.39

病史

37 岁男性，小腿后侧痛性包块。15 年前他在一次"车祸"中遭受多发创伤。

影像学表现

胫/腓骨近端正位(a)和侧位(b)X 线片显示邻近胫骨后侧的椭圆形钙化病变。正位片可见腓骨的平滑性重塑形，提示腓骨经过很长时间来适应包块的生长。同时可见胫骨骨干的不规则表现，符合已愈合的骨折。X 线片并不能明确肿块是起于胫骨，还是与骨完全分离而孤立于软组织中。MR 矢状位(c)和轴位(d)T1 加权像显示局限于胫骨内的脂肪性 T1 信号，表明肿块并未突破骨皮质而侵及胫骨。MR 矢状位血管造影(e)显示腘动脉由上方进入肿块，并可见病变中心的异常血管。

鉴别诊断(前3位)

骨化性肌炎

骨表面骨肉瘤

假性动脉瘤(腘动脉)

讨论

在本病例中,既往的创伤病史和对于腘动脉进入肿块的辨识非常有助于诊断。即使外周钙化表现和创伤病史可支持骨化性肌炎,但其血管表现和与骨的贴附关系却并不典型。当然,某些骨化性肌炎病例也可贴附于骨皮质表面。骨表面骨肉瘤或软骨肉瘤也有可能,不过二者具有明显的骨皮质改变,而且通常与主要血管无关。

诊断

假性动脉瘤(腘动脉)

要点

- 当动脉壁出现局部缺损导致的血肿被毗邻的软组织局限后,即形成假性动脉瘤。这与动脉壁全层向外突出形成的"真性动脉瘤"或动脉壁层间剥离形成的动脉夹层不同。

- 钝性或穿透性创伤很长时间后可形成假性动脉瘤,例如本例。

- 腘窝的假性动脉瘤可表现为搏动性包块,并可与膝关节的固定屈曲挛缩相关,后者来源于膝关节屈肌和交叉韧带的纤维化和短缩,以及关节囊的挛缩。

- 逆行大隐静脉移植或者血管补片修补为有效的治疗选择。

- 当假性动脉瘤出现钙化时可被误诊为骨表面骨病变(骨旁骨肉瘤和骨膜软骨肉瘤)和软组织病变(骨化性肌炎和滑膜肉瘤)。

- 对于动脉进出肿块的识别和既往的创伤病史是很有用的鉴别特征。

推荐读物

Woolgar JD, Reddy DS, Robbs JV. Delayed presentation of traumatic popliteal artery pseudoaneurysms: a review of seven cases. Eur J Vasc Endovasc Surg. 2002;23:255–9.

Megalopoulos A, Siminas S, Trelopoulos G. Traumatic pseudoaneurysm of the popliteal artery after blunt trauma: case report and a review of the literature. Vasc Endovascular Surg. 2006;40(6):499–504.

病例 40

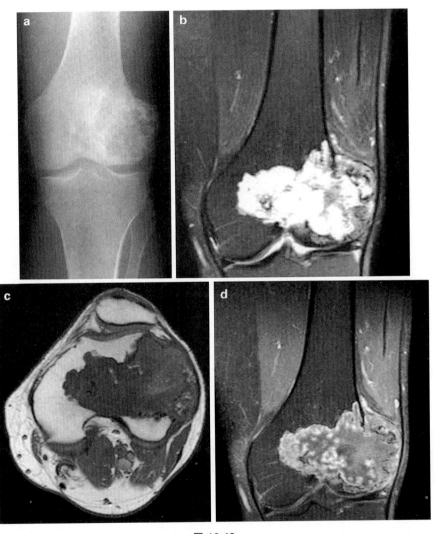

图 10.40

病史

62 岁男性，膝部疼痛。

影像学表现

正位 X 线片(a)显示股骨远端外侧的溶骨和硬化混合性病变，侵及关节软骨。点状钙化区域提示为软骨样基质。MRI 显示病变在 T2 加权像(b)中为高信号，而在 T1 加权像(c)中为低信号，并在增强后 T1 抑脂加权像(d)中可见外周和中心强化。需注意其分叶状外周边缘和股骨远端上外侧部分的骨皮质穿透区域。

鉴别诊断（前3位）

骨巨细胞瘤（GCT）

软骨母细胞瘤

软骨肉瘤(透明细胞)

讨论

本病例的一个重要特征是需识别病变含有软骨样基质。尽管其发病部位符合骨巨细胞瘤,但骨巨细胞瘤(GCT)通常无可见基质成分。骺端发病为透明细胞软骨肉瘤和软骨母细胞瘤的一个特点,但患者年龄较大、病灶范围较广且可见骨皮质穿透区域,均可提示透明细胞软骨肉瘤的可能性要大于软骨母细胞瘤。

诊断

透明细胞软骨肉瘤

要点

● 为非常罕见低度恶性软骨肉瘤亚型。

● 可见含有透明和嗜酸性细胞质的大细胞。

● 治疗应采取整块切除。

● 与软骨母细胞瘤相鉴别的重要特征
  –病变较大。
  –更易侵及骺端以外部分。
  –年龄偏大人群。

病例 36~40 马珂 译

推荐读物

Collins MS, Koyama T, Swee RG, Inwards CY. Clear cell chondrosarcoma: radiographic, computed tomographic, and magnetic resonance findings in 34 patients with pathologic correlation. Skeletal Radiol. 2003;32:687–94.

Kaim AH, Hugli R, Bonel HM, Jundt G. Chondroblastoma and clear cell chondrosarcoma: radiological and MRI characteristics with histopathological correlation. Skeletal Radiol. 2002;31:88–95.

病例 41

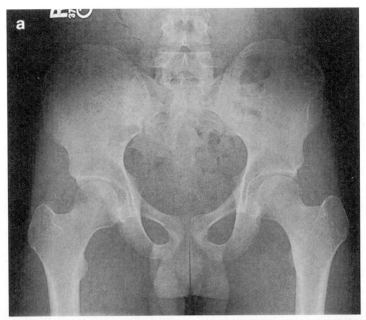

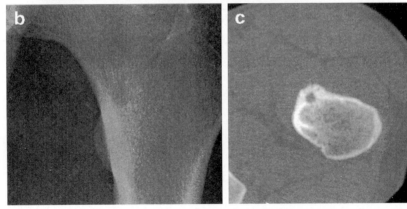

图 10.41

病史

22 岁男性，左髋部疼痛。

影像学表现

骨盆正位片(a)及放大的左髋正位片(b)显示左股骨颈内侧直径 6mm 的小溶骨灶，周边可见轻微硬化。CT 扫描(c)显示股骨前内侧骨皮质的小溶骨灶，周边可见骨膜反应。

鉴别诊断(前3位)

骨样骨瘤

Brodie 脓肿

滑膜疝(Pitt 窝)

讨论

本例应特别强调的是,因为发病部位缺少骨膜覆盖,所以关节内的骨样骨瘤可表现为病灶周边反应骨较少。因此,本例在 X 线上不易发现关节内的瘤巢。本病的 X 线表现很难与感染区分。在 CT 横断面上,骨样骨瘤通常位于皮质,而 Brodie 脓肿通常位于髓内且可见骨瘘或窦道。滑膜疝通常位于股骨颈前侧的中央,有薄的硬化缘而没有骨膜反应。对于年龄较大的患者, 该 X 线表现还应考虑多发性骨髓瘤的可能。

诊断

骨样骨瘤(关节内)

要点

- 为成骨性肿瘤,其核心为血运丰富的结缔组织。

- 几乎都有疼痛,若无疼痛症状需考虑其他诊断可能。

- 夜间疼痛加重,阿司匹林可迅速缓解症状(阿司匹林可抑制肿瘤释放的前列腺素)。

- 关节内病灶因发病部位缺少骨膜覆盖可表现为周缘硬化不明显,还可伴有滑膜炎性关节积液,类似于感染性关节炎。

- 未经治疗的病灶通常可在 4~5 年内自发缓解。病灶切除及射频消融可作为根治性治疗手段。

推荐读物

Chai JW, Hong SH, Choi JY, et al. Radiologic diagnosis of osteoid osteoma: from simple to challenging findings. Radiographics. 2010;30:737–49.

病例 42

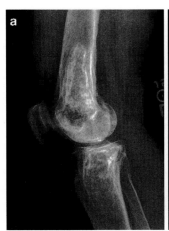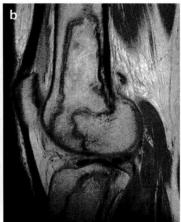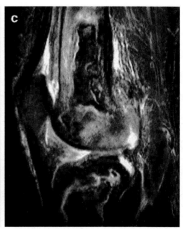

图 10.42

334 ## 病史

56 岁女性，系统性红斑狼疮(SLE)病史、膝部疼痛。

影像学表现

膝关节侧位 X 线片(a)显示股骨远端及胫骨近端的混杂溶骨灶和周边硬化。无骨膨胀、骨皮质穿透和关节间隙变窄。MR(b)图像显示呈"拼图样"结构、边界清楚的、高低信号混杂的迂曲样区域。MR T1 加权像(b)显示病灶中心呈脂肪信号，而 STIR 像(c)显示病灶边缘水肿。

335 ### 鉴别诊断(前3位)

骨坏死
内生软骨瘤(基于 X 线片)
骨内脂肪瘤

讨论

骨坏死通常表现为边缘迂曲硬化而中心溶骨，而内生软骨瘤则为中心钙化而边缘轻微溶骨。缺血性骨坏死的 MR 表现为特征性的高低信号混杂的不规则迂曲边缘。骨内脂肪瘤很少多发，呈圆形/卵圆形表现。长期应用类固醇类激素和罹患系统性红斑狼疮(SLE)可能是该患者发生骨坏死的病因。

诊断

骨坏死(缺血性坏死)

要点

● 骨坏死是骨由于缺乏血供而导致的缺血性坏死。

● 其有各种各样的命名，但通常"缺血性坏死"指骨坏死累及骨骺并扩展至关节面，而"骨梗死"则指位于干骺端或骨干的髓腔内骨坏死。

● 病因包括：创伤(第 1 位)、类固醇类激素(第 2 位)、血红蛋白病、酗酒、胰腺炎、Gaucher 病、辐射、化疗、Caisson 病。

● 类固醇类激素被认为可增加骨髓的脂

肪含量,从而导致骨内压力增加或脂肪栓塞。

　　●疾病不同时期的表现不同,而 X 线表现较 MRI 及核素骨显像滞后。

　　●钆造影剂增强的 MRI 有助于检测早期病例并评估是否需要重建血运。

推荐读物

Jaramillo D. What is the optimal imaging of osteonecrosis, Perthes, and bone infarcts? Pediatr Radiol. 2009;39 Suppl 2:S216–9.

Assouline-Dayan Y, Chang C, Greenspan A, Shoenfeld Y, Gershwin E. Pathogenesis and natural history of osteonecrosis. Semin Arth Rheum. 2002;32(2);94–124.

病例 43

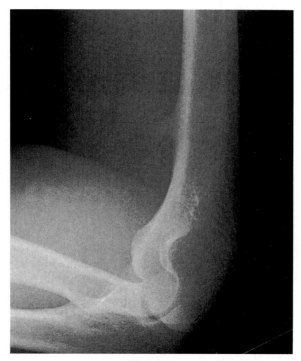

图 10.43

病史

336

36 岁女性,跌倒后肘部疼痛。

影像学表现

肱骨远端前侧骨皮质前侧可见鸟嘴样骨性突起。突起的尖端指向肘关节。

鉴别诊断(前3位)

337

髁上突
骨软骨瘤
骨表面骨肉瘤

讨论

根据其典型部位及表现,这种先天变异性髁上突不应被误诊为侵袭性骨表面病变如骨表面骨肉瘤。髁上突与骨软骨瘤不同的是朝向而非背向肘关节。

诊断

髁上突

要点

● 最初由 Struthers 于 1848 年描述。

● 为起源于肱骨前内侧的骨性突起,发生率约为 1%~3%。

● 可分为两种亚型(结节状和棘刺状)。

● 是见于某些爬行动物及哺乳动物的髁上孔的种系发生残迹。

● Struthers 韧带可起于髁上突并与肱骨内上髁相连而形成纤维骨性孔道,有时可能压迫通过此孔道的正中神经及肱动脉。

推荐读物

Natsis K. Supracondylar process of the humerus: study on 375 caucasian subjects in Cologne, Germany. Clin Anat. 2008;21:138–41.

病例 44

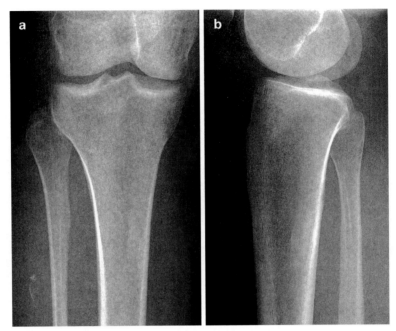

图 10.44

病史

27 岁男性,膝部疼痛。

影像学表现

正位(a)及侧位(b)X 线片显示胫骨近端骨干的局限性纵向生长的以硬化为主的病灶,毗邻后内侧骨皮质。病灶边界有些模糊,其表面骨皮质完整。

鉴别诊断(前3位)

纤维结构不良

骨样骨瘤

愈合期非骨化性纤维瘤(NOF)

讨论

这种表现为已经完全愈合后的非骨化性纤维瘤(NOF)的特征性表现。这里所见的偏心性毗邻后侧皮质的发病部位高度提示非骨化性纤维瘤((NOF))的可能。尽管纤维结构不良可有与之类似的 X 线表现,且也可发生于干骺端,但其在长骨上倾向于呈中心性而非偏心性发病。骨样骨瘤常发生于胫骨和骨干,当其产生足够多的硬化时可掩盖瘤巢,但骨样骨瘤几乎都会出现疼痛,且通常夜间加重。

诊断

愈合期非骨化性纤维瘤

要点

● 为经典的"无需治疗"病变,良性,可能为创伤后发病。

● 不应出现软组织肿块。

● 随年龄增长可由干骺端移行至骨干。

• 大多数可"自愈",即小梁骨自发地部分或完全填充病灶,需 4 年以上时间,通常始于青春期末。

• 病变不应新发于成年人,否则就不应诊断为非骨化性纤维瘤(NOF)。

• MRI 表现为混杂多样的信号,并可见 T2 低信号的硬化缘。

推荐读物

Jee WH, Choe BY, Kang HS, et al. Non-ossifying fibroma: characteristics at MR imaging with pathologic correlation. Radiology. 1998;209:197–202.

病例 45

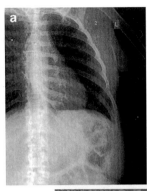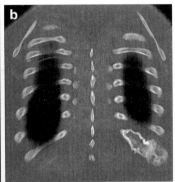
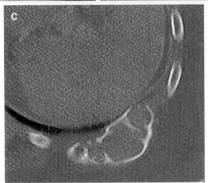

图 10.45

病史

340

37 岁男性,轻微外伤后左胸背部疼痛。

影像学表现

X 线片(a)显示左侧第 10 后肋长节段的溶骨破坏、膨胀、分叶、骨皮质变薄。冠状位(b)和轴位(c)CT 图像可更清晰显示病灶及其内模糊的磨砂玻璃样密度。可见导致小范围骨皮质不连续的无移位骨折。无软组织肿块形成。

鉴别诊断(前3位)

341

纤维结构不良
转移瘤
骨髓瘤

讨论

以上每个诊断都是其类别中最好发于肋骨的病变:良性肿瘤为纤维结构不良,恶性肿瘤为转移瘤,原发骨恶性肿瘤为多发性骨髓瘤。纤维结构不良通常是长骨的长病变,呈磨砂玻璃样密度,累及较小的骨时可导致骨膨胀及骨皮质变薄。除非合并骨折,否则不应出现骨皮质破坏、骨膜新生骨和外周软组织异常。转移瘤或骨髓瘤累及肋骨的节段通常较短,但其表现更具侵袭性,并可有软组织肿块。

诊断

纤维结构不良(合并无移位骨折)

要点

- 为良性病变,恶变极为罕见。
- 单骨型病变≤20%,多骨型病变中55%会累及肋骨。
- 可发生于肋骨的任何位置,其膨胀和矿化在病变中可各种各样。
- 包括肋骨的大多数病变在青春期时会停止或缓慢进展。

病例 41~45 孙扬 译

推荐读物

Fitzpatrick KA, Taljanovic MS, Speer DP, et al. Imaging findings of fibrous dysplasia with histopathologic and intraoperative correlation. AJR Am J Roentgenol. 2004;182:1389–98.

病例 46

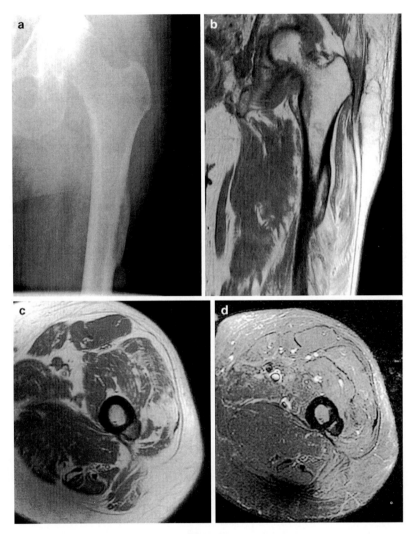

图 10.46

病史

68 岁男性，髋部疼痛。

影像学表现

正位 X 线片(a)显示起自股骨近端外侧骨皮质的病变，其呈平滑的非侵袭性表现，并于正常股骨骨皮质与病变的外表面之间可见低密度区。在 MRI 图像上，病变内可见 T1 高信号(b 和 c)，并在 MR 所有序列中与脂肪信号一致，而在 T2 抑脂像上也无骨髓水肿。大腿外侧肌肉可见局部萎缩和脂肪替代。

鉴别诊断(前3位)

骨软骨瘤

骨表面骨肉瘤

慢性骨膜下血肿

讨论

病变呈非侵袭性表现,可被误诊为窄蒂型骨软骨瘤。但股骨与病变的髓腔之间并无连续性,这使得骨软骨瘤的可能性不大。其非侵袭性的表现和 T2 抑脂像上无高信号使得骨表面骨肉瘤的可能性不大。此外,病变的中心在所有序列中与脂肪信号一致,这与慢性骨膜下血肿逐渐骨化时出现的脂肪性骨髓相符。

诊断

慢性骨膜下血肿

要点

● 骨膜是紧密贴附于骨的非关节表面的纤维膜,只有受损时才可见。

● 感染、创伤和肿瘤均能掀起骨膜并进而形成新生骨。

● 由于骨膜血运非常丰富,骨膜下血肿的形成可将骨膜自骨表面剥离并形成局部肿块。

● 通常这些病变可吸收而不残留后遗症,但持续存在的骨膜下血肿也可出现骨化。

● 这些病变的非侵袭性表现、位于骨膜下的部位和常含有脂肪性骨髓的特点可有助于诊断。

推荐读物

Choi HJ, Lee CC, Lim TH, Singer AJ. Traumatic subperiosteal pseudoaneurysm: a rare case of subperiosteal hematoma. Am J Emerg Med. 2009;27(9):1172.

病例 47

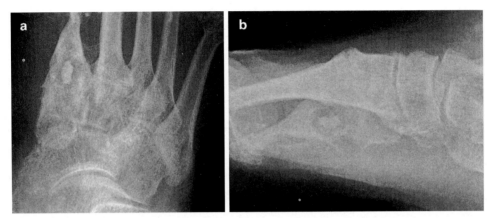

图 10.47　Images Courtesy of Dr. Manjiri Didolkar, Boston, MA.

病史

50 岁男性，右足部内侧间断性疼痛、肿胀和渗出。

影像学表现

X 线片(a 和 b)显示第一跖骨近端边缘清晰的溶骨性病变，其内可见分叶状、密度均匀的钙化灶。另可见不完整的硬化缘、下方的骨皮质中断和软组织受累，而第一趾骨近端形状不规则(之前的手术使近端增粗而远端变细)。

鉴别诊断(前3位)

慢性骨髓炎

骨样骨瘤

淋巴瘤

讨论

本例的关键在于认识到病变中心的致密灶为死骨，其位于边缘清晰的腔内，并可见骨瘘 (贯穿骨的窦道)，这符合慢性骨髓炎的表现。干骺端的骨样骨瘤应该可见更多的外周硬化(尽管关节腔内的病变可少有骨膜反应)。死骨也可见于淋巴瘤和朗格汉斯细胞组织细胞增生症(LCH)，但淋巴瘤为更具侵袭性、呈虫蚀样或穿透样的溶骨性病变，而 LCH 的死骨则常见于颅骨。尽管最近骨样骨瘤被认为可见"血管沟"，但骨样骨瘤和 LCH 均无骨瘘形成而造成骨质中断。

诊断

慢性骨髓炎合并死骨

要点

● 慢性骨髓炎可有静止期，而反复发作的肿胀和流脓却间断出现。其特征在 CT 上清晰可见。

● 慢性骨髓炎中的死骨为坏死的无血运骨片，其周围被肉芽组织和正常骨组织所包绕。死骨可将感染性活菌藏匿其中。抗生素治疗无效而需手术治疗。

● 骨包壳为包绕死骨的反应骨。

● 骨瘘为贯穿骨包壳的局灶性孔道。

● 死骨在 MRI 上为低信号，而外周的肉芽组织可出现强化。

●"死骨"也可指溶骨性病变内的骨岛而无论其血运状况如何,可见于朗格汉斯细胞组织细胞增生症、淋巴瘤、纤维肉瘤、恶性纤维组织细胞瘤(MFH)和转移性癌。其鉴别诊断包括含有类似于死骨的基质钙化的病变,如骨样骨瘤、骨母细胞瘤、脊索瘤、软骨母细胞瘤、脂肪瘤和某些良性纤维性肿瘤。

推荐读物

Jennin F, Bousson V, Parlier et al. Bony sequestrum: a radiologic review. Skeletal Radiol. 2011:40:963–75.

Wells PO. The button sequestrum of eosinophilic granuloma of the skull. Radiology. 1956;67:746–7.

病例 48

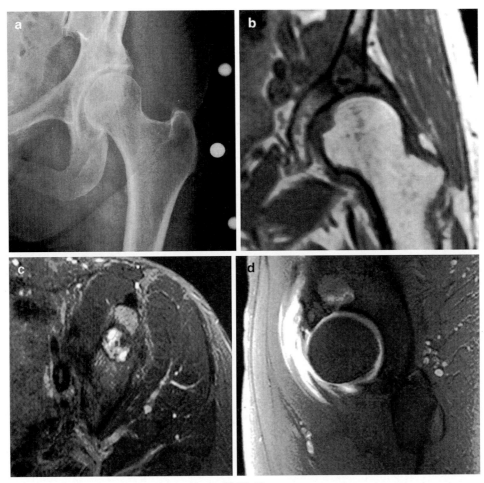

图 10.48

病史

346

65 岁患者，左髋部疼痛。

影像学表现

X 线片（a）显示左髂骨髋臼上缘的较大的分叶状软骨下溶骨灶，可见硬化缘，在 MR T1 加权像（b）中与肌肉信号相等，并在抑脂 T2 加权像（c）中可见其高信号的外周水肿区。矢状位的 MR 造影像（d）显示高信号的钆造影剂由关节腔进入病灶，同时可见关节软骨变薄，其他软骨下改变和前侧盂唇撕裂。

鉴别诊断（前3位）

347

朗格汉斯细胞组织细胞增生症
Eggers 囊肿（骨性关节炎）
转移瘤

讨论

在大多数情况下，当有较大的软骨下囊

肿发生时，往往会有其他骨性关节炎的影像学证据。如果没有这些特征，则鉴别诊断需考虑累及骨端的溶骨性病变（如朗格汉斯细胞组织细胞增生症），甚至转移瘤。朗格汉斯细胞组织细胞增生症（LCH）往往没有硬化缘，但可在其愈合早期出现。由于软骨下囊肿常伴随退行性改变出现，因此患者年龄较大而常会考虑转移性疾病。转移性病变通常没有硬化缘且不伴发骨性关节炎的改变。本例的MRI 显示 X 线片中看不到的软骨变薄和其他软骨下改变，也可见病变与关节相通，从而证实其为软骨下囊肿。

诊断

Eggers 囊肿（骨性关节炎）

要点

● Eggers 囊肿是与髋关节骨性关节炎相关的髋臼囊肿。

● 软骨下囊肿（淋巴腔）可在静脉注射造影剂后呈轻微内部强化。其原因学尚有争议，可能是由于关节液通过骨皮质裂隙的渗出，延伸至囊肿的滑膜的增强作用，或来自软骨下骨的渗透。

● 起自或累及骺端的病变包括骨关节炎性囊肿（淋巴腔）、色素绒毛结节性滑膜炎（PVNS）或类风湿关节炎侵犯的骨侵蚀、继发于化脓性关节炎的骨髓炎、朗格汉斯细胞组织细胞增生症（LCH）、软骨母细胞瘤、透明细胞软骨肉瘤和骨巨细胞瘤（侵及骺端）。

推荐读物

Eggers GWB, Evans EB, Blumel JJ, et al. Cystic changes in the iliac acetabulum. J Bone Joint Surg Am. 1963;45:669–86.

Stark DD, Genant HK, Spring DB. Primary cystic arthrosis of the hip. Skeletal Radiol. 1984;11:124–7.

Crema MD, Roemer FW, Marra J, et al. Contrast-enhanced MRI of subchondral cysts in patients with or at risk for knee osteoarthritis: the MOST study. Eur J Radiol. 2010;75(1):e92–6.

病例 49

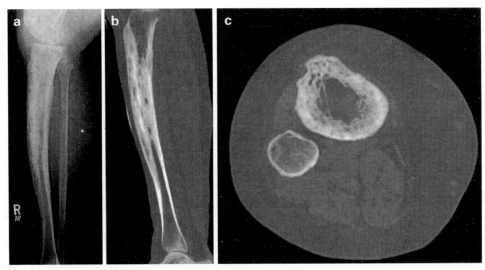

图 10.49

病史

63 岁男性,小腿疼痛。

影像学表现

胫骨侧位 X 线片(a)显示胫骨干的溶骨成骨和混合性改变,并可见轻度的前弓畸形。而胫骨的近端及远端均未受累。尽管 X 线片中的这种改变大部分位于前侧骨皮质,但矢状位 CT 图像(b)仍显示病灶也累及后侧部分。横断位 CT(c)显示病变呈环状并可见骨皮质及髓腔的膨胀,而未见骨皮质穿透。

鉴别诊断(前3位)

釉质瘤

骨髓炎

Paget 病

讨论

有几种疾病可发生于胫骨,尤其是胫骨前侧。釉质瘤几乎只发生于胫骨前侧骨皮质,是由于上皮细胞在发育过程中凹陷进入胫骨骨皮质而发病。本例的周缘累及不支持釉质瘤的诊断。尽管均匀的骨皮质增粗并不常见,但骨髓炎也还是可能的诊断。尽管典型的 Paget 病起自长骨末端并由骺端逐渐向骨干发展,但胫骨的 Paget 病可仅起自骨干而不累及骺端。

诊断

Paget 病

要点

●原因不明,可能与病毒(副黏病毒)感染有关。

- 年长者发病,更常见于男性。

- 以骨的过度重塑形为特征,包括活跃期和潜伏期。

- 可导致髓腔骨小梁和骨皮质的增厚及整体的骨增粗。

- 可分为 3 期:①溶骨期,骨质过度吸收;②混合期,由于成骨细胞活性增加而出现成骨增多;③成骨期,成骨活性减低而疾病不再活跃。

- 症状:骨折、疼痛、听力丧失,肉瘤变率

- (骨肉瘤)低于 1%。

- 溶骨期由于骨的吸收可出现羟脯氨酸增高,混合期和成骨期由于成骨活性增加可出现碱性磷酸酶增高。

- 骨盆、颅骨和长管状骨为最常见的受累部位。

- 胫骨的 Paget 病可位于骨干(如本例所见),而不起自骨的一端。

- 二磷酸盐(阿仑膦酸盐)和降钙素可为有效的治疗药物。

推荐读物

Levine SM, Lambiase RE, Petchprapa CN. Cortical lesions of the tibia: characteristic appearances at conventional radiography. Radiographics. 2003;23:157–77.

Ocguder A, Tecimel O, Firat A, Bozkurt M. Silent swelling of the tibia in a 43-year-old man. Clin Orthop Relat Res. 2008;466:2565–9.

病例 50

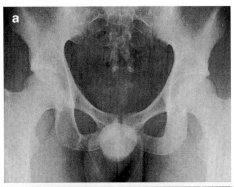

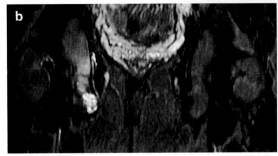 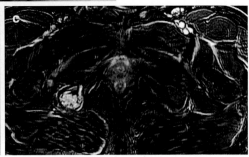

图 10.50

病史

21 岁男性，右髋部后侧疼痛。

影像学表现

正位 X 线片(a)显示右侧坐骨结节边缘清晰的地图样溶骨性病变。可见轻度膨胀和骨皮质变薄，但没有基质矿化或骨膜新生骨。病变在 MRI 的冠状位 STIR 像(b)中呈高信号，并可见周围水肿，在 MR 增强后减影像(c)中可见弥漫性均匀强化。

鉴别诊断（前3位）

动脉瘤样骨囊肿(ABC)
单纯性骨囊肿(SBC)
骨巨细胞瘤(GCT)

讨论

根据患者的 X 线片表现和年龄，以上 3 种诊断均有可能，不过动脉瘤样骨囊肿(ABC)的膨胀会更明显。大多数动脉瘤样骨囊肿(ABC)、单纯性骨囊肿(SBC)和骨巨细胞瘤(GCT)发生于长骨，但 ABC 和 SBC 在年长患者中可见于骨盆周围。认识到坐骨结节是骨突可支持 GCT 的诊断，这是因为 GCT 可发生于骨突和其他骨骺等同部位。MRI 有助于确定诊断，病变为实性而非囊性可除外 SBC，也没有提示 ABC 的液-液平面。Campanacci Ⅲ级的 GCT 可有局部侵袭性。缺乏软骨样钙化可除外透明细胞软骨肉瘤。对于年长患者，鉴别诊断应包括转移瘤

350

351

和多发性骨髓瘤。

诊断

坐骨结节的骨巨细胞瘤

要点

• 骨巨细胞瘤(GCT)可为原发性或继发性病变。

• 也被称为"破骨细胞瘤",与棕色瘤在组织学上类似。

• 尽管大多数发生在膝关节周围的长骨,但也可发生在骨突(如坐骨结节)和骨骺等同部位。

• MRI 的 T2 信号表现多样:含铁血黄素或纤维化表现为中/低信号,囊性区域表现为高信号,继发动脉瘤样骨囊肿(ABC)成分则表现为液平。

• 由于病灶内前列腺素高水平所致的炎性改变,因此在病变周围的骨髓内可见 T2 高信号并伴有强化。

病例 46~50 邓志军 译

推荐读物

Herman SD, Mesgarzadeh N, Bonakdarpour A, Dalinka MK. The role of magnetic imaging in giant cell tumor of bone. Skeletal Radiol. 1987;16:635–43.

Yamamura S, Sato K, Sugiura H, et al. Prostaglandin levels of primary bone tumor tissues correlate with peritumoral edema demonstrated by magnetic resonance imaging. Cancer. 1997; 79(2)255–61.

病例 51

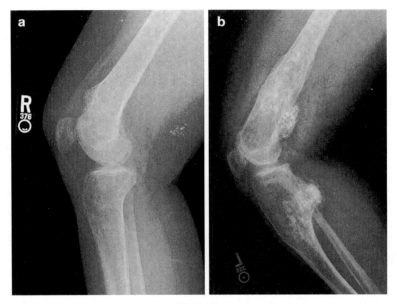

图 10.51

病史

352

46 岁女性，双侧膝部慢性疼痛和身材矮小。

影像学表现

双膝关节侧位 X 线片(a 和 b)显示股骨和胫骨的多发病变。病变导致骨膨胀和畸形，左侧较右侧严重，尽管部分病变呈外生性生长，但髓腔仍可受累。病变存在符合软骨样基质的圈点状和分叶状钙化区。在右膝后侧软组织内可见中心低密度的圆形钙化(静脉石)。

鉴别诊断(前3位)

353

遗传性多发性骨软骨瘤病(HME)

Ollier 病

Maffucci 综合征

讨论

如果存在双侧多发病变,则应考虑全身性疾病。其病变累及方式与遗传性多发性骨软骨瘤病(HME)患者类似。但该病变位于髓腔中心,而非如骨软骨瘤(外生骨疣)一样起自于骨皮质表面。右膝后方的钙化是海绵状血管瘤的静脉石，这有助于区分 Maffucci 综合征和 Ollier 病。

诊断

Maffucci 综合征

要点

● 为先天性、非遗传性异常,以多发内生软骨瘤合并海绵状血管瘤（少数则为淋巴管瘤）为特征。

- 恶变为软骨肉瘤的风险为 10%~25%。
- 可出现疼痛、活动受限和发育障碍。
- 患者常需要多次外科手术来矫正发育畸形和痛性病变。

- 多发性内生软骨瘤病包括几种与内生软骨瘤相关的罕见疾病：混合性软骨瘤病（内生软骨瘤和骨软骨瘤并存）、遗传性软骨瘤病和脊椎内生软骨发育不良。

推荐读物

Pannier S, Legeai-Mallet L. Hereditary multiple exostoses and enchondromatosis. Best Pract Res Clin Rheumatol. 2008;22:45–54.

Pansuriya TC, Kroon HM, Bovée JV. Enchondromatosis: insights on the different subtypes. Int J Clin Exp Pathol. 2010;3(6):557–69.

病例 52

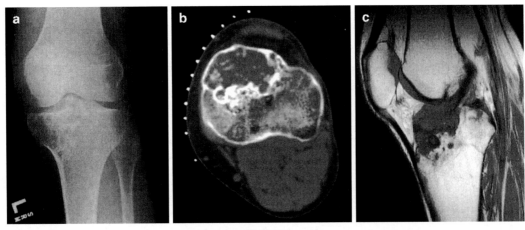

图 10.52

354 ### 病史

27 岁男性，严重的非创伤性膝部疼痛。

影像学表现

X 线片(a)显示累及胫骨内侧平台并至关节表面的溶骨和硬化混合性病变。病变的软骨样基质在 CT 图像(b)上比 X 线片显示更为清晰。MR T1 加权像(c)显示病变侵袭性特点，可见病变穿透骨皮质且向上突入关节腔，同时累及前交叉韧带，符合间室外疾病的特点。

355 ### 鉴别诊断(前3位)

软骨下囊肿(基于 X 线片)
软骨肉瘤(透明细胞)
软骨母细胞瘤

讨论

虽然有可能是较大的软骨下囊肿，但无明显的骨关节炎和相应的骨改变使得该诊断不大可能。CT 有助于显示软骨样基质。由于病变

位于骨骺，应该考虑透明细胞软骨肉瘤或软骨母细胞瘤的可能。MR 显示了病变的侵袭性和关节内受累，提示软骨肉瘤的可能。切除后的标本中大部分显示为高度恶性软骨肉瘤，但小部分肿瘤含有高度恶性成骨细胞。因此，其最终诊断为软骨母细胞骨肉瘤。

诊断

软骨母细胞型骨肉瘤

要点

● 尽管本例中大多数肿瘤细胞为软骨肉瘤，但任何产生骨样基质的间叶性肉瘤都称为"骨肉瘤"，即使只有 1% 的病变生成骨。

● 肿瘤由叶状分布的恶性软骨细胞和外周的梭形细胞构成，其间混有花边状的骨样基质。

● 最常见的发病部位为股骨和胫骨。

● 软骨样和骨样成分的同时存在会导致活检样本误差。

● 增强后 MR 有助于定位强化的结节状

组织以利于活检。

- 分期最好基于 MR 进行, 其有助于显示

间室外的侵犯, 如侵及关节腔。

推荐读物

Murphey MD, Robbin MR, McRae GA, Flemming DJ, Temple HT, Kransdorf MJ. The many faces of osteosarcoma. Radiographics. 1997;17:1205–31.

Logan PM, Mitchell MJ, Munk PL. Imaging of variant osteosarcomas with an emphasis on CT and MR imaging. AJR Am J Roentgenol. 1998;171:1531–7.

病例 53

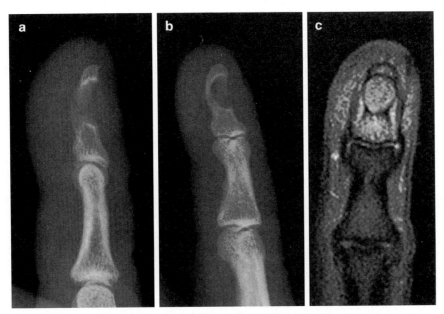

图 10.53 Image courtesy of Dr. Colm McMahon, Dublin, Ireland.

病史

356 45 岁男性，手指疼痛。

影像学表现

小手指正位(a)和斜位(b)X 线片显示远节指骨带有薄层硬化缘的圆形溶骨性病变。可见背侧骨皮质消失，有明显的软组织肿块。MR 冠状位 T2 抑脂像(c)显示轻度的骨膨胀、毗邻病变的骨髓和软组织有水肿。

357 鉴别诊断（前3位）

内生软骨瘤
表皮样包涵囊肿（EIC）
血管球瘤

讨论

手的溶骨性病变常见。手足的内生软骨瘤不像身体其他部位的内生软骨瘤，其通常无内部软骨钙化。既往的外伤史可支持表皮样包涵囊肿（EIC）的诊断，但患者常记不清有过任何外伤。血管球瘤是血管球的良性肿瘤，后者是一种有助于体温调节的结构，其常发生于甲床周围，可造成相邻骨的贝壳样受侵。还需考虑感染和转移瘤的可能，但这二者少有硬化缘，而且肢端的孤立性转移瘤也很少见。

诊断

骨的表皮样包涵囊肿（EIC）

要点

• 骨的表皮样包涵囊肿（EIC）起因于表皮直接在骨上的种植，常来自直接的外伤。

• 手的远节指骨和颅骨是最常见的发病部位。

• 骨的表皮样包涵囊肿在 X 线片上表现

为带有薄层硬化缘的溶骨性病变。

- 囊肿在组织学上有一层复层鳞状上皮，并含有角蛋白。

- 去除整个囊壁以防止复发是很重要的。

- 偶尔需要植骨，其取决于骨破坏的程度。

- 骨转移癌发生在肘或膝的远端很少见，一旦出现，其最常见的原因为肺癌（鳞状细胞癌），其次为肾癌和乳腺癌。

推荐读物

Hamad AT, Kumar A, Kumar CA. Intraosseous epidermoid cyst of the finger phalanx. J Ortho Surg. 2006;14(3):340–2.

Momeni A, Iblher N, Herget G. Bley T, Stark GB, Bannasch H. Distal phalangeal bone cysts: differentiation of enchondromata and epidermal cysts. J Hand Surg (Eur). 2010;35E(2):144–5.

病例 54

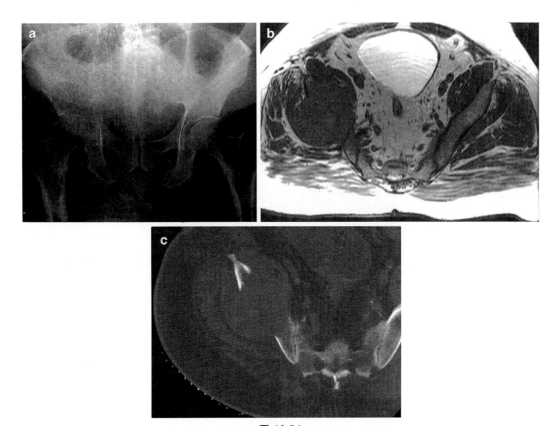

图 10.54

病史

54 岁男性,右髋部疼痛。

影像学表现

仔细观察骨盆正位 X 线片(a)可见位于右髂骨髋臼上方边界清楚的较大的溶骨性病变。初看可能会将骨病变误认为肠气。反复阅片可发现 X 线片支持骨病变的存在,髋臼顶(髋臼"眉")和髂坐线消失以及右髋关节间隙非对称性变窄。MRI 轴位 T2 加权像(b)和轴位 CT(c)显示较大的、近乎与肌肉等信号的、以髂骨为中心的软组织肿块,其向外膨胀、破坏骨皮质,无内部基质及反应性硬化或骨膜新生骨。

鉴别诊断(前3位)

浆细胞瘤
溶骨性转移瘤
棕色瘤

讨论

本例的要点在于表明位于身体某些部位(骨盆、肩胛骨、胸骨和肋骨)的病灶即使较大也难以在 X 线片上发现。在这种情况下,获得 CT 或 MRI 断面影像就十分重要。对于 40 岁以上患者的溶骨性病变,应将转移瘤和浆细胞瘤(多发性骨髓瘤的一种类型)作为鉴别诊断。肾癌和甲状腺癌是两种以较大的"皂泡样"膨胀性溶骨病变为表现的常见病变,而肾癌表现为孤立性转移瘤的情况并不少见。无反应性硬化是转移瘤的一个常见特点。浆细胞瘤和转移瘤在影像学上难以区分。虽然棕色瘤也会有类似的表现,但其通常为多发,并同时伴有甲状旁腺功能亢进症的其他实验室和影像学表现(如示指和中指中节指骨的桡侧、耻骨联合、骶髂关节的骨吸收,以及软骨钙质沉着症)。

诊断

肾癌骨转移

要点

● 骨矿化的丢失需达 50%,普通 X 线片才出现可见的骨改变。

● 骨盆、肋骨、胸骨和肩胛骨是很难仅用 X 线片评估的部位,CT 或 MRI 的断面影像常有助于评估 X 线片上隐匿的病变。

● 肾癌的骨转移常见,孤立性转移并不少见。

● 大多数肾癌骨转移为溶骨性(90%)。

● 由于有限的反应骨形成,肾癌骨转移的骨扫描敏感性也很有限。

推荐读物

Chua S, Gnanasegaran G, Cook GJR. Miscellaneous cancers (lung, thyroid, renal, cancer, myeloma, and neuroendocrine tumors): role of SPECT and PET in imaging bone metastases. Semin Nucl Med. 2009;39:416–30.

Cronin CG, Cashell T, NiMhuircheartaigh J, et al. Bone biopsy of new suspicious bone lesions in patients with primary carcinoma: prevalance and probability of an alternative diagnosis. Am J Roentgenol. 2009;193:W407–10.

病例 55

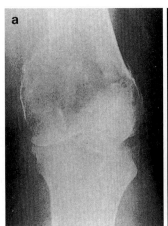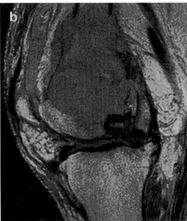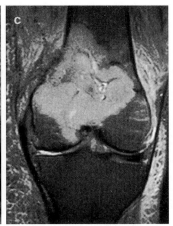

图 10.55

病史

360

60 岁女性，进行性膝部疼痛，加重 6 个月余。

影像学表现

正位 X 线片(a)显示以股骨远端干骺端为中心的侵袭性溶骨病变，合并病理性骨折和骨膜新生骨形成。在 MRI 中，正常脂肪性骨髓被肿瘤所取代，其在 T1 像中(b)近乎与肌肉等信号，而在抑脂 T2 加权像中(c)呈不均匀的高信号，并且累及骺端、穿透骨皮质侵及周围软组织，还可见穿透至骨质外而深达内侧副韧带近端的肿块。

鉴别诊断(前3位)

361

淋巴瘤

浆细胞瘤

转移瘤

讨论

这三种病变均可解释发生于这个年龄患者的较大的侵袭性溶骨病变。转移瘤和骨髓瘤/浆细胞瘤不像淋巴瘤那样易表现为穿透样或虫蚀样表现，也很少出现骨膜反应。尽管骨的继发性淋巴瘤远比骨的原发性淋巴瘤多见，但继发性非霍奇金淋巴瘤(NHL)常发生于中轴骨，而原发性非霍奇金淋巴瘤最常发生于长骨骨端(如股骨和胫骨)。尽管继发性骨受累可见于播散性淋巴瘤，但骨的原发性霍奇金淋巴瘤极为罕见。躯干 CT 有助于发现潜在的原发病灶或其他支持骨髓瘤的表现，而血清和尿蛋白电泳也有助于浆细胞瘤的诊断。无论怎样，如病灶具有侵袭性就必须活检。

诊断

骨的原发性淋巴瘤(大 B 细胞)

要点

• 原发的骨的非霍奇金淋巴瘤十分罕见且大多数为弥漫性大 B 细胞型。

• 被认为是Ⅰ期骨非霍奇金淋巴瘤。应无远隔软组织或淋巴结受累，且(有学者认为)诊断后 6 个月内无骨外或淋巴结受累。

- 见于老年人,男性多于女性。

- 最常见的表现为接近长骨骨端的溶骨性病变,通常病变较大、边界不清。

- 可有病理性骨折、软组织肿块和骨膜反应,可跨越关节。

- 尽管可出现反应性水肿,但 MRI 仍是显示骨髓和软组织范围的最佳手段。

- T1 呈与肌肉等信号或稍高信号,增强后

及 T2 信号则多种多样。

- 肿瘤可穿透或"渗透"骨皮质并侵及软组织,虽然骨皮质破坏较局限,但也高度提示为淋巴瘤或其他圆细胞肿瘤。

- 即使 X 线片上为阴性,骨扫描则常为阳性。

- FDG PET/CT 可用于临床分期。

病例 51~55　黄真　译

推荐读物

Kwee TC, Kwee RM, Nievelstein RA. Imaging in staging of malignant lymphoma: a systematic review. Blood. 2008;111(2):504.

Jhanwar YS, Straus DJ. The role of PET in lymphoma. J Nucl Med. 2006;47(8):1326–34.

病例 56

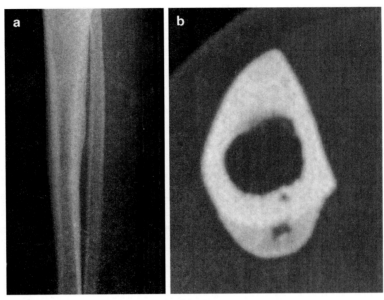

图 10.56

病史

22 岁女性，小腿后侧剧烈疼痛。

影像学表现

X 线片(a)显示沿胫骨后侧骨皮质的轻度非侵袭性骨皮质增厚。CT 图像(b)显示源自胫骨后侧骨皮质的平滑的骨膜增厚。可见一局灶性溶骨灶位于增厚的骨膜内，而不在骨皮质内。另外，在胫骨皮质内、病变的前方可见一个由血管孔形成的小低密度灶。

鉴别诊断(前3位)

骨样骨瘤(骨膜下)
比目鱼肌线

骨髓炎

讨论

X 线表现相对并不特异，很多情况都可引起骨膜增厚，如肿瘤、感染和创伤。CT 对于显示骨样骨瘤的瘤巢非常有帮助，但本病例的瘤巢位于骨膜下，而不像大多数骨样骨瘤那样位于骨皮质基底。比目鱼肌线是由比目鱼肌在胫骨上附丽的牵拉形成的"牵拉性"病变。比目鱼肌线由外向内下延伸至胫骨后侧的上 1/3，不会有瘤巢，也不会疼痛。骨髓炎病变一般位于髓腔。应力性骨折可有表现为线性溶骨的骨折线，其周围是骨膜反应。

诊断

骨样骨瘤(骨膜下)

要点

- 骨样骨瘤根据部位可分为：①皮质内，②髓腔内(松质骨)，③骨膜下。

- 几乎都伴有疼痛(夜间加重、服用水杨酸制剂可以缓解)，如果没有疼痛则应怀疑是否是其他疾病。

- CT 非常有助于显示溶骨性瘤巢和其骨内位置。

- CT 和 MRI 应用的增加提示骨膜下骨样骨瘤比之前想象的要常见。

- 骨膜下骨样骨瘤通常比皮质内骨样骨瘤的骨膜反应轻微，这使得其在 X 线片上更加微小，而且诊断更加困难。

- 骨膜下骨样骨瘤最常见于股骨颈的内侧、手和足(尤其是距骨)，但几乎可以发生在任何骨。

推荐读物

Chai JW, Hong SH, Choi JY, et al. Radiologic diagnosis of osteoid osteoma: from simple to challenging findings. Radiographics. 2010;30:737–49.

Kransdorf MJ, Stull MA, Gilkey FW, Moser RP. Osteoid osteoma. Radiographics. 1991;11:671–96.

病例 57

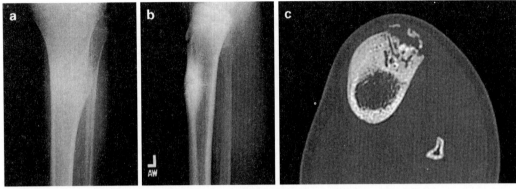

图 10.57

364 **病史**

女,15 岁,小腿疼痛和肿胀。

影像学表现

胫骨正位(a)和侧位(b)X 线片显示起自胫骨皮质的前外侧表面的侵袭性病变。病变有多个溶骨区,并导致胫骨干前侧明显的骨皮质增厚。CT(c)显示病变在前方浸透骨皮质,但并未累及髓腔。

365 **鉴别诊断(前3位)**

骨膜软骨瘤

骨膜骨肉瘤/软骨肉瘤

骨髓炎

讨论

由病变引起的骨表面不规则和广泛的骨皮质增厚符合侵袭性病变,有必要进行进一步的检查。病变可以是上述 3 个鉴别诊断中的任何一种。骨膜软骨瘤通常会造成所谓"碟形压迹"的挤压性侵蚀,很难与骨膜骨肉瘤、骨膜软骨肉瘤或骨髓炎相鉴别。骨膜软骨瘤很少出现骨膜骨肉瘤中的立发状骨膜反应,且通常(<3cm)小于骨膜软骨肉瘤。此病变不应与骨软骨瘤混淆,后者的病变髓腔和宿主骨之间存在连续性。此外,骨样骨瘤通常有一个独立的溶骨性瘤巢。

诊断

骨膜软骨瘤

要点

• 为起自骨膜表面的少见的软骨性病变。

• 与内生软骨瘤有相同的病理组织学特点。

• 最常见的发病部位是手、足和长骨。

• 表现为位于骨皮质表面的溶骨性包块(2~3cm),可见轻微钙化(50%)。

• 在病变边缘可有"骨袖"或"骨架",称之为"骨膜扶壁征"。

• CT 有助于显示软骨样基质。

• 可很难与骨膜软骨肉瘤相鉴别,病变大小是最可靠的指标,大于3cm 即提示软骨肉瘤。

病例 56~57 徐海荣 译

推荐读物

Robinson P, White LM, Sundaram M, et al. Periosteal chondroid tumors: radiologic evaluation with pathologic correlation. AJR Am J Roentgenol. 2001;177:1183–8.

病例 58

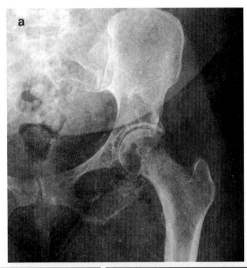

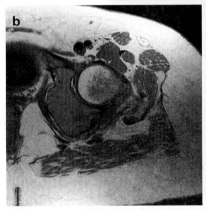
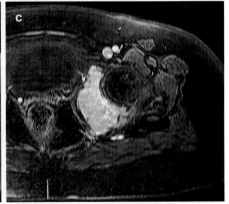

图 10.58

病史

366

55 岁女性，左髋痛。

影像学表现

X 线片(a)显示以左髋臼为中心的较大的膨胀性地图样溶骨性病灶，侵及髂骨和坐骨。可见假性骨小梁形成和明显的骨皮质变薄，但未见基质显影，关节间隙存在。MRI 显示病变膨胀的髓腔相对均质，在 T1 加权像(b)上几乎与肌肉等信号，在增强后呈明显的弥漫性强化，并可见骨外软组织肿块(c)。

367

鉴别诊断

软骨肉瘤

溶骨性转移瘤

浆细胞瘤

讨论

影像学鉴别诊断可包括许多呈地图样破

坏的膨胀性溶骨病变。但无论如何,存在软组织肿块仍然提示为侵袭性病变且应进行活检。该患者骨骼发育已成熟,可见轻微的骨性关节炎改变(提示年纪较大),所以最可能是浆细胞瘤和溶骨性转移瘤。而恶性肿瘤病史、浆细胞瘤的实验室检查和评估原发灶(如肾和甲状腺)的体部 CT 则有助于进行鉴别诊断。软骨肉瘤常发生于骨盆且常有软骨样钙化。而年轻患者的鉴别诊断应包括动脉瘤样骨囊肿,其 MRI 可显示多发的液平面。

诊断

浆细胞瘤

要点

- 孤立性骨浆细胞瘤(SPB)约占所有浆细胞肿瘤的 5%。

- 孤立性骨浆细胞瘤(SPB)是局灶性骨病变,由单克隆浆细胞的肿瘤性增殖引起,缺乏骨髓瘤的其他特征(贫血、高钙血症、肾功能不全或多发溶骨性病变)。

- 尚不清楚为什么某些患者发展成浆细胞瘤,而其他患者发展成骨髓瘤。

- 浆细胞瘤诊断的必要条件包括:阳性病灶活检以显示克隆性浆细胞,阴性骨的检查(骨骼 X 线检查的骨测量、脊柱和骨盆的 PET/CT 或 MRI),骨髓穿刺和活检显示克隆性浆细胞阴性,没有由克隆性浆细胞疾病引起的贫血、高钙血症或肾功能不全。

- 平均年龄比多发性骨髓瘤小 10~15 岁,男性发病率是女性的 2 倍。

- 最多见于椎骨(尤其是胸椎)、骨盆和肋骨。

- 骨病变可有软组织肿块,但并非诊断的必备条件。

- 最多发生于骨,但也可发生于软组织(髓外浆细胞瘤)。

- 表现为骨痛、受累骨的骨折,若发生于脊柱则可有神经症状。

- 放射治疗的中位生存期为 10 年

- 50%~60%的浆细胞瘤在初次放疗后可发展为多发性骨髓瘤,大多在 4 年以内。

推荐读物

Terpos E, Moulopoulos LA, Dimopoulos MA. Advances in imaging and the management of myeloma bone disease. J Clin Oncol. 2011;29(14):1907–15.

Soutar R, Lucraft H, Jackson G, et al. Guidelines on the diagnosis and management of solitary plasmacytoma of bone and solitary extramedullary plasmacytoma. Br J Haematol. 2004;124(6):717–26.

Delorme S, Baur-Melnyk A. Imaging in multiple myeloma. Eur J Radiol. 2009;70(3):401–8.

病例 59

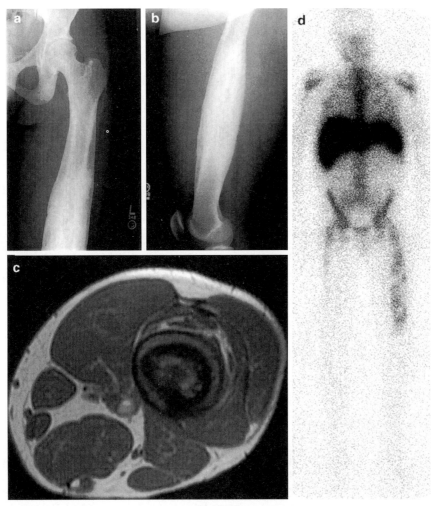

图 10.59

病史

28 岁巴西籍男性，左大腿慢性疼痛。

影像学表现

左股骨正位(a)和侧位(b)X 线片显示股骨干中段的硬化骨形成，于其近侧部分可见层状骨膜反应。MR 轴位 T1 加权像(c)显示围绕股骨干的环状骨膜反应，可见股骨正常的脂肪性骨髓消失。白细胞标记的骨扫描检查(d)显示符合骨髓炎的股骨的摄取。

鉴别诊断（前3位）

创伤

骨肉瘤

骨髓炎（慢性）

讨论

骨的任何损伤包括创伤、感染和肿瘤都会导致新生骨形成。创伤史应很容易确定,因为明显的股骨异常表现一定是某种创伤的结果,而感染和肿瘤可为无痛性表现。该病例骨膜反应的类型有助于鉴别诊断。骨肉瘤常会出现更具侵袭性的骨膜反应亚型(日光放射状、立发状),而该病变平滑的层状骨膜反应是非侵袭性的。但良性与恶性病变引起的骨膜反应的表现常有重叠,如果不能除外恶性,常需要进行活检。

诊断

骨髓炎(慢性)

要点

- 骨髓炎根据其临床分期会有各种不同的影像学表现。

- 在急性期,X线片上可见侵袭性骨膜反应、骨皮质破坏、内骨膜贝壳样受侵和骨皮质内窦道。

- 在层状骨膜反应中,多层新生骨以同心圆状包绕骨皮质,形成层状或"洋葱皮"样表现。

- 最初认为骨的快慢交替的损伤造成了同心圆状分层的形成,但最近的研究表明这种多层的形成是邻近软组织中多层成纤维细胞调节的结果,其激发骨母细胞的潜能并产生多层新生骨。

- 另一种可能的机制是,当新生的骨层由骨皮质掀起时,内层生发层受到激发而于其下面再形成新生骨层。

- 层状表现可见于良性和恶性病变,包括骨肉瘤、骨髓炎和软骨母细胞瘤。

推荐读物

Rana RS, Wu JS, Eisenberg RL. Periosteal reaction. AJR. 2009;193:W259–72.

病例 60

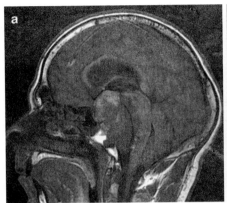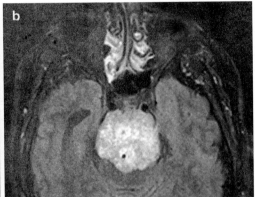

图 10.60　Image courtesy of Dr. Gul Moonis, Boston, MA.

病史

370

43 岁男性,剧烈头痛 1 周。

影像学表现

MR 矢状位 T1 加权像(a)显示源于斜坡并向后侵犯的巨大混杂信号包块。病变压迫脑干和小脑。在 MR 轴位眼球像(b)上,混杂高信号的包块侵蚀斜坡的背侧壁,推挤双侧颈内动脉并包绕基底动脉,可见脑积水的征象。

鉴别诊断

371

脊索瘤

软骨肉瘤

转移癌/浆细胞瘤

讨论

该病灶位于中线并侵及斜坡,呈 T2 高信号、不均匀强化且有骨侵蚀,高度提示脊索瘤的可能。但脊索瘤并不能从影像学上与软骨肉瘤做确切鉴别诊断。软骨肉瘤好发于更年轻的人群(平均年龄 21 岁),且通常偏离中线并侵及岩枕软骨结合处,而脊索瘤通常位于中线,但二者也可有明显的重叠。二者的 MRI 特征和钙化发生率近似,而与这些疾病和转移瘤或浆细胞瘤的鉴别则需要组织活检。

诊断

脊索瘤

要点

- 为缓慢生长的、呈局部侵袭性的、源于脊索残留物的骨肿瘤。
- 通常位于中轴骨:60% 在骶骨,25% 在颅底(大多为斜坡)。
- 中位发病年龄为 46 岁,但也能发生于儿童/青少年。
- 患者常表现为慢性头痛和复视(第 Ⅵ 和 Ⅲ 颅神经)。
- CT 可显示骨的侵蚀和肿瘤矿化,而 MRI 可显示其与周围结构的关系。
- CT 可发现枕骨髁受侵,这需要融合。
- CT:呈等密度或稍低密度,常见骨破坏(尽管有时仅累及小部分斜坡),常见矿化和残存骨,少见硬化。

● MRI：呈分叶状边界,T1 呈低至中等信号并可有 T1 高信号的出血,T2 呈混杂高信号且病灶周围的脑水肿非常少见,强化常不均匀而某些肿瘤可微弱强化。

● 常出现周围正常结构的受侵,血管的推挤和包绕常见,但少见管腔狭窄。

● 局部复发常见, 治疗目标是 100% 的手术切除,但难以实现,常需行辅助放疗。

● 在影像学和组织学上难以与软骨肉瘤相鉴别,但鉴别诊断很重要,因为其预后显著优于软骨肉瘤。

病例 58~60　杨勇昆　译

推荐读物

Meyers SP, Hirsch WL, Curtin HL, et al. Chordomas of the skull base: MR features. AJNR. 1992;12:1627–36.

Pamir NM, Ozduman K. Analysis of radiological features relative to histopathology in 42 skull-base chordomas and chondrosarcomas. Eur J Radiol. 2006;58:461–70.

病例 61

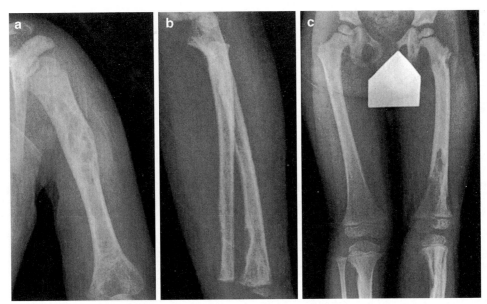

图 10.61　Image Courtesy of Dr. Daniel Siegal, Detroit, MI.

病史

11 岁男孩，皮肤牛奶咖啡斑及智力发育迟缓。

影像学表现

该患者骨骼发育未成熟，并可见双侧肢体多发的狭长的地图样溶骨病变。桡骨远端、左股骨近端及双侧胫骨近端的病灶较小，呈偏心性生长，相互毗邻并使骨皮质变薄。而左肱骨近端和左股骨远端的病灶则较大且向骨干中心延伸。未见到与病变相关的骨膜新生骨形成和软组织肿块。

鉴别诊断（前3位）

多骨型纤维结构不良

1 型神经纤维瘤病（NF1）

Jaffe-Campanacci 综合征（JC）

讨论

其表现符合多发性非骨化性纤维瘤（NOF）。Jaffe-Campanacci 综合征应包括多发性非骨化性纤维瘤及"加州海岸"状牛奶咖啡斑（边缘平滑），且在某些病例中可合并智力发育迟缓。多发性非骨化性纤维瘤和"加州海岸"状牛奶咖啡斑也可发生于 1 型神经纤维瘤病（NF1），但在 1 型神经纤维瘤病中骨病变常为神经纤维瘤的压迫性侵蚀。与 Jaffe-Campanacci 综合征进行鉴别，1 型神经纤维瘤病还具备如下特征：神经纤维瘤、Lisch 结节、腋窝斑点、视神经胶质瘤及家族史。多骨型纤维结构不良可通过"缅因州海岸"状牛奶咖啡斑（边缘不规则）进行鉴别，且其骨病变的典型表现为骨干中心性长条状病变并含有"磨砂玻璃样"密度。

372

373

诊断

Jaffe-Campanacci 综合征(JC)

要点

- 多发性 NOF 并不常见,仅见于 8% 的病例。

- Jaffe-Campanacci 综合征以多发性 NOF 和牛奶咖啡斑为特征,不合并神经纤维瘤。部分患者可有智力发育迟缓。

- 少见,其峰值年龄为 10~15 岁,男女比例相等。

- 大多数 JC 病例为散发病例且无明确家族史。

- 可出现病理性骨折,但其病灶的自然病程与其他非骨化性纤维瘤类似,可一直为良性并可随时间而逐渐消退。

- 争议:有人认为 Jaffe-Campanacci 综合征是 1 型神经纤维瘤病的亚型。

推荐读物

Hau MA, Fox EJ, Cates JM, et al. Jaffe-Campanacci syndrome. A case report and review of the literature. J Bone Joint Surg Am. 2002;84-A(4):634–8.

Colby RS, Saul RA. Is Jaffe-Campanacci syndrome just a manifestation of neurofibromatosis type 1? Am J Med Genet A. 2003;123A(1):60–3.

Moser RP, Jr, Sweet DE, Haseman DB, Madewell JE. Multiple skeletal fibroxanthomas: radiologic–pathologic correlation of 72 cases. Skeletal Radiol. 1987;16(5):353–9.

病例 62

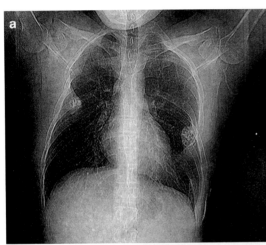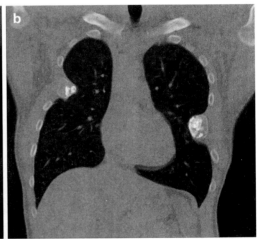
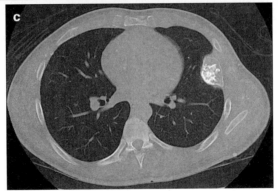

图 10.62

病史

21 岁男性，无痛性胸壁畸形。

影像学表现

　　CT 定位像(a)显示右侧第四及左侧第六肋骨前内侧的含有钙化的膨胀性病变。由于病变对肋骨生长的干扰，冠状位(b)及轴位(c)CT 图像显示受累肋骨变短并向内侧移位。。病变内可见点状钙化灶，无骨皮质穿透等侵袭性特征。

鉴别诊断(前3位)

已愈合的肋骨骨折
遗传性多发性骨软骨瘤病(HME)
软骨肉瘤

讨论

　　创伤性肋骨骨折可见轻度的骨膨胀和畸形，但在此病变中所见的钙化一般不常见。该病例重要的鉴别性特征是病灶内的软骨样基质和多发病变的存在,而这两个特征均支持遗传性多发性骨软骨瘤病的诊断。软骨肉瘤很少为多发,且通常发生于年长患者。

诊断

遗传性多发性骨软骨瘤病(HME)

要点

- 为常染色体显性遗传疾病,且以多发性骨软骨瘤病(外生骨疣)为特点。
- 62%的患者有明确家族史。
- 患者可有疼痛、身材矮小、肢体畸形、关节僵硬和肉瘤变,但大多数并无症状。
- 肉瘤变发生率(3%~5%)要高于单发性骨软骨瘤(<1%)的患者,但低于此前报道的25%。
- 尽管尚无治疗指南,但通常应每 2~3 年对病变进行 X 线片和/或骨扫描随访检查。有症状的病灶可复查频率更高。
- 骨骺发育不良半肢畸形(Trevor 病)可有多发受累骨骺的软骨过度生长,且最常见于单侧下肢,不会出现恶变。
- 混合性软骨瘤病可同时存在骨软骨瘤和内生软骨瘤,常见于手和足,且骨软骨瘤是朝向而非背向生长板。

推荐读物

Pannier S, Legeai-Mallet L. Hereditary multiple exostoses and enchondromatosis. Best Pract Res Clin Rheumatol. 2008;22:45–54.

Bovee JV. Multiple osteochondromas. Orphanet J Rare Dis. 2008;3:3.

病例 63

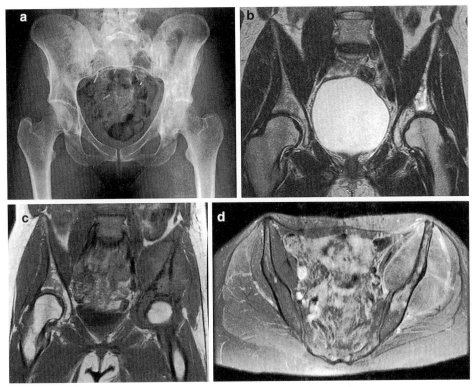

图 10.63 (**a,b**)治疗后 7 年和(**c,d**)治疗后 12 年。

病史

37 岁女性,25 岁时患 Ewing 肉瘤并进行放疗和化疗治疗。现出现左髋部及骨盆进行性疼痛。

影像学表现

治疗后 7 年:骨盆正位 X 线片(a)显示左侧半骨盆骨的硬化区,无明显骨膜反应或局灶性软组织肿块。MR 冠状位 T2 加权像(b)显示左髂骨长 T2 信号,邻近肌肉的信号强度及体积均正常。

治疗后 12 年:MR 冠状位 T1 加权像(c)及轴位 T1 抑脂加权像(d)显示源自左髂骨新出现的较大软组织肿块,而髂骨骨皮质相对完整。在增强后的 MR T1 加权像中,髂骨及髋臼的骨髓表现为低信号,骨及周围软组织肿块有不均匀强化。

鉴别诊断(前3位)

复发的 Ewing 肉瘤
放疗后肉瘤
淋巴瘤

讨论

该病例的关键在于此前的放射治疗病史。治疗后 7 年的影像显示的是放疗的继发改变(硬化和长 T2 信号),但治疗后 12 年的影像却出现明显异常,即出现较大的软组织肿块。尽管可能是 Ewing 肉瘤复发,且影像学特点颇为相似,但结合 12 年的潜伏期,还应高度怀疑放疗后肉瘤的可能。巨大的软组织肿块及相对完整的骨皮质虽然也可见于小圆细胞肿瘤(如淋巴瘤),但既有的放疗病史则更倾向肉瘤的诊断。不论如何,该病变具有明显的侵袭性,活检还是必要的。

诊断

放疗后肉瘤

要点

- 放疗后肉瘤是放射治疗的一种少见并发症,会以骨或软组织肿块的形式发生。

- 放疗后肉瘤最常发生于接受过放射治疗的乳腺癌和淋巴瘤患者。

- 骨盆是最常见的受累部位。

- 骨肉瘤和恶性纤维组织细胞瘤是最常见的放疗后肉瘤的亚型,且通常为高度恶性。

- 有大宗报道认为,在进行平均剂量为 50Gy 的放疗后,放疗到肉瘤诊断的平均潜伏间隔期为 17 年(4~50 年)。放疗剂量与肉瘤出现的时间并无相关性。

- 放疗后肉瘤最短可在放疗后 3~4 年出现。

- 肉瘤也可以发生在化疗后的患者中。

病例 61~63 金韬 译

推荐读物

Patel SR. Radiation-induced sarcoma. Curr Treat Op Oncol. 2000;1:258–61.

病例 64

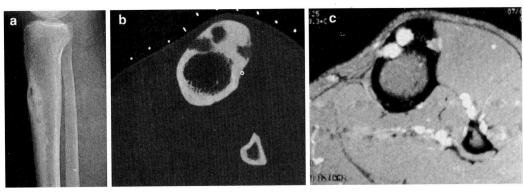

图 10.64

378

病史

31 岁男性，8 岁起间断小腿疼痛和肿胀。

影像学表现

正位 X 线片(a)显示多个圆形、稍许不连续的溶骨灶，其位于胫骨近端前侧骨皮质的致密硬化区内，呈中心性、纵向分布。CT(b)显示前侧骨皮质明显增厚，但未见骨膜反应或髓腔受侵。可见数个溶骨灶，其表面的骨皮质变薄，但未见明确的软组织肿块。在 MR T1 增强抑脂加权像(c)中，骨皮质增厚区内的圆形灶可见强化。胫骨髓腔为正常信号。

379

鉴别诊断(前3位)

骨髓炎
釉质瘤
骨性纤维结构不良(OFD)

讨论

此种表现符合骨性纤维结构不良(OFD)，该病通常表现为胫骨前侧骨皮质内的中心分布的多房性病灶，常伴有骨皮质增厚，但骨性纤维结构不良多发生于儿童且常有胫骨前弓畸形。伴有皮质内脓肿的慢性骨髓炎可有类似表现，但在周围的髓腔和软组织内可有更明显的反应性水肿和强化，另外慢性骨髓炎还应有死骨、骨瘘、窦道和骨膜新骨形成。釉质瘤比骨性纤维结构不良的发病年龄更年长(中位年龄25~35 岁)，病灶更长且侵袭性更强，更易出现髓腔受侵并可有软组织肿块，但少有胫骨前弓畸形。该病例很难明确除外釉质瘤，故应考虑活检。纤维结构不良常为髓腔中心性发病，皮质变薄而非增厚，无皂泡样表现。

诊断

骨性纤维结构不良

要点

● 争议：被认为是良性、自限性病变，但也有人认为是釉质瘤(恶性病变)的良性前期病变。也有一种与骨性纤维结构不良截然不同、但在组织学上难以区分的釉质瘤骨性纤维结构不良亚型。

● 少见，常发生于 15 岁以下男性，可有肿胀和无痛性前弓畸形。

- 80%发生于胫骨近端骨皮质中心,20%~
25%发生于其他骨。

- 前弓畸形的发生率超过 80%,可合并骨

折和假关节。骨性纤维结构不良的前弓畸形比
釉质瘤更常见。

推荐读物

Most MJ, Sim FH, Inwards CY. Osteofibrous dysplasia and adamantinoma. J Am Acad Orthop Surg. 2010;18(6):358–66.

病例 65

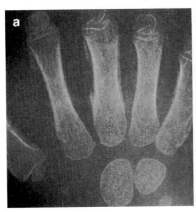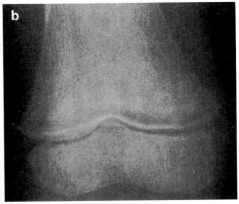

图 10.65

病史

380

6 岁儿童,发热和手、膝部疼痛。

影像学表现

手部 X 线片(a)显示多发掌骨骨干(尤其是第三掌骨)的侵袭性骨膜炎(骨膜反应)。膝关节 X 线片(b)显示股骨远端干骺端(干骺端低密度带)下线状低密度区,并可见透亮带近侧并与之平行的模糊的干骺端硬化以及股骨远端骨骺内外侧的细小软骨下透亮区。

鉴别诊断(前3位)

381

白血病
转移性神经母细胞瘤
佝偻病

讨论

干骺端下低密度带在数种儿童慢性疾病中为非特异性表现。在 2 岁以上的儿童中有此低密度带高度提示白血病的可能。膝关节干骺端低密度带与手部骨膜新生骨的同时存在可提示全身骨髓浸润性疾病[如白血病、转移性神经母细胞瘤或(少见的)多灶性骨髓炎]。全血细胞计数(CBC)并分类与骨髓活检有助于白血病的确诊。佝偻病应包括其他表现,如骨骺增宽、未矿化类骨质引起的假性骨折、干骺端的凹陷和磨损、骨皮质骨刺和骨软化造成的弓状畸形。

诊断

急性淋巴细胞白血病合并白血病线和骨膜反应

要点

● 为最常见的儿童恶性肿瘤:急性淋巴细胞白血病(ALL,占 80%,峰值发病年龄为 2~5 岁)和急性粒细胞白血病(占 15%~20%)。

● 临床表现与并发症包括:骨髓浸润、弥漫性骨质疏松、穿透样骨质破坏、骨膜炎(骨膜反应)、骨折、骨坏死、自发性出血、粒细胞肉瘤(绿色瘤)、骨髓炎、白血病性或感染性关节炎。

● "白血病线"是带有不同程度生长障碍性硬化的干骺端低密度带,与骨骺平行,其原因在于软骨内化骨减少或白血病的浸润。

润,可并发骨折或骨髓炎。

- 骨膜反应继发于骨膜下白血病细胞浸

推荐读物

Parker, BR. Leukemia and lymphoma in childhood. Radiol Clin N Am. 1997;35:1495–516.
Moulopoulos LA, Dimopoulos MA. Magnetic resonance imaging of the bone marrow in hematologic malignancies. Blood. 1997;90:2127–47.

病例66

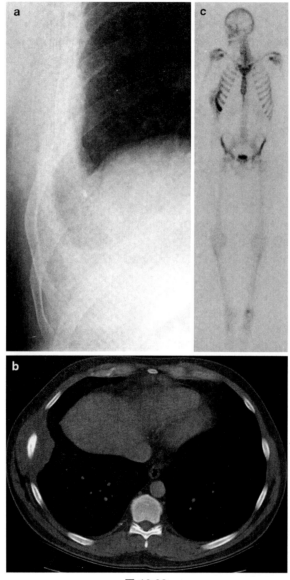

图 10.66

病史

32 岁男性,右胸痛数月。

影像学表现

放大的胸部正位 X 线片(a)显示右侧低位肋骨的骨皮质边界不清和骨膜新生骨形成。CT影像(b)显示右侧肋骨硬化和外周的软组织肿块。骨扫描(c)显示肋骨长节段的代谢活性增强,还有软组织肿块的轻微摄取。

383 ### 鉴别诊断(前3位)

纤维结构不良
淋巴瘤
原始神经外胚层肿瘤(PNET)

讨论

纤维结构不良是最常见的肋骨良性病变,通常累及长节段肋骨,但不会出现骨膜新生骨(除非发生骨折)和软组织肿块。淋巴瘤常发生于老年患者,但很难通过影像学鉴别。原始神经外胚层肿瘤可以累及肋骨并同时出现骨膜新生骨形成和软组织肿块。由于患者较年轻,转移瘤的可能性不大。

诊断

原始神经外胚层肿瘤(PNET)

要点

• Ewing 肉瘤家族包括 Ewing 肉瘤(ES)、非典型性 ES、PNET 和 Askin 瘤(别名为胸肺部恶性小细胞肿瘤)。所有肿瘤均有相同的染色体易位。

• Ewing 肉瘤与 PNET 在影像学上无法鉴别。

• 为高度恶性骨肿瘤,通常发病年龄为 10~25 岁,男性多于女性。

• 几乎可累及所有骨,约半数累及长骨、半数累及扁平骨。

• 病变较长,但却有不成比例的较大的软组织肿块,常为侵袭性骨质破坏,但也可表现为溶骨和硬化混合性或硬化性破坏。

• 影像学检查:MRI 最适合显示局部骨与软组织侵犯范围,骨扫描和胸部 CT 适于检查转移,FDG-PET 也有应用价值,25% 的患者在就诊时就已有转移。

病例 64~66 李斌 译

推荐读物

Grier HE. The Ewing family of tumors: Ewing sarcoma and primitive neuroectodermal tumors. Pediatr Clin N Am. 1997;44:992–1004.

Kaste SC. Imaging pediatric bone sarcomas. Radiol Clin N Am. 2011;49(4):749–65.

Heare T, Hensley MA, Dell'Orfano S. Bone tumors: osteosarcoma and Ewing sarcoma. Curr Opin Pediatr. 2009;21(3):365–72.

病例 67

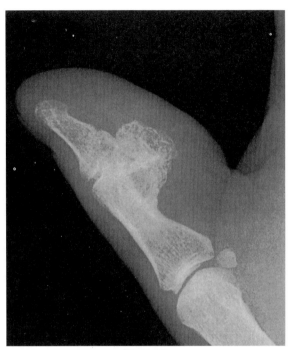

图 10.67

病史

45 岁女性，拇指可触及压痛、不活动的质硬"团块"。

影像学表现

可见起自拇指近节指骨骨皮质表面的病变，其边缘清楚，内含骨样基质并推挤邻近软组织。

鉴别诊断（前3位）

骨软骨瘤

骨旁骨肉瘤

奇异性骨旁骨软骨瘤样增生（BPOP）

讨论

尽管骨软骨瘤是非常常见的良性病变，但该病变髓腔并不与宿主骨髓腔相连续，因此不大可能是骨软骨瘤。骨旁骨肉瘤和奇异性骨旁骨软骨瘤样增生（BPOP）可有相似的表现，但BPOP 常发生于手，而骨表面骨肉瘤却很少发生于此处。

诊断

奇异性骨旁骨软骨瘤样增生（BPOP）或 Nora 病损

要点

- 最早由 Nora、Dahlin 和 Beabout 于 1983 年描述。

- 为良性病变,以带有软骨帽的纤维骨性增生为特征,起自骨皮质表面。

- 最常见于手和足。

- 病因不详,但可能与创伤有关。

- 与骨软骨瘤相似,但没有与宿主骨骨皮质和髓腔的相互连通。

- 主要治疗为手术切除,但复发率较高。

推荐读物

Oviedo A, Simmons T, Benya E, Gonzalez-Crussi F. Bizarre parosteal osteochondromatous proliferation: case report and review of the literature. Pediatr Dev Pathol. 2001;4:496–500.

Dhondt E, Oudenhoven L, Khan S. Nora's lesion, a distinct radiological entity? Skeletal Radiol. 2006;35:497–502.

病例 68

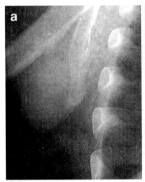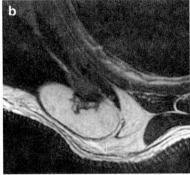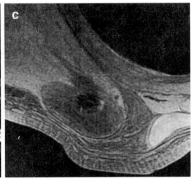

图 10.68

病史

45 岁女性，背部进行性增大的包块。

影像学表现

　　X 线片(a)显示起自肩胛骨下极的一个小的骨性赘生物，其周围可见突向腋窝的软组织低密度影。MRI 显示肩胛骨赘生物被一团边界清楚的呈均质 T1 高信号(b)的卵圆形肿块所包绕，但在 T1 加权抑脂像(c)中肿物信号消失，且没有增厚的分隔或是结节状软组织成分。

鉴别诊断(前3位)

骨旁脂肪瘤
骨软骨瘤
发生于肌肉附丽的肌腱末端病

讨论

　　MRI 的表现可诊断骨旁脂肪瘤。如果发现病灶同时包括骨性赘生物和其表面的脂肪瘤，则上述其他的鉴别诊断均应被排除。支持骨旁脂肪瘤诊断的是骨性赘生物的存在，而不是骨旁的软组织脂肪瘤。其与骨软骨瘤的不同在于其伴随的骨性赘生物与宿主骨并不连续。

诊断

骨旁脂肪瘤

要点

● 为良性肿瘤，极为罕见（占所有脂肪瘤的 0.3%），曾被称为骨膜脂肪瘤。

● 通常起自长骨骨干，特别是股骨、肱骨、胫骨和桡骨近端。

● 通常无症状，可因肿块的作用或神经压迫而出现症状。

● 可在 X 线片中显示为以小灶骨性赘生物为中心的脂肪肿块。

● 骨的表现多种多样，可有软骨、骨样化生、骨皮质增厚、骨皮质赘生物、骨疣或骨膜反应。

● 可发生骨的受侵和弓状畸形。

● 相关的软组织脂肪瘤可有薄层的纤维血管间隔。

● MRI 可用于术前计划，可显示其与肌肉与神经血管束的关系。

• 治疗方式为完整的手术切除，如果出现神经卡压，基于其对神经潜在的不可逆损伤的可能，应立即切除。复发并不常见。

推荐读物

Murphey MD, Carroll JF, Flemming DJ, et al. From the archives of the AFIP: benign musculoskeletal lipomatous lesions. Radiographics. 2004;24:1433–66.

Bui-Mansfield LT, Myers CP, Chew FS. Parosteal lipoma of the fibula. AJR Am J Roentgenol. 2000;174(6):1698.

病例 69

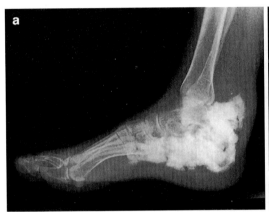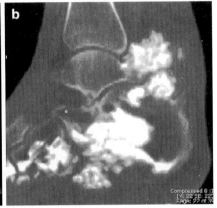

图 10.69

病史

388

47 岁女性,右踝关节长期疼痛及肿胀。

影像学表现

侧位 X 线片(a)显示跟骨及跗骨的高密度硬化病灶。CT 图像(b)显示起自相邻跗骨的多发骨性赘生物。

鉴别诊断(前3位)

389

骨旁骨肉瘤
骨化性肌炎
肢骨纹状肥大(骨蜡油样病)

讨论

从 X 线片上很难判断高密度硬化病灶是在软组织内还是来源于骨。这一点的鉴别很关键,因为鉴别诊断也会因此而改变。如果是在软组织内,可能的诊断就会包括骨化性肌炎或肿瘤样钙质沉积;而如果病变来源于骨,则应考虑骨旁骨肉瘤和肢骨纹状肥大 (骨蜡油样病)。CT 显示多发的起自多个相邻骨(沿一个生骨节)的病灶。既然发生于相邻骨的多发骨表面骨肉瘤极为少见,那么肢骨纹状肥大(骨蜡油样病)就是最可能的诊断。

诊断

肢骨纹状肥大(骨蜡油样病)

要点

• 为少见的硬化性骨发育异常,最早于 1922 年由 Léri 和 Joanny 报道。

• 40%~50%的患者在 20 岁前出现症状。

• 通常发生于同一肢体,常为同一个成骨分布区。

• 可出现骨皮质增厚的波浪状区域,类似于蜡油沿着燃烧的蜡烛侧方滴落的样子,但这种表现有时候会出现在髓腔内(如此病例)。

• 典型表现为核素骨扫描中摄取增加(在骨的表面),其有助于鉴别条纹状骨病或脆性骨硬化。

• 由于组织学表现无特异性,故组织病理学诊断困难。

• 其原因不明,但可能和血管失调有关。

然而由于该病通常只影响单一生骨节,因此节段性感觉神经异常可能会是其发病原因。

- 与多种疾病相关,包括脆性骨硬化、血管和淋巴管畸形。

- 患者可出现关节疼痛及肿胀。随着疾病的进展,会出现肌肉挛缩、肌腱和韧带短缩以致生长失调,还会出现软组织和皮肤的改变(过度色素沉着、纤维化和皮肤发亮等)从而导致严重无力。

- 针对软组织挛缩和骨性赘生物的手术治疗可缓解症状。

病例 67~69 李乐 译

推荐读物

Freyschmidt J. Melorheostosis: a review of 23 cases. Eur Radiol. 2001;11:474–9.

Gagliardi GG, Mahan KT. Melorheostosis: a literature review and case report with surgical considerations. J Foot Ankle Surg. 2010;49(1):80–5.

病例 70

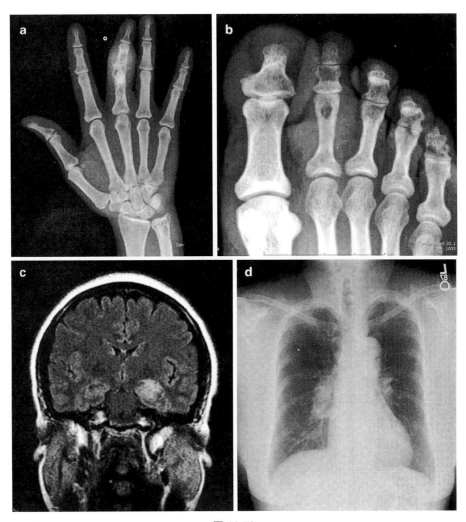

图 10.70

病史

390

39 岁黑人女性,手/足疼痛及呼吸系统疾病。

影像学表现

手部 X 线片(a)显示中指近节及中节指骨的溶骨及硬化混合性改变,呈花边样表现伴软组织肿胀。类似的表现也出现在尺骨远端。足部 X 线片(b)显示发生于第二近节趾骨的、较小的、有窄带移行区且无骨皮质穿透的非侵袭性溶骨病变,伴有周围软组织肿胀。头颅 MR FLAIR 序列(c)显示左侧颞叶的水肿。正位胸部 X 线片(d)显示因淋巴结病所致的肺门隆突。

391 **鉴别诊断（前3位）**

感染（多灶性）

痛风

结节病

讨论

与感染相关的骨病变通常不会出现上述所见的手部的硬化缘。硬化缘通常提示有足够的时间产生反应骨的慢性发展过程。尽管软组织肿胀和密度增高可能来自于痛风石，但在疾病发展的早期，并没有关节周围的侵犯和通风典型的关节改变。结合颅脑和肺部的表现，结节病应为最佳诊断。

诊断

结节病

要点

- 不明原因的肉芽肿性疾病可累及多个器官（肺、淋巴结、皮肤及肌肉骨骼系统），且以非干酪性肉芽肿为特点。

- 尽管结节病更常见于黑人，但骨的受累却更常见于白人。

- 病变通常表现为细微网状花边样溶骨破坏，且常为多发。

- 结节病较少出现"膨出性"囊性病灶和骨质疏松，而骨质硬化极为少见。

- 手、足骨最常受累。

- 病变可出现疼痛、活动受限，并可导致病理性骨折。

- 1%~13%的结节病患者会出现骨的畸形，且通常发生于疾病晚期。

- 很少出现不合并肺部表现及皮肤改变（狼疮、冻疮）的骨性表现。

- 受累部位在核素骨扫描上通常会出现摄取浓聚。

推荐读物

Anakwenze OA, Kancherla V, Hatch M, Brooks JS, Ogilvie CM. Primary musculoskeletal sarcoidosis. Orthopedics. 2010;33(5):308.

Moore SL, Teirstein A, Golimbu C. MRI of sarcoidosis patients with musculoskeletal symptoms. AJR. 2005;185:154–9.

病例 71

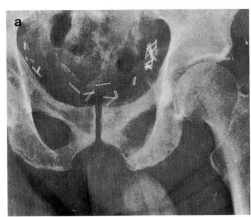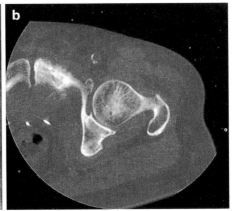

图 10.71

于前列腺癌。考虑到患者的年龄和盆腔内的钛夹，前列腺癌骨转移是最可能的诊断。

诊断

转移瘤（前列腺癌）

要点

● 前列腺癌转移很少见于 PSA<10ng/mL 的患者。

● 其他可导致多灶性或弥漫性高密度成骨的疾病包括：肥大细胞增多症、骨髓纤维化、治疗后的转移瘤、氟中毒和肾性骨营养不良症。

● 骨膜反应很少见于转移性疾病，但可见于某些原发恶性肿瘤：前列腺癌、支气管肺癌、结肠癌、类癌、神经母细胞瘤和视网膜母细胞瘤。

● 骨膜新生骨的日光放射样表现被认为与骨膜的受侵相关，即沿垂直于骨皮质的小血管而成骨。

● 虽然转移瘤很少发生于肘或膝关节以

病史

66 岁男性，左髋部疼痛。

影像学表现

骨盆正位 X 线片（a）显示左耻骨上、下支密度较右侧增高，还可见异常的侵袭性骨膜反应使骨膜掀起以及耻骨下支的骨折，盆腔中的钛夹说明曾做过前列腺切除术。左髋轴位 CT 图像（b）显示左耻骨上支的异常硬化伴日光放射样骨膜反应。

鉴别诊断（前3位）

感染
转移瘤（前列腺癌）
骨肉瘤

讨论

日光放射样骨膜反应可提示侵袭性病变，可见于感染、骨肉瘤和 Ewing 肉瘤。但是某些转移瘤也会有这种形式的新生骨形成，最常见远的部位,但仍有 20% 的日光放射样骨膜反应发生于这些远侧部位。

- 伴有日光放射样骨膜新生骨的转移瘤极少发生于脊柱(仅有 1 例报道)。

推荐读物

Bloom RA, Libson E, Husband JE, Stoker DJ. The periosteal sunburst reaction in bone metastases. Skeletal Radiol. 1987;16:629–34.

Nguyen BD. Bilateral iliac metastases with sunburst pattern from prostate cancer. Clin Nucl Med. 2003;28:931–2.

病例 72

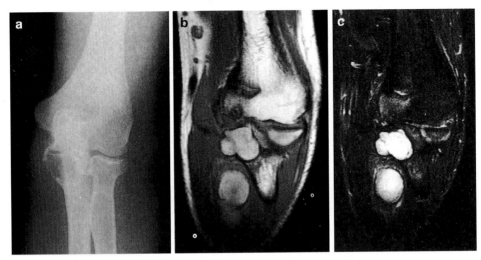

图 10.72

病史

28 岁男性，"易受伤"且有肘部疼痛。

影像学表现

肘关节正位 X 线片(a)显示尺骨接近冠状突的溶骨性病变。无病变内矿化和骨皮质穿透，还可见前臂近端的软组织肿胀。在 MRI 中，尺骨病变在 MR T1 加权像(b)中呈高信号，并在 STIR 像(c)中呈高亮信号。在与骨病变相邻的内侧软组织中可见具有相同 MR 特征的软组织肿块(未显示)。

鉴别诊断(前3位)

软骨下囊肿(根据 X 线片)

骨内脂肪瘤

血友病性假性肿瘤

讨论

尺骨溶骨性病变的表现不具有特异性，在此年龄段可包括多种病变(如软骨下囊肿、骨巨细胞瘤、动脉瘤样骨囊肿、纤维结构不良和孤立性骨囊肿)。但本例的 MR 特点非常独特，上述大多数病变在 T1 加权像中呈低信号，而该病变呈 T1 高信号，提示其中含有脂肪、出血、含蛋白质的液体或者黑色素(少见)。该病变在 STIR 像中呈高亮信号，这说明不含脂肪，因此应考虑含有蛋白质性液体或出血的病变。结合"易受伤"的临床病史，应怀疑血友病性假性肿瘤的可能。

诊断

血友病性假性肿瘤

要点

- 常见亚型为 A 型血友病 (Ⅷ因子缺乏)与 B 型血友病(Ⅸ因子缺乏)。
- 为常染色体隐性遗传，由男性表达而女性携带。
- 关节内出血为本病的特征(70%~95%)，

394

395

发生率由高到低为:膝、肘、踝、髋、肩。

- 关节内出血可导致伴有充血的滑膜增生。

- 发生于骨骼未成熟患者的充血可导致骨骺过度生长,骺板融合和骨骼短缩。

- X线表现为髁间窝增宽、骨质减少、侵蚀性改变,退行性关节病和假性肿瘤。

- 血友病性假性肿瘤可表现为:①软组织中缓慢生长扩张的、侵蚀邻近骨的出血性包块,较常见于骨骼近端(如肱骨和骨盆);②由骨内出血造成的迅速进展的骨内病变,较常见于远端小块松质骨。

- 治疗可包括栓塞、手术刮除/植骨和放疗。

病例 70~72　肖何　译

推荐读物

Yu W, Lin Q, Guermazi A, Yu X, et al. Comparison of radiography, CT and MR imaging in detection of arthropathies in patients with haemophilia. Hemophilia. 2009;15:1090–6.

Rodriguez-Merchan EC. The haemophilic pseudotumor. Haemophilia. 2002;8:12–6.

病例 73

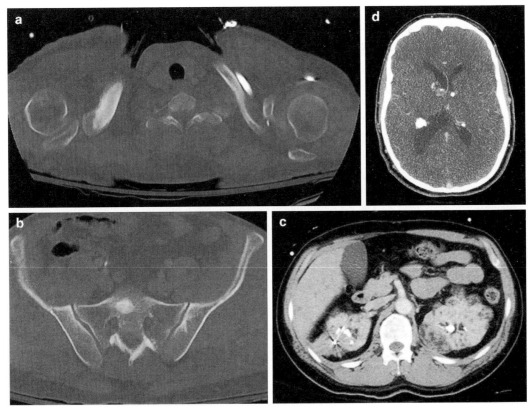

图 10.73

病史

56 岁男性，慢性疾病史。

影像学表现

轴位 CT(a 和 b)显示右锁骨和骶骨的硬化性病变。腹部轴位 CT(c)显示多发的不均质肾脏肿块，其中大多数含有脂肪。右肾可见一栓塞夹。头部轴位 CT 影像(d)显示室管膜下的高密度钙化，紧邻双侧脑室，伴右侧轻度脑积水。

鉴别诊断（前3位）

骨岛

硬化性转移瘤

结节性硬化症

讨论

发生于锁骨和骶骨的硬化性病变呈非特异性表现，其最常见的诊断可包括骨岛或硬化性转移瘤。但是考虑到其他全身性表现（肾血管平滑肌脂肪瘤和室管膜下结节），结节性硬化症应为最佳诊断。

诊断

结节性硬化症（Bourneville 病）

要点

• 为常染色体显性遗传性疾病,无种族或性别差异。

• 抑癌基因 TSC2 和 TWC1 的缺陷会导致错构瘤的增殖。

• 经典的三联征为:①癫痫发作,②智力低下,③皮肤病变。

• 最常见的多发性全身性表现包括皮脂腺腺瘤、鲨革样斑、面部血管纤维瘤、皮质结节、室管膜下结节(可钙化)、室管膜下巨细胞星形细胞瘤、心脏横纹肌瘤、肾血管平滑肌脂肪瘤、牙釉质斑和甲周纤维瘤。

• 50%的结节性硬化症患者都会合并肾脏病变(血管平滑肌脂肪瘤、囊肿和动脉瘤),而50%的肾血管平滑肌脂肪瘤患者则会有结节性硬化症。

• 骨骼的表现包括:①骨囊肿和②高密度硬化性沉积。硬化性沉积通常发生于脊柱和骨盆。这些病变不造成骨膨胀且很少在青春期前出现。结节性硬化症的其他表现有助于鉴别本病和硬化性转移瘤。

• 结节性硬化症、神经纤维瘤病和多骨型纤维结构不良均为神经外胚层和中胚层发育不良,且很可能 3 个胚层均受累。

推荐读物

Baskin HJ. The pathogenesis and imaging of the tuberous sclerosis complex. Pediatr Radiol. 2008;38:936–52.

病例 74

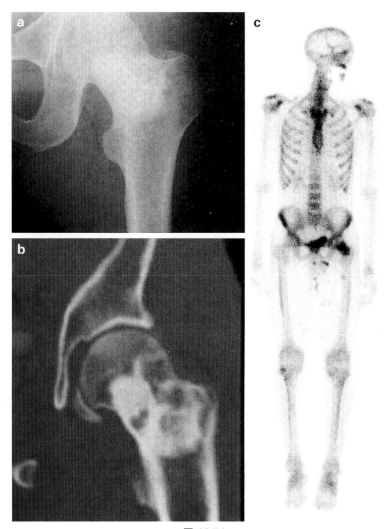

图 10.74

病史

42 岁男性，左髋部疼痛。

影像学表现

正位 X 线片(a)显示左股骨颈边缘清晰、呈地图样破坏的高密度溶骨和硬化混合性病变。CT 图像(b)显示不规则的类圆形硬化灶，伴有局灶性硬化缘和轻度骨膨胀。骨扫描(c)显示病灶内普遍浓聚，未见其他病灶。

鉴别诊断(前3位)

纤维结构不良
脂肪硬化性黏液纤维性肿瘤(LSMFT)
治疗过的转移瘤或棕色瘤(甲状旁腺功能亢进症)

讨论

脂肪硬化性黏液纤维性肿瘤(LSMFT)是一种溶骨和硬化混合性病变,通常发生于股骨近端,常伴有类圆形和/或不规则的矿化,且常可见边缘清楚、广泛分布的硬化缘。纤维结构不良作为另一种常发生于股骨近端的溶骨和硬化混合性病变,在 X 线片上可能很难与之鉴别。在对液体敏感的 MRI 序列中,LSMFT 比纤维结构不良(除囊性 FD 外)有更高的信号强度,其原因在于其黏液性成分,而且其可含有小片状脂肪。如果 LSFMT 密度更低些,则伴有退化改变的骨内脂肪瘤可有类似的表现。病史及其他影像学表现有助于除外治疗过的转移瘤或棕色瘤。

诊断

脂肪硬化性黏液纤维性肿瘤(LSMFT)

要点

- 为含有混杂多样成分的良性纤维骨性病变。

- 大多数病变发生于股骨近端转子间(股骨近端占 85%,而其中 91%在转子间)

- 可为偶然发现、伴有疼痛或病理性骨折。

- 通常发生于中年人。

- 可见可延伸至边缘的类圆形和/或不规则的基质矿化(72%),厚度多变的硬化缘(100%)和骨膨胀(28%)。

- 如含有脂肪,在影像学上也不会太多,MRI 上可见小片状脂肪。

- 有肉瘤变的潜在可能(在两个小宗报道中有 10%~16%的发生率)。

推荐读物

Kransdorf MJ, Murphey MD, Sweet DE. Liposclerosing Myxofibrous Tumor: A Radiologic–Pathologic-Distinct Fibro-osseous Lesion of Bone with a Marked Predilection for the Intertrochanteric Region of the Femur. Radiology. 1999;212:693–8.

Corsi A, De Maio F, Ippolito E, et al. Monostotic fibrous dysplasia of the proximal femur and lipo-sclerosing myxofibrous tumor: which one is which? J Bone Miner Res. 2006;21(12):1955–8.

病例 75

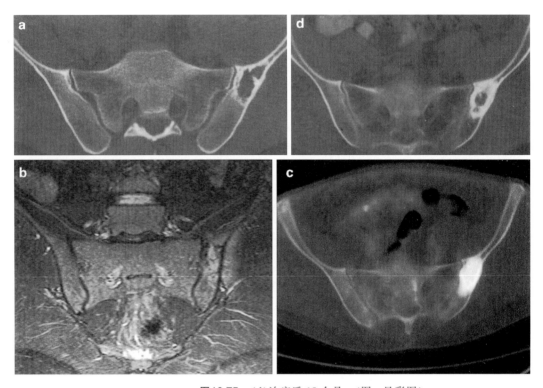

图10.75 (d)治疗后 18 个月。(图 c 见彩图)

病史

42 岁男性，下肢麻木和感觉异常。

影像学表现

骨盆 CT 影像(a)可见左髂骨分叶状地图样溶骨病变，其邻近骶髂关节，伴有薄层硬化缘和少量的非侵袭性骨膜新生骨形成。在 MR STIR 序列影像(b)中，病变信号均一，比肌肉信号稍高，并可见其周边肌肉和骨的轻度水肿。PET/CT 扫描(c)显示骨病变内明显浓聚，而治疗后有所减退。治疗后的随访 CT(d)显示病变的硬化明显增多。

鉴别诊断(前3位)

POEMS 综合征合并硬化性骨髓瘤
骨巨细胞瘤
纤维结构不良

讨论

尽管典型的多发性骨髓瘤无硬化缘，但少见的骨髓瘤硬化型却可出现硬化缘。纤维结构不良也可发生于这个部位，但不应有骨膜新生骨或周边水肿，除非出现骨折。骨巨细胞瘤可导致周边水肿，但大部分骨巨细胞瘤(GCT)缺乏硬化缘，且在髂骨并不常见 (仅占 GCT 的

3%)。本例中血清蛋白电泳(SPEP)显示 IgGγ 球蛋白血症,而肌电图(EMG)则显示具有多发性神经病。开始的 PET 显示病变明显浓聚,而放疗后浓聚消失。

诊断

POEMS 综合征合并硬化性骨髓瘤

要点

- 硬化性骨髓瘤非常少见,可单独发生,也可为 POEMS 综合征(多发性神经病、内脏巨大症、内分泌病、单克隆 γ 球蛋白血症和皮肤改变)的一部分。

- POEMS 的病因不详,但可能与诸如血管内皮生长因子等促炎症因子和其他细胞因子的慢性过度增生有关。

- 所有 POEMS 患者均有周围神经病和单克隆浆细胞障碍。

- 85% 的患者血清单克隆蛋白升高,通常为 λ 轻链。

- 97% 的 POEMS 病例可有"硬化性"病变,其中 45% 为单发,而 55% 为多发病变。

- 硬化性病变并不总是较大或均质性硬化,其可为很小的硬化灶,可表现为混合溶骨的硬化,或仅有薄层硬化缘。

- 常发生于骨盆、脊柱、肋骨以及四肢近端。

- 随机的骨髓穿刺/活检通常并不能诊断。

- 与标准的骨髓瘤相比,POEMS 发病年龄更早(中位年龄为 51 岁),而生存期更长。局部病变常采用放疗,而多发性病变则需化疗。

- 血清或血浆 VEGF 水平常升高,可随访其变化来监测对治疗的反应。

- 典型多发性骨髓瘤的特征性表现(如贫血、高钙血症、肾衰竭、骨痛、病理性骨折及大量骨髓浆细胞等)并不出现于 POEMS 中。

病例 73~75　高明　译

推荐读物

Dispenzieri A. POEMS syndrome: 2011 update on diagnosis, risk-stratification, and management. Am J Hematol. 2011;86(7):591–601.

Hall F, Gore S. Osteosclerotic myeloma variants. Skeletal Radiol. 1988;17:101–5.

Kyle RA, Rajkumar SV. Criteria for diagnosis, staging, risk stratification and response assessment of multiple myeloma. Leukemia. 2009;23(1):3–9.

病例索引

病例 1   非骨化性纤维瘤 185

病例 2   骨旁骨肉瘤 187

病例 3   软骨母细胞瘤 189

病例 4   骨内脂肪瘤 191

病例 5   骨化性肌炎 193

病例 6   骨样骨瘤 195

病例 7   骨巨细胞瘤 197

病例 8   内生软骨瘤 199

病例 9   多发性骨髓瘤 201

病例 10   骨肉瘤(普通型) 203

病例 11   软骨肉瘤(骨软骨瘤的软骨帽恶变) 205

病例 12   骨原发性非霍奇金淋巴瘤(B 细胞) 207

病例 13   脆性骨硬化(骨斑点症) 209

病例 14   应力性骨折 210

病例 15   动脉瘤样骨囊肿 212

病例 16   Paget 病 214

病例 17   含牙囊肿 216

病例 18   二头肌腱远端修复性假性病变 218

病例 19   多骨型纤维结构不良 220

病例 20   内生软骨瘤 222

病例 21   骨髓纤维化 224

病例 22   骨岛 226

病例 23   骨巨细胞瘤 227

病例 24   甲状旁腺功能亢进症(棕色瘤) 229

病例 25   钙化性肌腱炎(再吸收期) 231

病例 26   骨软骨瘤合并反应性滑囊炎/血肿 233

病例 27   单纯性骨囊肿 235

病例 28   血友病性假性肿瘤 237

病例 29   造血骨髓(红骨髓) 239

病例 30   条纹状骨病(Voorhoeve 病) 241

病例 31   溶骨性骨转移瘤(肺癌) 243

病例 32   Paget 病合并肉瘤变 245

病例 33   毛细血管扩张型骨肉瘤 247

病例 34   脊索瘤 249

病例 35   骨内脂肪瘤 251

病例 36   骨内血管瘤 253

病例 37   遗传性多发性骨软骨瘤病(HME) 255

病例 38   骨瘤 257

病例 39   假性动脉瘤(腘动脉) 258

病例 40   透明细胞软骨肉瘤 260

病例 41   骨样骨瘤(关节内) 262

病例 42   骨坏死(缺血性坏死) 264

病例 43   髁上突 266

病例 44   愈合期非骨化性纤维瘤 268

病例 45   纤维结构不良(合并无移位骨折) 270

病例 46   慢性骨膜下血肿 272

病例 47   慢性骨髓炎合并死骨 274

病例 48 Eggers 囊肿（骨性关节炎） 276

病例 49 Paget 病 278

病例 50 坐骨结节的骨巨细胞瘤 280

病例 51 Maffucci 综合征 282

病例 52 软骨母细胞型骨肉瘤 285

病例 53 骨的表皮样包涵囊肿（EIC） 286

病例 54 肾癌骨转移 288

病例 55 骨的原发性淋巴瘤（大 B 细胞） 290

病例 56 骨样骨瘤（骨膜下） 292

病例 57 骨膜软骨瘤 284

病例 58 浆细胞瘤 296

病例 59 骨髓炎（慢性） 298

病例 60 脊索瘤 300

病例 61 Jaffe-Campanacci 综合征（JC） 302

病例 62 遗传性多发性骨软骨瘤病（HME） 304

病例 63 放疗后肉瘤 306

病例 64 骨性纤维结构不良 308

病例 65 急性淋巴细胞白血病合并白血病线和骨膜反应 310

病例 66 原始神经外胚层肿瘤（PNET） 312

病例 67 奇异性骨旁骨软骨瘤样增生（BPOP）或 Nora 病损 314

病例 68 骨旁脂肪瘤 316

病例 69 肢骨纹状肥大（骨蜡油样病） 318

病例 70 结节病 320

病例 71 骨转移（前列腺癌） 322

病例 72 血友病性假性肿瘤 324

病例 73 结节性硬化症（Bourneville 病） 326

病例 74 脂肪硬化性黏液纤维性肿瘤（LSMFT） 328

病例 75 POEMS 综合征合并硬化性骨髓瘤 330

索　引

A

ABC. *See* Aneurysmal bone cyst (ABC)
ABC，见"动脉瘤样骨囊肿
　（ABC）"

Acute lymphocytic leukemia with
　leukemic lines and periostitis　急
　性淋巴细胞性白血病合并白血
　病线和骨膜反应　380–381

Adamantinoma　釉质瘤
　demographics and clinical symp-
　　toms　流行病学与临床表现
　　179
　differential diagnosis　鉴别诊断
　　180
　location, imaging characteristics
　　发病部位与影像特征　179
　malignant potential　恶性潜能
　　179
　miscellaneous facts　其他要点
　　180
　multifocal lesions　多灶性病变
　　181
　origin and synonyms　来源与别
　　名　179
　periosteal new bone and treatment
　　骨膜新生骨与治疗　180

Aliasing artifact　混叠伪影　247

American Joint Committee on Can-
　cer (AJCC) staging system　美国

癌症联合委员会分期系统
　83–85

Aneurysmal bone cyst (ABC)
动脉瘤样骨囊肿（ABC）
　axial CT　轴位 CT　172
　case study　病例学习　280–281
　clinical symptoms　临床表现
　　170
　coronal CT image　冠状位 CT 图
　　像　172
　demographics　流行病学　170
　differential diagnosis　鉴别诊断
　　171, 172
　geographic lucent lesion　地图样
　　溶骨性病变　172
　location and imaging characteris-
　　tics　发病部位与影像特征
　　170
　miscellaneous facts and malignant
　　potential　其他要点与恶性潜
　　能　171
　periosteal new bone and origin
　　骨膜新生骨与来源　170
　secondary lesions　继发性病变
　　171
　synonyms　别名　170
　treatment　治疗　171

Angiosarcoma　血管肉瘤
　clinical symptoms, demographics

and malignant potential　临床
　表现、流行病学与恶性潜能
　188
　differential diagnosis　鉴别诊断
　　189
　distal tibia　胫骨远端　189
　location, imaging characteristics
　　and soft tissue mass　发病部
　　位、影像特征与软组织肿块
　　188
　miscellaneous facts　其他要点
　　188
　synonyms, origin and treatment
　　别名、起源与治疗　188

Ankle pain　踝部疼痛
　after sports injury, nonossifying
　　fibroma　运动损伤后，非骨化
　　性纤维瘤　253
　intraosseous lipoma　骨内脂肪瘤
　　320–321
　and swelling, melorheostosis
　　伴水肿，肢骨纹状肥大（蜡油
　　样骨病）　388–389

Anterior tibia pain, stress fracture
　胫骨前侧疼痛，应力性骨折
　278

Arm pain, parosteal osteosarcoma
　臂部疼痛，骨旁骨肉瘤　255

Avascular necrosis　缺血性坏死

335

Avulsive cortical irregularity 撕脱性骨皮质不规则 226

B

Back pain 背部疼痛

fibrous dysplasia 纤维结构不良 341

intraosseous hemangioma 骨内血管瘤 323

multiple myeloma 多发性骨髓瘤 269

Paget's disease Paget 病 282–283

Benign tumors 良性肿瘤

aneurysmal bone cyst (ABC) 动脉瘤样骨囊肿(ABC) 170–172

giant cell tumor (GCT) 骨巨细胞瘤(GCT) 162–166

incidence 发病率 2

intraosseous hemangioma 骨内血管瘤 160–161

Langerhans cell histiocytosis (LCH) 朗格汉斯细胞组织细胞增生症(LCH) 156–159

lipoma of bone 骨脂肪瘤 173–175

simple bone cyst (SBC) 单纯性骨囊肿(SBC) 166–169

Biceps tenodesis 二头肌腱固定术 242

Biopsy, 2 活检 5–8

Bizarre parosteal osteochondromatous proliferation (BPOP) 奇异性骨旁骨软骨瘤样增生(BPOP) 384–385

Bone destruction 骨破坏 28–34

Bone island 骨岛

case study 病例学习 295

demographics 流行病学 114

differential diagnosis 鉴别诊断

117

imaging characteristics 影像特征 114–115

location 发病部位 114

malignant potential 恶性潜能 115

origin 来源 114

proximal femur 股骨近端 115

sacral ala 骶骨翼 116

synonyms 别名 114

treatment 治疗 115

Bone lesion evaluation 骨病变评估

aggressive vs. nonaggressive features 侵袭性/非侵袭性特征 44–47

axial plane 轴面 22–24

bone destruction 骨破坏 28–34

bone scintigraphy 核素骨显像 70–72

calcaneus lesions 跟骨病变 17

chondroid matrix mineralization 软骨样基质矿化 35

chordoma 脊索瘤 18

computed tomography 计算机断层成像(CT) 58

diaphyseal lesion 骨干病变 21

diaphysis 骨干 19

enchondroma 内生软骨瘤 17

epiphyseal equivalent sites 骨骺等同部位 19, 21

epiphyseal lesion 骨骺病变 20

epiphysis 骨骺 19

fibrous dysplasia 纤维结构不良 16

geographic pattern 地图样 29–31

intraosseous hemangioma 骨内血管瘤 18

location 发病部位 14–15

lucent and sclerotic lesion 溶骨性与硬化性病变 27

lucent lesion 溶骨性病变 26

lytic and sclerotic lesion 溶骨性与硬化性病变 27

magnetic resonance imaging 磁共振成像(MRI) 60–61

margins and patterns of bone destruction 边缘与骨破坏形式 28–34

matrix and matrix mineralization 骨基质与骨基质矿化 35–37

metaphyseal lesion 干骺端病变 20

metaphysis 干骺端 19

metastatic prostate carcinoma 转移性前列腺癌 44

motheaten pattern 虫蚀样 32

multiple lytic lesions 多发性溶骨性病变 43

multiple myeloma 多发性骨髓瘤 43

multiple sclerotic lesions 多发性硬化性病变 43

osseous matrix mineralization 骨样基质矿化 35–36

patient age 患者年龄 12–13

periosteal reaction 骨膜反应 37–40

permeative pattern 穿透样 32

phalanx lesions 趾骨病变 16

radiographs X 线片 29–30, 53

rib lesions 肋骨病变 15

sacrum lesions 骶骨病变 18

sclerotic lesion 硬化性病变 27

skull lesions 颅骨病变 15

soft tissue component 软组织肿块 40–42

solitary lucent lesion 孤立性溶骨性病变 25

solitary sclerotic lesion　孤立性硬化性病变　26

spine lesions　脊柱病变　17

tumor location　肿瘤发病部位　14–15

ultrasound　超声　81–82

Bone lipoma　骨脂肪瘤

calcaneus body　跟骨体　175

demographics and clinical symptoms　流行病学与临床表现　173

differential diagnosis　鉴别诊断　174

imaging characteristics　影像特征　173–174

location　发病部位　173

malignant potential and miscellaneous facts　恶性潜能与其他要点　174

origin and synonyms　来源与别名　173

proximal femur　股骨近端　174

treatment　治疗　174

Bone marrow biopsy　骨髓活检　242–243

Bone metastases　骨转移

breast　乳腺癌　215

lytic lesions　溶骨性病变　201

mixed lytic and sclerotic　溶骨与硬化混合性病变　203

sclerotic　硬化性病变　202

carcinoid　类癌　214

clinical symptoms　临床表现　197

demographics　流行病学　196

differential diagnosis　鉴别诊断　200

digital　指端　213

imaging characteristics，影像特征

bone scintigraphy　核素骨显像　198

CT　CT　199

18FDG-PET/CT　18FDG-PET/CT　199

metastatic lesions　转移性病变　198

MRI　MRI　199

radiographs　X线片　198

soft tissue component　软组织肿块　199

lesser trochanter　小转子　213

location　发病部位　197

lung　肺癌　207

neuroblastoma　神经母细胞瘤　216

origin　来源　196–197

prostate　前列腺癌　204

renal　肾癌　209

sagittal T1-weighted MR image　矢状位 MR T1 加权像　214

sternal breast cancer　乳腺癌胸骨转移　214

thyroid　甲状腺癌　211

treatment　治疗　199–200

T2-weighted MR image　MR T2 加权像　215

Bone pattern　骨病变形式　28–34

Bone scintigraphy　核素骨显像

bone scan activity　骨扫描活性　73

flare phenomenon　闪烁现象　77，78

mixed lytic and sclerotic breast metastases　溶骨与硬化混合性乳腺癌骨转移　203

osteosarcoma　骨肉瘤　74

Paget's disease　Paget 病　76

plasmacytoma　浆细胞瘤　73

polyostotic fibrous dysplasia　多骨型纤维结构不良　75

prostate cancer metastases　前列腺癌转移　206

renal cell metastasis　肾癌转移　210

sclerotic prostate metastasis　硬化性前列腺癌转移　205

SPECT image　SPECT 图像　71

thyroid cancer metastasis　甲状腺癌转移　212

Bone tumor mimickers　易与骨肿瘤混淆的影像学表现

congenital/developmental anomalies　先天性/发育性异常

AP radiograph　正位 X 线片　226

avulsive cortical irregularity　撕脱性骨皮质不规则　226

dorsal defect of the patella　髌骨背侧缺损　224，225

soleal line　比目鱼肌线　228，229

supracondylar process　髁上突　227

synovial herniation pit　滑膜疝　225，226

iatrogenic causes　医源性因素

biceps tenodesis and bone marrow biopsy　二头肌腱固定术与骨髓活检　242

contrast infiltration　造影剂渗漏　245

particle disease　磨屑病　243

radiation changes　放疗后改变　244

metabolic/arthritic processes　代谢性/关节炎性疾病

brown tumor of hyperparathyroidism　甲状旁腺功能亢进性棕色瘤　234

calcific tendinitis　钙化性肌腱炎　238–239

melorheostosis 肢骨纹状肥大
（蜡油样骨病） 235

osteonecrosis 骨坏死
235–236

Paget's disease Paget 病
237–238

subchondral cyst 软骨下囊肿
239–240

normal variants 正常变异

calcaneal pseudocyst 跟骨假
性囊肿 223, 224

humeral pseudocyst and red
marrow 肱骨假性囊肿与红
骨髓 222

Ward's triangle Ward 三角
223

osteomyelitis 骨髓炎

acute or chronic 急性或慢性
241

Brodie's abscess Brodie 脓肿
240–241

chronic 慢性 241

technical artifacts 技术性伪影

external object 体外物品
249

humeral head pseudolesion 肱
骨头假性病变 246

MRI pulsation MRI 血管搏动
伪影 248

MRI wrap-around (aliasing)
MRI 卷褶伪影（混叠伪影）
247

radial tuberosity pseudolesion
桡骨粗隆假性病变
246–247

trauma 创伤

myositis ossificans 骨化性肌
炎 233

stress fracture 应力性骨折
230, 231

subperiosteal hematoma 骨膜

下血管瘤 230

Bone tumors 骨肿瘤

biopsy considerations 活检考虑
因素 7–8

classification 分类 1, 3

clinical and imaging workup
临床和影像检查 5

diagnosis 诊断 2, 5

evaluation team 评估团队 5

focal bone lesion 局灶性骨病变
16–7

incidence 发病率 2–4

Bourneville's disease
Bourneville 病 396–397

Breast cancer metastasis 乳腺癌转
移

bilateral femur radiographs 双侧
股骨 X 线片 201

left acetabulum 左侧髋臼 203

radiograph X 线片 238

sagittal T1-weighted MR image
矢状位 MR T1 加权像 215

T2-weighted MR image MR T2
加权像 215

Brodie's abscess Brodie 脓肿

acute or chronic 急性或慢性
241

cortical thickening 骨皮质增厚
241

sclerosis 硬化 241

Bronchogenic carcinoma metastasis
支气管肺癌转移 208

Brown tumor. See Hyperparathy-
roidism 棕色瘤，见"甲状旁腺功
能亢进症"

C

Calcaneal pseudocyst 跟骨假性囊
肿 233

Calcaneus lesions 跟骨病变 16

Calcific tendinitis 钙化性肌腱炎

breast cancer metastasis 乳腺癌

转移 239

hip radiograph 髋部 X 线片
239

resorptive phase 再吸收期
300–301

Carcinoid metastasis 类癌转移
214

Cartilage tumors 软骨肿瘤

chondroblastoma 软骨母细胞瘤
100–102

chondromyxoid fibroma 软骨粘
液样纤维瘤 103–104

chondrosarcoma 软骨肉瘤

conventional 普通型
105–107

primary 原发性 108

secondary 继发性 109–110

enchondroma 内生软骨瘤
93–96

hereditary multiple exostoses 遗
传性多发性骨软骨瘤病
91–92

multiple enchondromatosis 多发
性内生软骨瘤病 97

osteochondroma 骨软骨瘤
88–90

periosteal chondroma 骨膜软骨
瘤 98–99

Cherubism 家族性巨颌症 146

Chest pain, PNET 胸部疼痛，原
始神经外胚层肿瘤(PNET)
382–383

Chest wall deformities 胸壁畸形
374–375

Chondroblastoma 软骨母细胞瘤

case study 病例学习 256–257

clinical symptoms 临床表现
100

differential diagnosis 鉴别诊断
101

epiphyseal lesion 骨骺病变

102

imaging characteristics 影像特征 100

location 发病部位 100

malignant potential 恶性潜能 100

origin 来源 100

proximal tibial epiphysis 胫骨近端骨骺 101

synonyms 别名 100

treatment 治疗 100

Chondroid matrix 软骨样基质

chondroblastoma 软骨母细胞瘤 100–102

chondromyxoid fibroma 软骨粘液样纤维瘤 103–104

clear cell chondrosarcoma 透明细胞软骨肉瘤 110

conventional chondrosarcoma 普通型软骨肉瘤 107

enchondroma 内生软骨瘤 93, 95, 109

mineralization 矿化 36

radiograph X 线片 95

Chondromyxoid fibroma 软骨粘液样纤维瘤

clinical symptoms 临床表现 105

demographics 流行病学 103

differential diagnosis 鉴别诊断 106

iliac bone 髂骨 104

imaging characteristics 影像特征 103

location 发病部位 103

malignant potential 恶性潜能 103

origin 来源 103

proximal tibia 胫骨近端 104

synonyms 别名 103

treatment 治疗 103

Chondrosarcoma 软骨肉瘤

case study 病例学习 272–273

conventional 普通型

clinical symptoms 临床表现 105

demographics 流行病学 105

differential diagnosis 鉴别诊断 106

imaging characteristics 影像特征 105

inferior pubic ramus 耻骨下支 106

location 发病部位 105

malignant potential 恶性潜能 106

origin 来源 105

scapula 肩胛骨 107

synonyms 别名 105

thoracic rib 胸肋 107

treatment 治疗 106

primary 原发性 108

secondary 继发性 109–110

Chordoma 脊索瘤

case study 病例学习 318–319, 370–371

clinical symptoms 临床表现 181

demographics 流行病学 181

differential diagnosis and imaging characteristics 鉴别诊断与影像特征 182

location 发病部位 181

malignant potential and miscellaneous facts 恶性潜能与其他要点 182

origin 来源 181

radiograph X 线片 18

sagittal CT image 矢状位 CT 图像 182

soft tissue mass and treatment 软组织肿块与治疗 182

Chronic mild lower leg pain, myositis ossificans 慢性轻度小腿疼痛, 骨化性肌炎 260–261

Chronic osteomyelitis with bony sequestrum 慢性骨髓炎伴死骨 344–345

Chronic periosteal hematoma 慢性骨膜下血肿 342–343

Clear cell chondrosarcoma 透明细胞软骨肉瘤 330–331

Coccygeal pain, chordoma 尾骨疼痛, 脊索瘤 318–319

Computed tomography 计算机断层成像 (CT)

chordoma 脊索瘤 182, 318

conventional chondrosarcoma 普通型软骨肉瘤 107

femoral diaphysis 股骨干 59

giant cell tumor 骨巨细胞瘤 296

hyperparathyroidism 甲状旁腺功能亢进症 299

intraosseous lipoma 骨内脂肪瘤 258

lesion, internal content 病变, 内部成分 57, 58

lesion location 病变部位 57

metastatic prostate carcinoma 转移性前列腺癌 44

myositis ossificans 骨化性肌炎 42

osteoid osteoma 骨样骨瘤 262

reactive sclerosis 反应性硬化 59

telangiectatic osteosarcoma 毛细血管扩张型骨肉瘤 127

Congenital anomalies 先天畸形

avulsive cortical irregularity 撕脱性骨皮质不规则 226

dorsal defect of the patella 髌骨背侧缺损 224, 225

soleal line 比目鱼肌线 229

supracondylar process 髁上突 227

synovial herniation pit 滑膜疝 225，226

Contrast infiltration 造影剂渗漏 245

Conventional chondrosarcoma. See Chondrosarcoma 普通型软骨肉瘤,见"软骨肉瘤"

Conventional osteosarcoma 普通型骨肉瘤

clinical symptoms 临床表现 123

demographics 流行病学 123

differential diagnosis 鉴别诊断 124–125

distal femur 股骨远端 124

imaging characteristics 影像特征 123

location 发病部位 123

malignant potential 恶性潜能 124

origin 来源 123

osteoid matrix 骨样基质 125

synonyms 别名 123

treatment 治疗 124

D

Dentigerous cyst 含牙囊肿 284–285

Desmoplastic fibroma（DF） 促结缔组织增生性纤维瘤（DF）

characteristics and location 特征与发病部位 137

demographics 流行病学 137

differential diagnosis and symptoms 鉴别诊断与症状 137

hip radiograph 髋部 X 线片 138

lucent lesion 溶骨性病变 137

miscellaneous facts and malignant potential 其他要点与恶性潜能 137

synonyms and origin 别名与来源 136

treatment and soft tissue extension 治疗与软组织肿块 137

Developmental anomalies. See Congenital anomalies 发育性畸形，见"先天性畸形"

DF. See Desmoplastic fibroma（DF） DF，见"促结缔组织增生性纤维瘤（DF）"

Diaphyseal lesion 骨干病变 21

Digital metastasis 肢端转移 213

Distal biceps tendon repair pseudolesion 二头肌腱远端修复性假性病变 286–287

Dorsal defect of the patella 髌骨背侧缺损 224，225

E

EGB. See Eosinophilic granuloma of bone（EGB） EGB，见"骨嗜酸性肉芽肿（EGB）"

Eggers cyst Eggers 囊肿 346–347

Elbow pain 肘部疼痛

distal biceps tendon repair pseudolesion 二头肌腱远端修复性假性病变 286–287

hemophiliac pseudotumor 血友病性假性肿瘤 394–395

supracondylar process 髁上突 336–337

Enchondroma 内生软骨瘤

case study 病例学习 266–267，290–291

clinical symptoms 临床表现 93

demographics 流行病学 93

differential diagnosis 鉴别诊断 94

distal femur 股骨远端 94

imaging characteristics 影像特征 93

lesion location 病变部位 17

location 发病部位 93

vs. low-grade chondrosarcomas 与低级别软骨肉瘤比较 94

malignant potential 恶性潜能 93

origin 来源 93

proximal humerus 肱骨近端 95

synonyms 别名 93

treatment 治疗 93

Eosinophilic granuloma of bone（EGB） 骨嗜酸性肉芽肿（EGB） 156

Epidermoid inclusion cyst of bone（EIC） 表皮样包涵囊肿 356–357

Ewing's sarcoma Ewing 肉瘤

clinical symptoms 临床表现 176

demographics 流行病学 175

differential diagnosis 鉴别诊断 177

imaging characteristics 影像特征 176

location 发病部位 176

lucent and sclerotic lesion 溶骨性与硬化性病变 178

lytic and sclerotic lesion 溶骨性与硬化性病变 178

malignant potential and miscellaneous facts 恶性潜能与其他要点 177

origin 来源 176

periosteal new bone 骨膜新生骨 176，178

radiation-induced sarcoma 放疗后肉瘤 376–377

soft tissue mass 软组织肿块

176，177

synonyms 别名 175

treatment 治疗 177

F

Fat-saturated T2-weighted
（FS T2W） 抑 脂 T2 加 权（FS
T2W） 60–62，68，69

FCD. See Fibrous cortical defect
（FCD） FCD，见"纤维性骨皮质
缺损（FCD）"

FD. See Fibrous dysplasia（FD）
FD，见纤维结构不良（FD）

Fibrosarcoma 纤维肉瘤

clinical symptoms 临床表现
139

demographics 流行病学 138

imaging characteristics and
differential diagnosis 影像特
征与鉴别诊断 139

location 发病部位 138

malignant potential and
miscellaneous facts 恶性潜能
与其他要点 139

origin 来源 138

radiograph X 线片 140

soft tissue extension 软组织肿
块 139

treatment 治疗 13

Fibrous cortical defect（FCD） 纤
维性骨皮质缺损（FCD）
142–145

Fibrous dysplasia（FD） 纤维性结
构不良（FD）

AP view 正位

femur 股骨 150

knee and proximal femur
膝关节与股骨近端 149

wrist 腕部 150

bone scintigraphy 核素骨显像
147

case study 病例学习 340–341

clinical symptoms 临床表现
146

coronal reformatted CT image
冠状位重建 CT 图像 151

CT CT 147

demographics 流行病学 146

differential diagnosis 鉴别诊断

monostotic 单骨型 148

polyostotic 多骨型 148

ground glass density 磨砂玻璃
样密度 149

imaging characteristics 影像特
征 147

lesion location 病变部位 16

location 发病部位 146

lucent lesion and malignant
potential 溶骨性病变与恶性
潜能 147

miscellaneous facts 其他要点
148

MRI MRI 147

origin and synonyms 来源与别
名 146

soft tissue extension 软组织肿
块 147

syndromes and associations 综
合征与联合征 146

treatment 治疗 148

Fibrous tumors 纤维性肿瘤

desmoplastic fibroma 促结缔组
织增生性纤维瘤 137–138

fibrosarcoma 纤维肉瘤
138–140

fibrous dysplasia 纤维结构不良
135，146–151

fibrous xanthoma 纤维性黄色瘤
135，142–145

malignant fibrous histiocytoma
恶性纤维组织细胞瘤
136，140–142

osteofibrous dysplasia 骨性纤维

结构不良 135，151–153

Fibrous xanthoma 纤维性黄色瘤

clinical symptoms and CT 临床
表现与 CT 143

demographics 流行病学 142

differential diagnosis 鉴别诊断
144

imaging characteristics 影像特
征 143

location 发病部位 142

lucent lesion and malignant
potential 溶骨性病变与恶性
潜能 143

miscellaneous facts 其他要点
144

MRI and bone scintigraphy
MRI 与核素骨显像 143

synonyms and origin 别名与来
源 142

treatment 治疗 143

Finger pain，epidermoid inclusion
cyst of bone（EIC） 手指疼痛，
骨的上皮样包涵囊肿（EIC）
356–357

Focal bone lesion 局灶性骨病变
5–7

Foot pain 足部疼痛

chronic osteomyelitis with bony
sequestrum 慢性骨髓炎伴死骨
344–345

sarcoidosis 结节病 390–391

G

Gardner's syndrome Gardner 综合
征 117

GCT. See Giant cell tumor（GCT）
GCT，见"骨巨细胞瘤（GCT）"

Giant cell tumor（GCT） 骨巨细胞
瘤（GCT）

case study 病例学习
264–265，296–297

classic appearance 典型表现

165

clinical symptoms and demographics 临床表现与流行病学 162

differential diagnosis 鉴别诊断 164

geographic lucent lesion 地图样溶骨性病变 166

imaging characteristics and location 影像特征与发病部位 1162

at ischial apophysis 在坐骨结节 350–351

lytic lesion 溶骨性病变 166

malignant 恶性 164

malignant potential and miscellaneous facts 恶性潜能与其他要点 163

periosteal new bone and origin 骨膜新生骨与来源 162

proximal fibula 腓骨近端 165

secondary 继发性 164

soft tissue mass 软组织肿块 162

treatment 治疗 163

Groin pain 腹股沟区疼痛

chondrosarcoma 软骨肉瘤 272–273

simple bone cyst (SBC) 单纯性骨囊肿(SBC) 304–305

H

Hand pain 手部疼痛

leukemia 白血病 380–381

sarcoidosis 结节病 390–391

Headache, chordoma 头痛，脊索瘤 370–371

Healed nonossifying fibroma (NOF) 愈合期非骨化性纤维瘤 338–339

Hematopoietic marrow (red marrow) 造血骨髓(红骨髓) 308–309

Hemophiliac pseudotumor 血友病性假性肿瘤 306–307

Hepatosplenomegaly and weakness, myelofibrosis 肝脾肿大与虚弱，骨髓纤维化 292–293

Hereditary multiple exostoses (HME) 遗传性多发性骨软骨瘤病 90–91，324–325，374–375

Hip pain 髋部疼痛

aneurysmal bone cyst (ABC) 动脉瘤样骨囊肿(ABC) 280–281

bone island 骨岛 294–295

chronic periosteal hematoma 慢性骨膜下血肿 342–343

eggers cyst Eggers 囊肿 346–347

giant cell tumor at ischial apophysis 坐骨结节的骨巨细胞瘤 350–351

hereditary multiple exostoses (HME) 遗传性多发性骨软骨瘤病(HME) 324–325

hyperparathyroidism (brown tumor) 甲状旁腺功能亢进症 (棕色瘤) 298–299

liposclerosing myxofibrous tumor (LSMFT) 脂肪硬化性黏液纤维性肿瘤(LSMFT) 398–399

metastasis, prostate cancer 转移，前列腺癌 392–393

osteoid osteoma (intra-articular) 骨样骨瘤(关节内) 332–333

osteopathia striata (Voorhoeve's disease) 条纹状骨病 (Voorhoeve 病) 310–311

Paget's disease with sarcomatous transformation Paget 病伴肉瘤变 314–315

plasmacytoma 浆细胞瘤 366–367

renal cell metastasis 肾细胞癌转移 358–359

Humeral head pseudolesion 肱骨头假性病变 246

Humeral pseudocyst 肱骨头假性囊肿 222

Hyperparathyroidism (brown tumor) 甲状旁腺功能亢进症 (棕色瘤) 298–295

I

Iatrogenic causes 医源性因素

biceps tenodesis 二头肌腱固定术 242

bone marrow biopsy 骨髓活检 242–243

contrast infiltration 造影剂渗漏 245

particle disease 磨屑病 243

radiation changes 放疗后改变 244

Intraosseous hemangioma 骨内血管瘤

case study 病例学习 322–323

clinical symptoms 临床表现 159

fat-saturated T2-weighted MR image MR 抑脂 T2 加权像 161

lesion location 病变部位 18

location and imaging 发病部位与影像 159，160

miscellaneous facts and differential diagnosis 其他要点与鉴别诊断 160

origin and synonyms 来源与别名 159

sagittal CT image 矢状位 CT 图像 161

treatment and malignant potential 治疗与恶性潜能 160

Intraosseous lipoma, See also Bone

lipoma　骨内脂肪瘤，又见"骨脂肪瘤"　258-259，320-321

Ivory exostoses. See Osteoma　象牙质样外生骨疣，见"骨瘤"

J

Jaffe-Campanacci（JC）　Jaffe-Campanacci（JC）综合征　372-373

Jaw pain, dentigerous cyst　下颌疼痛，含牙囊肿　284-285

K

Knee pain　膝部疼痛

　chondroblastoma　软骨母细胞瘤　256-257

　clear cell chondrosarcoma　透明细胞软骨肉瘤　330-331

　healed nonossifying fibroma（NOF）愈合期非骨化性纤维瘤（NOF）338-339

　hematopoietic marrow（red marrow）造血骨髓（红骨髓）274-275

　hereditary multiple exostoses（HME）遗传性多发性骨软骨瘤病（HME）352-353

　intraosseous lipoma　骨内脂肪瘤　258-259

　leukemia　白血病　380-381

　osteonecrosis（avascular necrosis）骨坏死（缺血性坏死）334-335

　osteosarcoma, chondroblastic type　骨肉瘤，成软骨细胞性　354-355

　primary lymphoma of bone（large B cell）骨原发性淋巴瘤（大B细胞）360-361

　primary non-Hodgkin lymphoma（B cell）of bone　骨原发性非霍奇金淋巴瘤（B细胞）274-275

　and short stature, Maffucci

　syndrome　合并身材矮小，Maffucci 综合征　352-353

　and swelling　合并水肿

　　giant cell tumor（GCT）骨巨细胞瘤（GCT）296-297

　　osteosarcoma（conventional）骨肉瘤（普通型）270-271

　　telangiectatic osteosarcoma　毛细血管扩张型骨肉瘤　316-317

L

Langerhans cell histiocytosis（LCH）朗格汉斯细胞组织细胞增生症（LCH）13，158，159

　bone scintigraphy　核素骨显像　159

　clinical symptoms　临床表现

　　Eosinophilic granuloma of bone（EGB）骨嗜酸性肉芽肿（EGB）156

　　Hand-Schüller-Christian　Hand-Schüller-Christian 综合征　156

　　Letterer-Siwe disease　Letterer-Siwe 病　156

　demographics　流行病学　156

　focal lucent lesion and differential diagnosis　局灶性溶骨性病变与鉴别诊断　158

　imaging characteristics　影像特征　156-157

　location　发病部位　156

　malignant potential and miscellaneous facts　恶性潜能与其他要点　157

　radiograph　X线片　158

　soft tissue mass and periosteal new bone　软组织肿块与骨膜新生骨　156

　synonyms and origin　别名与来源　156

treatment　治疗　157

Leg pain　小腿疼痛

　myositis ossificans　骨化性肌炎　260-261

　osteoid osteoma（subperiosteal）骨样骨瘤（骨膜下）362-363

Paget's disease　Paget 病　348-349

　and swelling　合并水肿

　　osteofibrous dysplasia　骨性纤维结构不良　378-379

　　periosteal chondroma　骨膜软骨瘤　364-365

Leontiasis ossea　骨性狮面症　146

Lesser trochanter metastasis　小转子转移　213

Letterer-Siwe disease　Letterer-Siwe 病　156

Leukemia　白血病

　case study　病例学习　366-367

　demographics and clinical symptoms　流行病学与临床表现　186

　differential diagnosis　鉴别诊断　187

　location and imaging characteristics　发病部位与影像特征　186，187

　multiple focal lesions　多灶性病变　187

　periosteal new bone and origin　骨膜新生骨与来源　186

　soft tissue mass and treatment　软组织肿块与治疗　187

Liposclerosing myxofibrous tumor（LSMFT）脂肪硬化性黏液纤维性肿瘤（LSMFT）398-399

Lucent lesion　溶骨性病变　26

Lung cancer　肺癌　207，208，313-314

Lymphoma　淋巴瘤

　　bone scintigraphy and differential diagnosis　核素骨显像与鉴别诊断　184, 185

　　Burkitt lymphoma and CT　Burkkit 淋巴瘤与 CT　184

　　case study　病例学习　360-361

　　demographics　流行病学　183

　　distal femur　股骨远端　185

　　imaging characteristics　影像特征　184

　　location　发病部位　183

　　malignant potential and miscellaneous facts　恶性潜能与其他要点　184, 185

　　MRI　MRI　184

　　radiograph of the distal femur　股骨远端 X 线片　185

　　soft tissue mass　软组织肿块　184, 186

　　symptoms　症状　184

　　synonyms and origin　别名与来源　183

　　treatment and periosteal new bone　治疗与骨膜新生骨　185

Lytic metastasis　溶骨性转移　211, 312-313

M

Maffucci syndrome　Maffuci 综合征　352-353

Magnetic resonance imaging (MRI)　磁共振成像 (MRI)

　　aggressive chondroblastoma　侵袭性软骨母细胞瘤　102

　　cartilage cap　软骨帽　66

　　chondroblastoma　软骨母细胞瘤　102

　　enchondroma　内生软骨瘤　95

　　fluid-fluid levels　液-液平面　64

　　giant cell tumor　骨巨细胞瘤　296-297

　　hematopoietic marrow　造血骨髓　308-309

　　intraosseous lipoma　骨内脂肪瘤　258-259, 320-321

　　juxtacortical/periosteal chondrosarcoma　皮质旁/骨膜软骨肉瘤　109

　　Maffucci's syndrome　Muffaci 综合征　97

　　marrow involvement　骨髓受累　60-62

　　osteochondroma　骨软骨瘤　92

　　pedunculated osteochondroma　窄蒂型骨软骨瘤　91

　　plasmacytoma　浆细胞瘤　69

　　proximal humerus　肱骨近端　65

　　pulsation artifact　搏动伪影　248

　　sessile osteochondroma　阔基型骨软骨瘤　68, 90

　　skip metastases　跳跃转移　66-67

　　Soft tissue extension　软组织肿块　63-64

　　wrap-around artifact (see Aliasing artifact)　卷褶伪影 (见"混叠伪影")

Malignancy　恶性肿瘤　6, 7

Malignant fibrous histiocytoma (MFH)　恶性纤维组织细胞瘤 (MFH)

　　AP radiograph　正位 X 线片　142

　　demographics and clinical symptoms　流行病学与临床表现　140

　　differential diagnosis and imaging characteristics　鉴别诊断与影像特征　141

　　location　发病部位　140

　　malignant potential and miscellaneous facts　恶性潜能与其他要点　141

　　synonyms and origin　别名与来源　140

　　treatment and soft tissue extension　治疗与软组织肿块　141

Malignant tumors　恶性肿瘤

　　adamantinoma　釉质瘤　179-181

　　angiosarcoma　血管肉瘤　188-189

　　chordoma　脊索瘤　181-183

　　Ewing's sarcoma　Ewing 肉瘤　175-178

　　leukemia　白血病　186-187

　　lymphoma　淋巴瘤　183-186

　　multiple myeloma plasmacytoma, POEMS　多发性骨髓瘤/浆细胞瘤, POEMS　190-193

Mazabraud syndrome　Mazabraud 综合征　146

McCune-Albright syndrome　McCune-Albright 综合征　146

Melorheostosis　肢骨纹状肥大 (蜡油样骨病)　388-389

　　cortical thickening　骨皮质增厚　235

Metaphyseal lesion　干骺端病变　20

Metastatic prostate carcinoma　转移性前列腺癌　44

MFH. See Malignant fibrous histiocytoma (MFH)　MFH, 见 "恶性纤维组织细胞瘤 (MFH)"

Multiple enchondromatosis　多发性内生软骨瘤病　97

Multiple myeloma　多发性骨髓瘤　43, 268-269

Multiple myeloma plasmacytoma 多发性骨髓瘤/浆细胞瘤

 demographics and clinical symptoms 流行病学与临床表现 190

 differential diagnosis 鉴别诊断 191

 imaging characteristics 影像特征 190–191

 location 发病部位 190

 malignant potential 恶性潜能 191

 miscellaneous facts 其他要点 191

 origin 其他要点 190

 periosteal new bone 骨膜新生骨 190

 sagittal T1-weighted image 矢状位 T1 加权像 192

 skull radiograph 颅骨 X 线片 192

 soft tissue mass 软组织肿块 191

 symptoms 症状 190

 treatment 治疗 191

Multiple sclerotic lesions 多发性硬化性病变 43

Musculoskeletal Tumor Society (MSTS)'s Enneking System 肌肉骨骼肿瘤协会（MSTS）的 Enneking 分期系统 82–83

Myelofibrosis 骨髓纤维化 292–293

Myositis ossificans 骨化性肌炎 233, 260–261

N

Neuroblastoma metastases 神经母细胞瘤转移 216

Nonossifying fibroma (NOF) 非骨化性纤维瘤(NOF) 142–145, 252–253

Nora's lesion Nora 病损 384–385

O

OFD. See Osteofibrous dysplasia (OFD)OFD，见"骨性纤维结构不良（OFD）"

Osseous matrix mineralization 骨样基质矿化 35–36

Osseous tumors 骨肿瘤

 bone island 骨岛 114–116

 conventional osteosarcoma 普通型骨肉瘤 123–125

 osteoblastoma 骨母细胞瘤 121–122

 osteoid osteoma 骨样骨瘤 118–120

 osteoma 骨瘤 116–117

 parosteal osteosarcoma 骨旁骨肉瘤 127–128

 periosteal osteosarcoma 骨膜骨肉瘤 129–130

 Subtypes 亚型

  high grade surface 骨表面高度恶性型 130

  low grade intramedullary 髓内低度恶性型 130

  secondary osteosarcoma 继发性骨肉瘤 131

  small cell osteosarcoma 小细胞骨肉瘤 130

  telangiectatic osteosarcoma 毛细血管扩张型骨肉瘤 125–127

Osteoarthritis 骨关节炎 346–347

Osteoblastoma 骨母细胞瘤

 clinical symptoms 临床表现 121

 conventional vs. aggressive 普通型/侵袭性 122

 demographics 流行病学 121

 differential diagnosis 鉴别诊断 122

 imaging characteristics 影像特征 121

 location 发病部位 121

 malignant potential 恶性潜能 121

 origin 来源 121

 synonyms 别名 121

 treatment 治疗 122

Osteocartilaginous exostosis. See Osteochondroma 骨软骨性外生骨疣，见"骨软骨瘤"

Osteochondroma 骨软骨瘤

 clinical symptoms 临床表现 88

 demographics 流行病学 88

 differential diagnosis 鉴别诊断 89

 imaging characteristics 影像特征 89

 location 发病部位 88

 malignant potential 恶性潜能 89

 origin 来源 88

 pedunculated osteochondroma 窄蒂型骨软骨瘤 90

 with reactive bursitis/hematoma 合并反应性滑囊炎/血肿 302–303

 sessile osteochondroma 阔基型骨软骨瘤 90

 synonyms 别名 88

 treatment 治疗 89

Osteoclastoma. See Giant cell tumor (GCT) 破骨细胞瘤，见"骨巨细胞瘤(GCT)"

Osteofibrous dysplasia (OFD) 骨性纤维结构不良(OFD)

 case study 病例学习 378–379

 clinical symptoms 临床表现 152

demographics 流行病学 151

diagnosis and characteristics 诊断与影像特征 152

location 发病部位 152

lucent lesion 溶骨性病变 152,153

malignant potential and facts 恶性潜能与要点 152

synonyms and origin 别名与来源 151

tibia radiograph 胫骨 X 线片 153

treatment 治疗 152

Osteoid osteoma 骨样骨瘤

case study 病例学习 262–263,362–363

clinical symptoms 临床表现 118

demographics 流行病学 118

differential diagnosis 鉴别诊断 119

femoral neck 股骨颈 120

imaging characteristics 影像特征 118–119

location 发病部位 118

medial femoral cortex 股骨内侧骨皮质 120

origin 来源 118

tibial cortex 胫骨骨皮质 119

treatment 治疗 119

Osteoma 骨瘤

case study 病例学习 326–327

clinical symptoms 临床表现 116

demographics 流行病学 116

differential diagnosis 鉴别诊断 117

Gardner's syndrome Gardner 综合征 117

imaging characteristics 影像特征 116

location 发病部位 116

origin 来源 116

skull 颅骨 117

treatment 治疗 116

Osteomyelitis 骨髓炎

Brodie's abscess Brodie 脓肿

acute or chronic 急性或慢性 241

sclerosis 硬化 241

case study 病例学习 368–369

Osteonecrosis 骨坏死 235–236,334–335

Osteopathia striata (Voorhoeve's disease) 条纹状骨病 (Voorhoeve 病) 310–311

Osteopoikilosis 脆性骨硬化(骨斑点症) 276–277

Osteosarcoma 骨肉瘤 270–271,354–355

P

Paget's disease Paget 病

active phase 活动期 237

case study 病例学习 282–283,348–349

quiescent phase 静止期 238

with sarcomatous transformation 合并肉瘤变 314–315

Parosteal lipoma 骨旁脂肪瘤 386–387

Parosteal osteosarcoma 骨旁骨肉瘤

case study 病例学习 254–255

clinical symptoms 临床表现 127

demographics 流行病学 127

differential diagnosis 鉴别诊断 128

distal femur 股骨远端 128

distal tibia 胫骨远端 128

imaging characteristics 影像特征 127

location 发病部位 127

malignant potential 恶性潜能 127

origin 来源 127

synonyms 别名 127

treatment 治疗 128

Pelvic pain, osteopoikilosis 骨盆疼痛,脆性骨硬化(骨斑点症) 276–277

Percutaneous core needle biopsy (PCNB) 经皮带芯针穿刺活检 (PCNB) 7

Periosteal chondroma 骨膜软骨瘤 364–365

clinical symptoms 临床表现 98

differential diagnosis 鉴别诊断 98

imaging characteristics 影像特征 98

location 发病部位 98

origin 来源 98

synonyms 别名 98

Periosteal new bone 骨膜新生骨 24,37–40,42,46

Periosteal osteosarcoma 骨膜骨肉瘤 129–130

Phalanx lesions 趾骨病变 16

Pitt's Pit. See Synovial herniation pit Pitt 窝,见"滑膜疝"

Plasmacytoma 浆细胞瘤 366–367

Polyneuropathy, organomegaly, endocrinopathy, and monoclonal syndrome (POEMS), 多发性神经病、内脏巨大症、内分泌病、单克隆综合征(POEMS 综合征) 190–193

with sclerotic myeloma 合并硬化性骨髓瘤 400–401

Polyostotic fibrous dysplasia 多骨

型纤维结构不良 288-289

Positron emission tomography scan 正电子发射断层扫描 79-80

Primary bone sarcomas 骨原发肉瘤 2, 4

Primary lymphoma of bone (large B cell) 骨原发性淋巴瘤(大 B 细胞) 360-361

Primary malignant bone tumors 骨原发恶性肿瘤 4

Primary non-Hodgkin lymphoma (B cell) of bone 骨原发性非霍奇金淋巴瘤(B 细胞) 274-275

Primitive neuroectodermal tumor (PNET) 原始神经外胚层肿瘤(PNET) 382-383

Prostate cancer 前列腺癌 206, 392-393

Pseudoaneurysm (popliteal artery) 假性动脉瘤(腘动脉) 328-329

R

Radial tuberosity pseudolesion 桡骨粗隆假性病变 246-247

Radiation-induced sarcoma 放疗后肉瘤 376-377

Radiographs X 线片

adamantinoma 釉质瘤 181

aggressive chondroblastoma 侵袭性软骨母细胞瘤 102

B-cell lymphoma B 细胞淋巴瘤 46

bone cyst 骨囊肿 55

bone lesions 骨病变 53

calcaneal chondroblastoma 跟骨软骨母细胞瘤 59

chondroid matrix calcifications 软骨样基质钙化 53

chondroid matrix mineralization 软骨样基质矿化 36

chondrosarcoma 软骨肉瘤 64, 110, 272-273

chordoma 脊索瘤 18

Codman's triangle Codman 三角 40

conventional osteosarcoma 普通型骨肉瘤 124, 270-271

cortical destruction 骨皮质破坏 34

cortical lesion 骨皮质病变 24

eccentric lesion 偏心性病变 23

eggers cyst Eggers 囊肿 346-347

enchondroma 内生软骨瘤 58, 96, 109

epiphyseal equivalent 骨骺等同部位 21

Ewing's sarcoma Ewing 肉瘤 178

fibrosarcoma 纤维肉瘤 140

fibrous dysplasia 纤维结构不良 150

giant cell tumor 骨巨细胞瘤 165, 296-297

intramedullary osteoid osteoma 髓腔内骨样骨瘤 120

intraosseous lipoma 骨内脂肪瘤 174, 258-259, 320-321

juxtacortical/periosteal chondrosarcoma 皮质旁/骨膜软骨肉瘤 109

langerhans cell histiocytosis 朗格汉斯细胞组织细胞增生症 158

lesion margins 病变边缘 53-55

lucency 溶骨 55

lucent lesion 溶骨性病变 54

Maffucci's syndrome Muffaci 综合征 97

matrix mineralization 基质矿化 53

melanoma metastasis 黑色素瘤转移 56

multiple myeloma 多发性骨髓瘤 44, 268-269

NOF NOF 145

osseous matrix mineralization 骨样基质矿化 36

osteofibrous dysplasia (OFD) 骨性纤维结构不良(OFD) 153

osteoid osteoma 骨样骨瘤 120, 262-263

osteosarcoma, conventional 骨肉瘤,普通型 124, 270-271

parosteal osteosarcoma 骨旁骨肉瘤 128

patterns of bone tumors 骨肿瘤破坏形式 29, 32

pedunculated osteochondroma 窄蒂型骨软骨瘤 90

periosteal reaction 骨膜反应 56

proximal humerus 肱骨近端 65

proximal phalanx 近节趾骨 82

secondary MFH 继发性 MFH 142

secondary osteosarcoma 继发性骨肉瘤 132

soft tissue extension 软组织肿块 41

solid periosteal new bone 实性骨膜新生骨 39

telangiectatic osteosarcoma 毛细血管扩张型骨肉瘤 126

Radionuclide bone scan. See also Bone scintigraphy 放射性核素骨扫描,又见"核素骨显像" 70-72

Red marrow 红骨髓

distal femur 股骨远端 220

lucency 溶骨 222

PD-weighted MR image MR PD 加权像 221

T1-weighted MR image MR T1 加权像 221

Renal cell metastasis 肾细胞癌转移 209，210

Respiratory disease, sarcoidosis 呼吸系统疾病,结节病 390–391

Rib lesions 肋骨病变 15

S

Sacrum lesions 骶骨病变 18

Sarcoidosis 结节病 390–391

Sarcoma 肉瘤 376–377

SBC. See Simple bone cyst (SBC) SBC,见"单纯性骨囊肿(SBC)"

SBP. See Solitary plasmacytoma of bone (SBP) SBP,见"孤立性骨浆细胞瘤(SBP)"

Sclerotic lesion 硬化性病变 27

Sclerotic metastases 硬化性转移瘤
breast 乳腺癌 202
prostate 前列腺癌 205

Sclerotic prostate metastasis 硬化性前列腺癌转移 205

Shin pain, osteoid osteoma 胫部疼痛,骨样骨瘤 262–263

Shoulder pain, calcific tendinitis (resorptive phase) 肩部疼痛,钙化性肌腱炎(再吸收期) 300–301

Simple bone cyst (SBC) 单纯性骨囊肿(SBC)
case study 病例学习 290–291
clinical symptoms and imaging characteristics 临床表现与影像特征 167
demographics 流行病学 166
differential diagnosis and focal

lytic lesion 鉴别诊断与局灶性溶骨性病变 167，168
malignant potential and miscellaneous facts 恶性潜能与其他要点 167
origin 来源 166
proximal femur 股骨近端 169
subtle focal lucency 小灶性溶骨 168
synonyms 别名 166
treatment and location 治疗与发病部位 167

Single photon emission computed tomography (SPECT) 单光子发射计算机断层成像(SPECT) 70–72

Skull deformity, polyostotic fibrous dysplasia 288–289 颅骨畸形,多骨型纤维结构不良

Skull lesions 颅骨病变 15

Soft tissue component 软组织肿块
chondroblastoma 软骨母细胞瘤 100
chondromyxoid fibroma 软骨粘液样纤维瘤 103
conventional chondrosarcoma 普通型软骨肉瘤 105，107
juxtacortical/periosteal chondrosarcoma 皮质旁/骨膜软骨肉瘤 109
mesenchymal chondrosarcoma 间叶性软骨肉瘤 108
periosteal chondroma 骨膜软骨瘤 98

Soft tissue extension 软组织肿块
bone scintigraphy 核素骨显像 70，73
magnetic resonance imaging 磁共振成像(MRI) 63–64
radiographs X线片 52
ultrasound 超声 81–82

Soft tissue mass 软组织肿块
bone scintigraphy 核素骨显像 72
magnetic resonance imaging 磁共振成像(MRI) 63–64
radiographs X线片 52
staging 分期 85
ultrasound 超声 81–82

Soleal line 比目鱼肌线
cortical thickening 骨皮质增厚 229
CT scan CT扫描 229
tug lesion 末端牵拉性病变 229

Solitary plasmacytoma of bone (SBP) 孤立性骨浆细胞瘤(SBP) 190

Spine lesions 脊柱病变 17

Sports injury, nonossifying fibroma (NOF) 运动损伤,非骨化性纤维瘤(NOF) 252–253

Staging systems, primary bone tumors 分期系统,原发性骨肿瘤
American Joint Committee on Cancer (AJCC) Staging System 美国癌症联合委员会(AJCC)分期系统 83–84
Enneking Staging System Enneking分期系统 83–84
osteosarcoma 骨肉瘤 85

Sternal breast cancer metastasis 乳腺癌胸骨转移 204

Stress fracture 应力性骨折
case study 病例学习 278–279
cortical thickening and tibial 骨
cortical thickening and tibial 骨皮质增厚与胫骨 232
fracture line, T1-weighted MR image 骨折线,MR T1加权像 232
periosteal reaction and STIR MR

image 骨膜反应与 MR STIR 像 231

T1-weighted MR image，healing MR T1 加权像，愈合中 232

Subchondral cyst，subarticular lucency 软骨下囊肿，关节面下溶骨 240

Subperiosteal hematoma 骨膜下血肿 230

Supracondylar process 髁上突 336–337

of humerus 肱骨 227–228

Synovial herniation pit 滑膜疝 225，226

Systemic lupus erythematosis (SLE) 系统性红斑狼疮 (SLE) 334–335

T

Telangiectatic osteosarcoma 毛细血管扩张型骨肉瘤

case study 病例学习 316–317

clinical symptoms 临床表现 125

demographics 流行病学 125

differential diagnosis 鉴别诊断 126

distal femoral shaft 远端股骨干 127

distal femur 股骨远端 126

imaging characteristics 影像特征 125

location 发病部位 125

origin 来源 125

synonyms 别名 125

treatment 治疗 126

Thigh mass and pain, osteochondroma 大腿包块与疼痛，骨软骨瘤 302–303

Thigh pain, osteomyelitis 大腿疼痛，骨髓炎 368–369

Thyroid cancer metastasis 甲状腺癌转移 212

Trauma 创伤

myositis ossificans 骨化性肌炎 233

stress fracture 应力性骨折

Boston marathon 波士顿马拉松 231

fracture line, T1-weighted MR image 骨折线，MR T1 加权像 232

tibial and STIR MR image 胫骨与 MR STIR 像 231

T1-weighted MR image, healing MR T1 加权像，愈合中 232

subperiosteal hematoma 骨膜下血肿 230

Tuberous sclerosis 结节性硬化症 396–397

T1-weighted MR image. See also Weighted MR image MR T1 加权像，又见"MR 加权像" 84

U

Ultrasound (US) 超声 (US) 81–82

V

Vision problems, osteoma 视力障碍，骨瘤 326–327

Voorhoeve's disease Voorhoeve 病 310–311

W

Ward's triangle Ward 三角

anterior calcaneus 跟骨前部 224

intraosseous lipoma 骨内脂肪瘤 224

lucency 溶骨 224

Water content 含水量

conventional chondrosarcoma 普通型软骨肉瘤 105

enchondroma 内生软骨瘤 93，95

Maffucci's syndrome Maffucci 综合征 97

osteochondroma 骨软骨瘤 89

Weighted MR image MR 加权像

chondroblastoma 软骨母细胞瘤 102

enchondroma 内生软骨瘤 95

juxtacortical/periosteal chondrosarcom 皮质旁/骨膜软骨肉瘤 109

Maffucci's syndrome Maffucci 综合征 97

pedunculated osteochondroma 窄蒂型骨软骨瘤 90

sessile osteochondroma 阔基型软骨肉瘤 90

World Health Organization (WHO), classification of bone tumors 世界卫生组织 (WHO) 骨肿瘤分类 1，3

Wrist pain 腕部疼痛

giant cell tumor (GCT) 骨巨细胞瘤 (GCT) 264–265

hereditary multiple exostoses (HME) 遗传性多发性骨软骨瘤病 (HME) 324–325

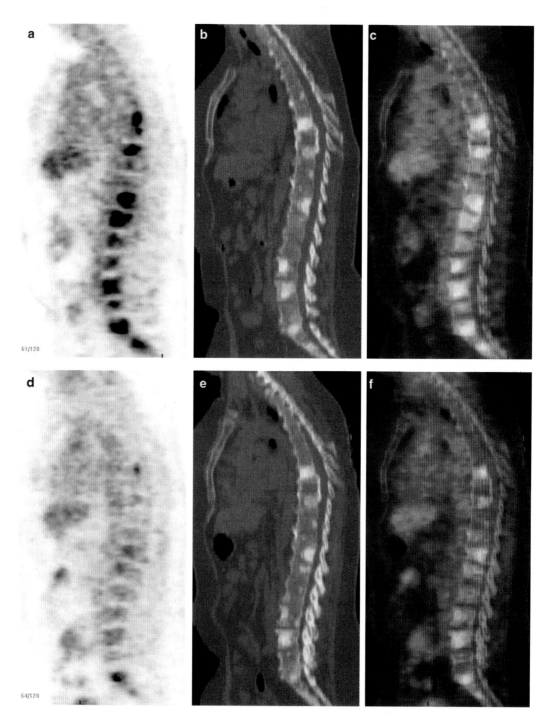

图 3.31

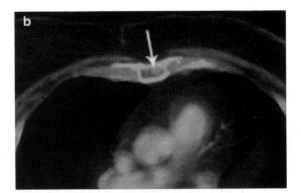

图 8.13b

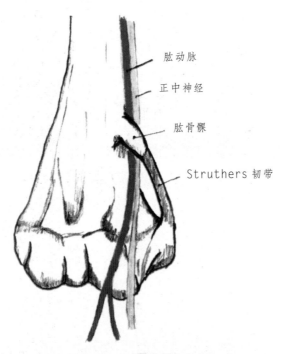

肱动脉

正中神经

肱骨髁

Struthers 韧带

图 9.12

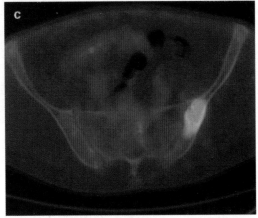

图 10.75c